Schwanger werden, schwanger sein – ab 35

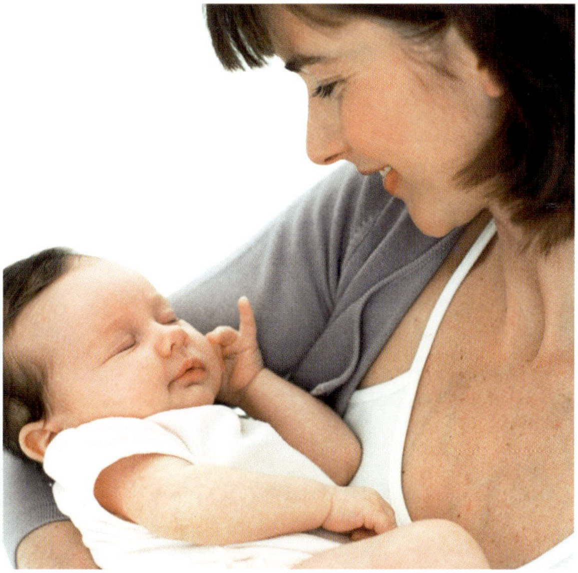

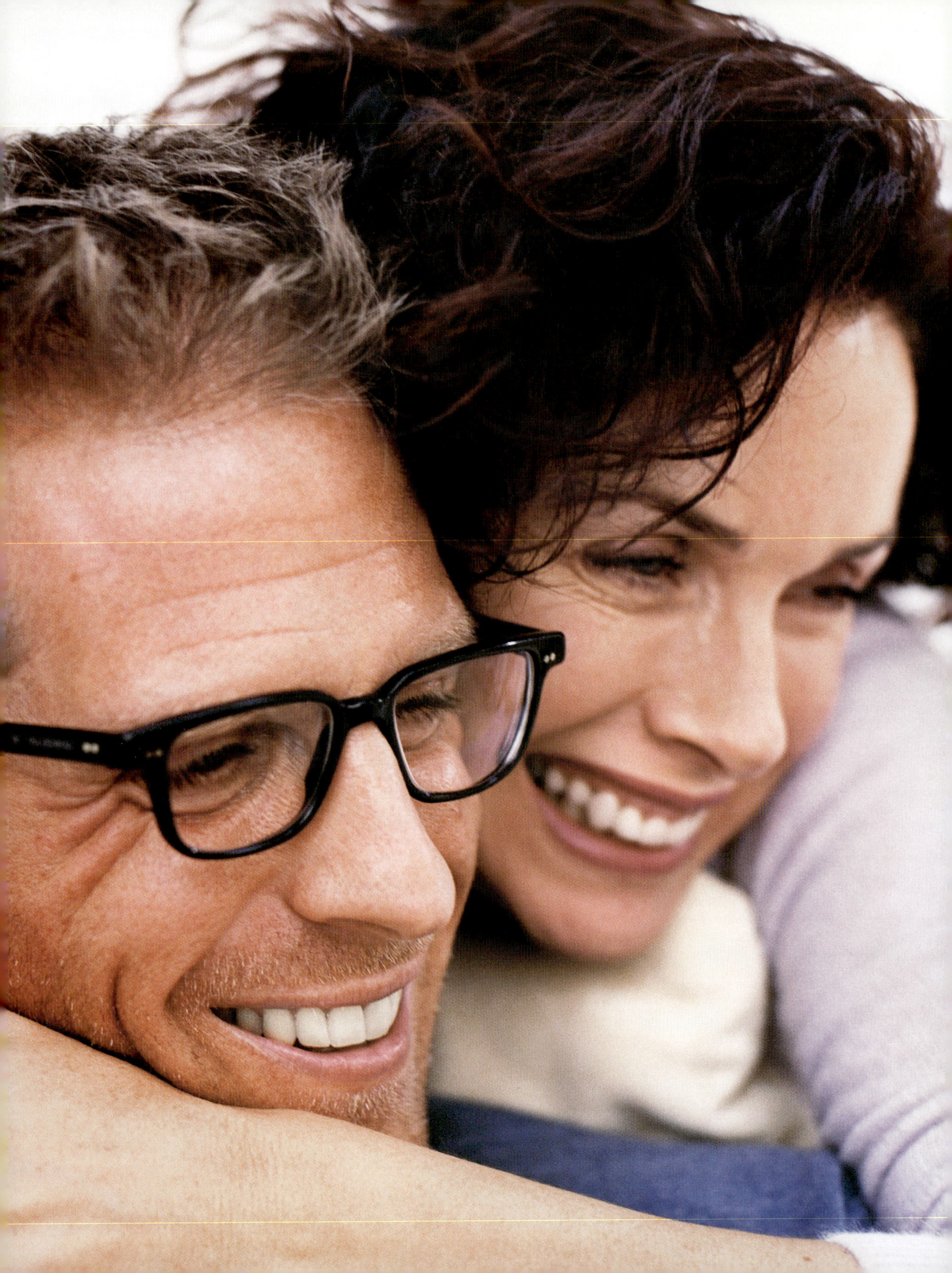

Schwanger werden, schwanger sein – ab 35

Kompetenter Rat für Frauen mit spätem Kinderwunsch

Dr. Laura Goetzl
und Regine Harford

Dorling Kindersley

DORLING KINDERSLEY
London, New York, Melbourne, München und Delhi

Lektorat Janet Mohun
Bildbetreuung Sara Kimmins
Gestaltung Alison Turner
DTP-Design Julian Dams
Bildrecherche Samantha Nunn
DK Picture Library Romaine Werblow
Illustrationen Debbie Maizels
Herstellung Luca Frassinetti
Chefbildlektorat Emma Forge
Art Director Carole Ash
Projektkoordination Anna Davidson
Programmleitung Corinne Roberts

Für die deutsche Ausgabe:
Programmleitung Monika Schlitzer
Projektbetreuung Kerstin Uhl
Herstellungsleitung Dorothee Whittaker
Herstellung Petra Schneider

Bibliografische Information der Deutschen Bibliothek
Die Deutsche Bibliothek verzeichnet diese Publikation in der Deutschen Nationalbibliografie;
detaillierte bibliografische Daten sind im Internet über http://dnb.ddb.de abrufbar

Titel der englischen Originalausgabe:
Conception and Pregnancy over 35

Übersetzung Mina Langheinrich, Hildegard Mergelsberg
Redaktion red.sign, Stuttgart

ISBN 3-8310-0858-2

Colour reproduction by Colourscan, Singapore
Printed and bound in Singapore by Star Standard

Besuchen Sie uns im Internet
www.dk.com

Inhalt

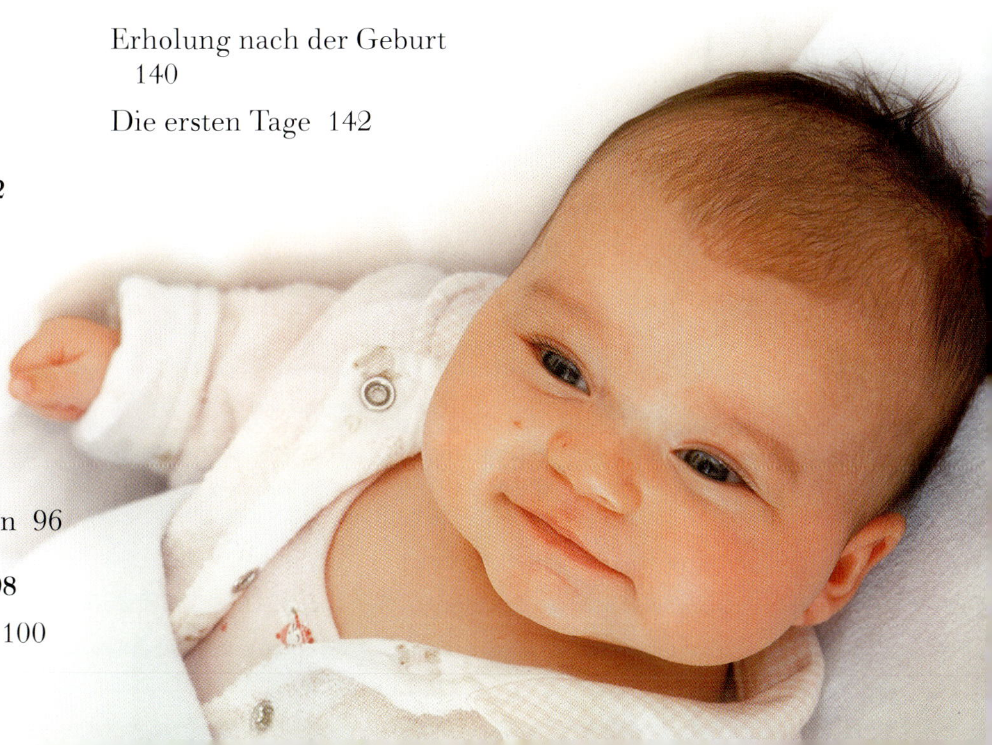

Vorwort

Es freut mich immer, ein Buch über Schwangerschaft zu lesen, das einen bisher noch nicht so stark berücksichtigten Aspekt des Themas aufgreift. Dr. Laura Goetzl befasst sich mit den Anliegen von Frauen über 35, die schwanger werden möchten. Das Buch erscheint zur rechten Zeit, da heute immer mehr Babys von Frauen über 35 geboren werden – nicht nur in Deutschland, auch in anderen europäischen Ländern und in den USA.

Als Fruchtbarkeitsexpertin weiß ich besonders die umfassenden Ratschläge im ersten Teil des Buches, in dem es um Planung und Probleme bei der Empfängnis, moderne Reproduktionsmedizin und Fehlgeburten geht, zu würdigen. Ein wichtiger Aspekt ist der Hinweis, dass es mit Ende Dreißig wahrscheinlich, aber nicht zwangsläufig etwas länger dauert, um schwanger zu werden, und dass die meisten Paare letztlich doch erfolgreich sind. Dieser Ansatz ist erfrischend optimistisch – denn die Medien neigen dazu, ihr Augenmerk auf Frauen zu richten, die Schwierigkeiten mit der Empfängnis haben.

Als praktizierende Geburtshelferin, die sich um Frauen kümmert, die in vorhergehenden Schwangerschaften Probleme hatten, bin ich erfreut, dass dieses Buch detaillierte Informationen zu Untersuchungen und Tests während der Schwangerschaft bietet. Die Erklärungen, die zu den Kontrolluntersuchungen gegeben werden, und die praktischen Informationen zum Thema Wehen und Entbindung sind ebenfalls hilfreich. Und zu guter Letzt: Da ich selbst eine ältere Mutter bin, finde ich es sehr positiv, dass auch Probleme wie große Müdigkeit während der Schwangerschaft und die eventuell längere Regenerationszeit nach der Geburt nicht beschönigt werden. Dieses überaus nützliche Buch gibt Frauen über 35 das Vertrauen und die Zuversicht, die sie brauchen, um eine erfolgreiche Schwangerschaft zu erleben.

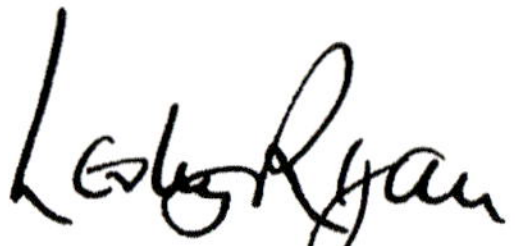

Prof. Lesley Regan
Ärztliche Direktorin der Abteilung Geburtshilfe und Gynäkologie
St. Mary's Hospital, Imperial College, London

Einleitung

Als ich mich mit dem Gedanken beschäftigte, dieses Buch zu schreiben, erkannte ich bald, dass es ein echtes Bedürfnis nach Informationen speziell bei Frauen gibt, die eine späte Schwangerschaft in Betracht ziehen – ganz besonders bei jenen, die zum ersten Mal Mutter werden. Frauen verspüren oft einen gesellschaftlichen Druck, möglichst früh Kinder zu bekommen, doch immer mehr Frauen zögern die Mutterschaft hinaus, weil sie erst beruflich erfolgreich sein möchten oder noch nicht den »richtigen« Partner gefunden haben.

Wenn Frauen älter werden, ändern sich ihre Lebensumstände und auch die Art, wie sie an die Mutterschaft herangehen. Sie haben im Vergleich zu jüngeren Frauen häufiger ein Studium absolviert, leben in einer stabilen Beziehung und sind sehr daran interessiert, Informationen über die Schwangerschaft zu sammeln. Wenn Sie über 35 sind, werden Sie allerdings von den Ärzten, die sich um Sie kümmern, und vielleicht auch von Ihren Freunden und der Familie als Risikoschwangere eingestuft. Medizinisch bedeutet dieser Status, dass Ihnen mehr Tests und Informationen angeboten werden als jüngeren Frauen. Außerdem müssen Sie mehr Entscheidungen treffen und sind mehr ungebetenen Ratschlägen ausgesetzt als jüngere Frauen.

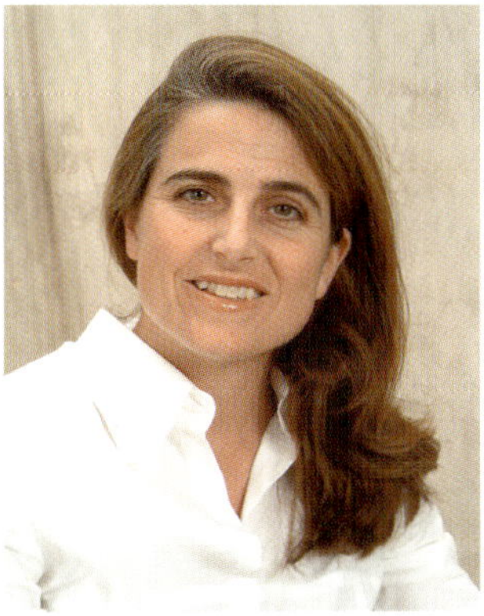

Regine Harford und ich haben uns bemüht, ein Buch zu schreiben, das Sie beruhigen und in Ihrem Entschluss bekräftigen soll. Wir wollen Sie mit Informationen versorgen, die Ihnen ermöglichen, eine der wichtigsten Rollen in Ihrem Leben selbstbewusst anzunehmen. Ich möchte Ihnen mit diesem Buch Mut machen, sich den normalen Schwierigkeiten der Schwangerschaft und der ersten Zeit der Mutterschaft zu stellen. Ich hoffe, dass Ihnen dieses Buch eine Hilfe ist.

Laura Goetzl

Dr. Laura Goetzl

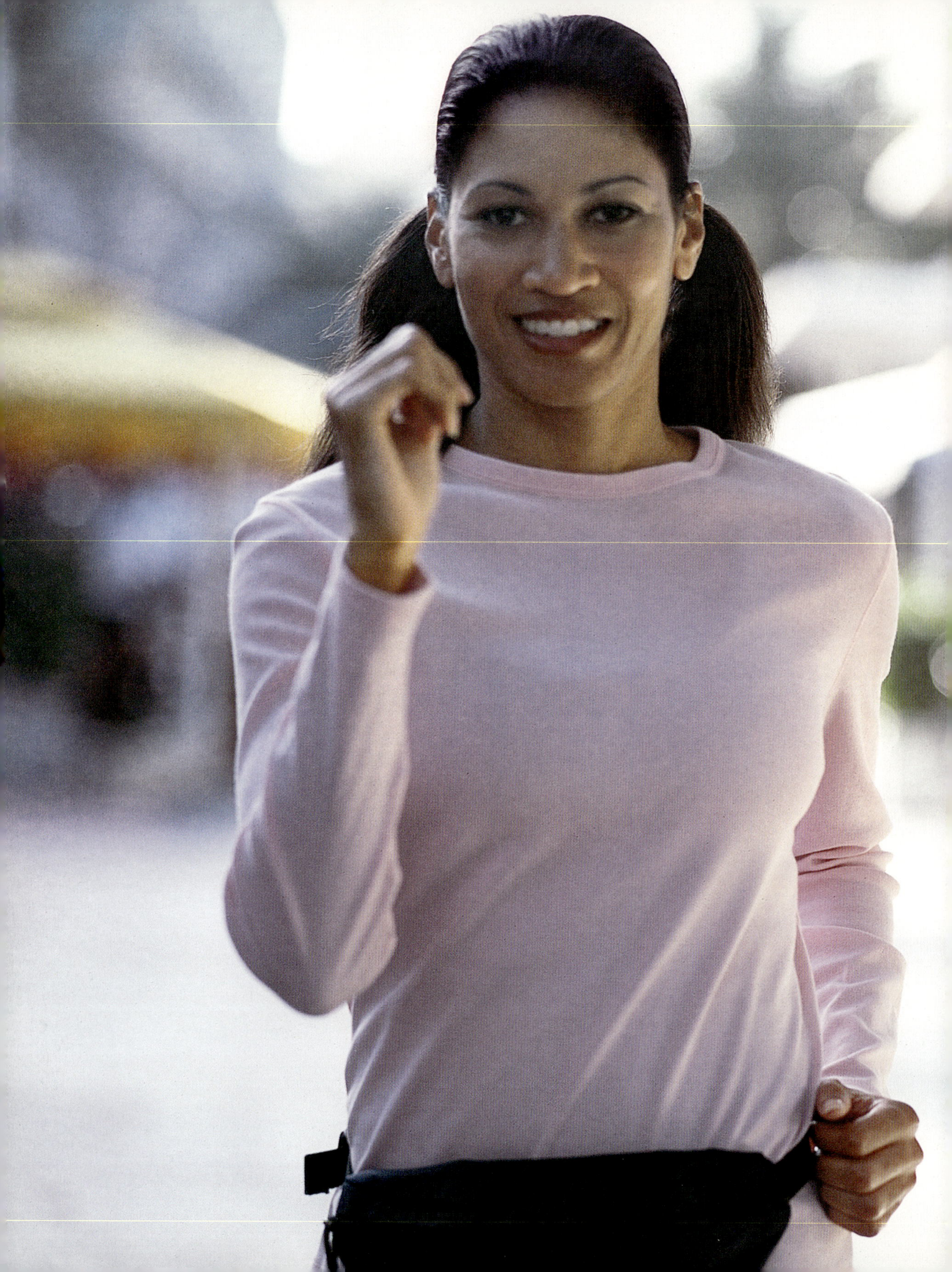

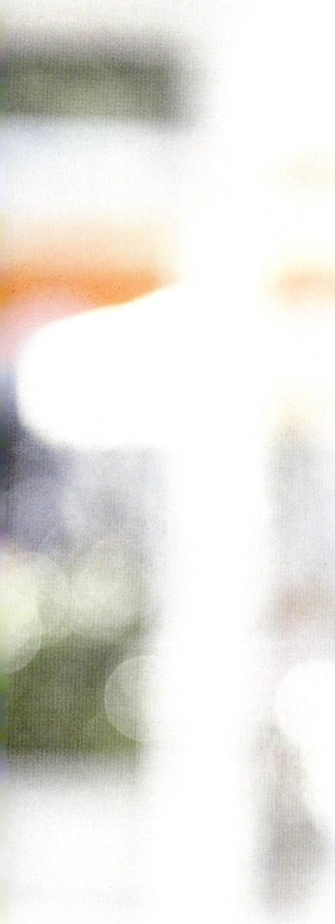

DIE EMPFÄNGNIS PLANEN

VIELE FRAUEN STELLEN FEST, DASS ES AB 35 NICHT MEHR SO LEICHT IST, **SCHWANGER** ZU WERDEN, WIE SIE GEGLAUBT HATTEN. WENN SIE JEDOCH GUT AUF SICH ACHTEN, SICH **GESUND ERNÄHREN** UND FIT HALTEN, KÖNNEN SIE IHRE **FRUCHTBARKEIT ERHEBLICH VERBESSERN**. MANCHMAL LIEGT ES AN **GESUNDHEITLICHEN PROBLEMEN**, DIE MIT ZUNEHMENDEM ALTER WAHRSCHEINLICHER WERDEN, WENN DER KINDERWUNSCH NICHT SOFORT IN ERFÜLLUNG GEHT. ES LOHNT SICH, ETWAS ZEIT ZU INVESTIEREN, UM SICH UMFASSEND ZU **INFORMIEREN**. WENN SIE TATSÄCHLICH PROBLEME HABEN **SCHWANGER ZU WERDEN**, LASSEN SICH **VERSCHIEDENE MASSNAHMEN ERGREIFEN**.WENN ALLES ANDERE NICHTS HILFT, KANN EINE **KÜNSTLICHE BEFRUCHTUNG** DIE LÖSUNG SEIN.

Eine Entscheidung treffen

Eine Schwangerschaft ist der Beginn einer lebenslangen Beziehung zu Ihrem Kind, die Ihr Leben verändern wird. Eltern zu werden kann ein großes Glück für Sie sein, aber Sie müssen auch viel Zeit, Geld und emotionale Kraft investieren. Deshalb sollten Sie die Entscheidung für eine Schwangerschaft nur nach gründlicher Überlegung treffen.

WANN IST DER RICHTIGE ZEITPUNKT?

Viele Paare warten auf den »günstigsten« Zeitpunkt, um ein Baby zu bekommen – wenn alle materiellen und beruflichen Voraussetzungen erfüllt sind und es innerhalb der Beziehung am besten passt. Berufliche, finanzielle und gesundheitliche Probleme können aber zu jeder Zeit auftreten und Babys entwickeln sich auch dann prächtig, wenn die Voraussetzungen nicht optimal sind.

Wenn Ihr Interesse an der Mutterschaft noch relativ neu ist, fragen Sie sich vielleicht immer noch, ob das Leben mit einem Baby wirklich etwas für Sie ist. Viele Frauen in den Dreißigern und Vierzigern, die ein ausgefülltes Leben haben, sind in Bezug auf die Mutterschaft unsicher.

Sie haben sicherlich viel in Ihren Beruf, Ihre Beziehung und in Freundschaften investiert und pflegen verschiedene Hobbys und andere Aktivitäten. Eine Schwangerschaft und das Leben mit einem Kind machen größere Veränderungen in Ihrem Lebensstil erforderlich. Sie müssen in Zukunft rund um die Uhr für Ihr Kind sorgen und deshalb einen bedeutenden Verlust an Freiheit und Spontaneität in Kauf nehmen.

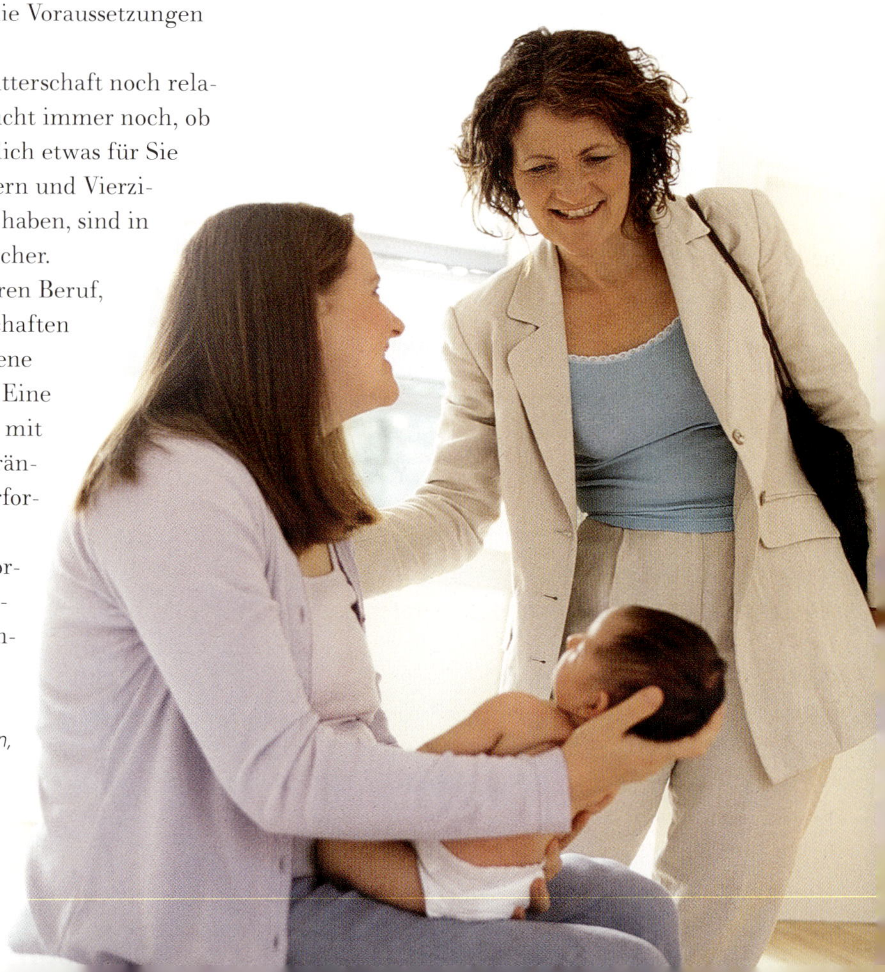

***Verbringen Sie viel Zeit** mit Freunden, die Kinder haben. So erhalten Sie einen realistischen Eindruck von den kommenden Herausforderungen.*

EINE REALISTISCHE EINSTELLUNG ENTWICKELN

Lächelnde Mütter, die sich um ihre süßen Babys kümmern, sind das Hauptmotiv aller Werbespots, die sich an zukünftige Eltern richten. Die Realität mit schlaflosen Nächten, schreienden Säuglingen und der Frustration, nicht zu wissen, was mit dem Baby los ist, wird nicht erwähnt. Babys sind unberechenbar. Sie können

SIND SIE BEREIT?

- **Wie ist Ihre psychische und körperliche Verfassung?** Ein quengelndes oder krankes Baby und Nächte ohne Schlaf laugen Sie schnell aus. Aber wenn Sie für genügend Ruhephasen sorgen und regelmäßig etwas Zeit ohne Ihr Baby verbringen, hilft dies, Ihre Kräfte zu schonen.

- **Haben Sie Erfahrung im Umgang mit Kindern?** Babys können von einem Moment zum anderen vom Lächeln zum herzzerreißenden Schreien übergehen. Falls Sie sich noch nie um ein kleines Kind gekümmert haben, fühlen Sie sich vielleicht überfordert. Verbringen Sie Zeit mit befreundeten Müttern und ihren Babys: So können Sie Vertrauen in Ihre Fähigkeit entwickeln, für ein Kind zu sorgen.

- **Ist die Elternschaft für Sie und Ihren Partner vorrangig?** Falls es einem von Ihnen beiden weniger wichtig ist, ein Kind zu bekommen, können die Bedürfnisse des Babys schnell zum Streitpunkt werden. Sorgen Sie für eine verlässliche Kinderbetreuung und Unterstützung durch Familie und Freunde.

- **Wie viel Energie beansprucht Ihr Beruf?** Ein Baby zu bekommen, bedeutet einen Zweitjob anzunehmen. Wenn Sie einen stressigen Beruf haben, stellen Sie vielleicht fest, dass Sie nicht genug Zeit und Energie haben, um beides zu bewältigen. Überlegen Sie, wie Sie Ihr Berufsleben verändern können, damit Sie genug Zeit für Ihr Baby haben.

- **Passt ein Kind zu Ihren Freizeitaktivitäten?** Babys brauchen regelmäßige Mahlzeiten, immer wieder frische Windeln und einen sicheren Platz zum Schlafen. Eventuell müssen Sie Ihre Freizeitgewohnheiten ändern oder einen Babysitter finden, um eine Balance zwischen Ihrem Sozialleben und der Zeit mit Ihrem Kind herzustellen.

- **Sind Sie finanziell vorbereitet?** Sie und Ihr Partner müssen die finanziellen Erfordernisse beachten, die Kinder mit sich bringen, z.B. Kosten für Kinderbetreuung, Kleidung, Spielzeug und Dinge wie Kinderwagen und Kindersitze. Planen Sie bereits für die Zeit, wenn das Kind größer ist.

Ihnen nicht sagen, was sie brauchen. Das kann ein Gefühl der Hilflosigkeit auslösen. Babys nehmen viel Zeit in Anspruch und fordern von Ihnen jede Menge Aufmerksamkeit. Wenn ein Baby Hunger hat, sich nicht wohl fühlt oder auf den Arm genommen werden möchte, wird es Sie das wissen lassen und erst dann aufhören zu schreien, wenn Sie seinen Bedürfnissen entsprochen haben. Ihr Baby wird eine Zeitlang an erster Stelle in Ihrem Leben stehen. Das kann Ihre Beziehung belasten, sich auf Ihren Beruf auswirken und Ihr Selbstbild als unabhängige Frau erschüttern.

Trotzdem sind es oft gerade diejenigen Bereiche unseres Lebens, die die meiste Aufmerksamkeit erfordern, die wir als die lohnendsten empfinden. Ihr Baby wird nicht nur Ihre Welt auf den Kopf stellen, es wird Ihnen auch zeigen, welche große Leistung Sie erbringen, wenn Sie ein Kind großziehen. Ihr Baby wird Ihnen Ihre Liebe zurückgeben; Sie werden sich als ganz besonderer Mensch fühlen. All dies kann die Mutterschaft zu einer wunderschönen Erfahrung machen. Selbst in den frustrierendsten Momenten kann ein Lächeln Ihres Babys Sie dazu bringen, Ihre Erschöpfung zu vergessen.

VORBEREITUNG AUF DIE SCHWANGERSCHAFT

Besonders für etwas ältere zukünftige Mütter ist es wichtig, umfassend auf die Schwangerschaft vorbereitet zu sein, weil sich dies auf ihre Fruchtbarkeit, ihr Wohlbefinden während der Schwangerschaft und die Gesundheit ihres Babys auswirkt. Während der Schwangerschaft wird Ihr Körper zuerst Ihr Baby versorgen und erst dann Ihren eigenen Bedürfnissen entsprechen. Deshalb sollten Sie sich jetzt körperlich und psychisch stärken. Dies verhindert, dass Ihre Kräfte in der Schwangerschaft schwinden, und wird die Erholung nach der Geburt beschleunigen.

Ihre Beziehung

Die Fruchtbarkeit sinkt mit zunehmendem Alter: Ältere Paare brauchen mehr Zeit bis zur Empfängnis (S. 24–25). Sie und Ihr Partner sollten sich aber durch einige Monate des Wartens nicht verunsichern lassen – das könnte zu Unstimmigkeiten in Ihrer Beziehung führen. Ein wichtiger Aspekt ist deshalb, dafür zu sorgen, dass Sie voller Hoffnung sind und emotional ausgeglichen bleiben.

AUF SICH ACHT GEBEN

Das monatliche Ritual, auf die optimalen Tage für die Empfängnis und dann auf den Zeitpunkt für die nächste Menstruation zu warten, kann Ihre emotionale Energie erschöpfen. Es gibt aber verschiedene Strategien, die Ihnen und Ihrem Partner helfen, im Gleichgewicht zu bleiben.

Eine monatliche Routine entwickeln Weil die Wartezeit mehrere Monate betragen kann, sollten Sie eine Art Routine entwickeln, die für Sie und Ihren Partner akzeptabel ist. Entscheiden Sie sich für eine natürliche und einfach zu handhabende Methode, um die fruchtbaren Tage zu ermitteln. Für manche Frauen empfiehlt sich die Basaltemperaturmessung oder die Zervixschleimmethode, andere benutzen einen Eisprungrechner im Internet und tragen die Daten in ihrem Kalender ein (S. 24–25). Bleiben Sie bei einer Methode. Wenn Sie mehrere verwenden, kann das zu einer übermäßigen Beschäftigung mit dem Thema Empfängnis führen.

> Versichern Sie Ihrem Partner, dass er eine **zentrale Rolle** in Ihrem Leben spielt.

Mitfühlende Unterstützung finden Nach wiederholten erfolglosen Versuchen schwanger zu werden, können Gefühle der Enttäuschung und Unzulänglichkeit aufkommen. Diese Gefühle mit Frauen zu teilen, die eine solche Phase bereits durchlebt haben oder ebenfalls gerade durchleben, kann beruhigend wirken. Die Unterstützung, die Sie von ihnen bekommen, kann Ihnen Ihre positive Einstellung zurück geben. Selbsthilfegruppen für Frauen über 35, die schwanger werden möchten, lassen sich z.B. über das Internet finden. Sie können aber auch eine professionelle Beratungsstelle aufsuchen.

EIN ELTERNTEAM WERDEN

Ihr Partner wird seine Hoffnungen und Ängste in den Prozess miteinbringen. Traditionell kümmern sich vor allem die Mütter um die Kinder. Viele Männer befürchten, dass die Liebe ihrer Frau völlig auf das Baby umgeleitet wird. Machen Sie sich klar, wie wichtig Ihre Partnerschaft ist und dass Sie dies bei Ihren Bemühungen, eine Familie zu gründen, nicht aus dem Blick verlieren sollten.

Engagement für die Elternschaft Idealerweise sind beide Partner gleichermaßen daran interessiert, Empfängnis und Schwangerschaft zu planen. In der Realität kann es jedoch nötig sein, dass der engagiertere Partner Zugeständnisse macht, um sich für die Zeit und Mühe, die der andere Partner eher widerstrebend investiert hat, erkenntlich zu zeigen.

Sex nach Terminkalender Wenn Sie Probleme haben, schwanger zu werden, müssen Sie den Sex eventuell planen, um die Chancen für eine Schwangerschaft zu verbessern. Doch versuchen Sie auch dabei für Abwechslung zu sorgen: Hinterlassen Sie z.B. eine zweideutige Notiz im Terminkalender Ihres Partners. Nutzen Sie die Zeit, in der Sie Sex haben, um Ihre Alltagssorgen beiseite zu schieben, und konzentrieren Sie sich auf Ihren Partner. Behalten Sie auch im Gedächtnis, dass Sie den Geschlechtsverkehr nicht auf die festgelegten Tage beschränken müssen. Achten Sie darauf, sich mehr auf die Freude zu konzentrieren, so intim mit Ihrem Partner zusammenzusein, als darauf, schwanger zu werden.

Die monatliche Wartezeit Das allmonatliche Warten, ob die Menstruation einsetzt, und dann vielleicht verkraften zu müssen, dass Sie wieder nicht schwanger sind, kann Sie und Ihren Partner emotional auslaugen. Planen Sie eine »Auszeit« ein, in der Sie nicht versuchen, schwanger zu werden. Einigen Sie sich auf bestimmte Monatszyklen (z. B. ein Zyklus alle vier bis sechs Monate), in denen die geplante Empfängnis Ihre Gedanken nicht bestimmen soll.

Alleinerziehende Mütter

Alleinerziehende Mütter lösen bei manchen Menschen immer noch Irritationen aus. Möglicherweise haben Sie sich entschieden, den Vater Ihres Kindes nicht zu heiraten. Sie sind nicht die Einzige! Immer mehr Frauen wollen sich nicht mit für sie unbefriedigenden Beziehungen abfinden, nur um ein Kind bekommen zu können. Sie entwickeln meist eine besonders enge Beziehung zu ihrem Kind. In diesem Fall ist ein enges Netzwerk zur Unterstützung notwendig. Zu diesem Netzwerk sollte ein fähiges medizinisches Team gehören, das Ihren Körper umsichtig behandelt und auf Ihre Fragen klare und überlegte Antworten hat. Unterstützung können Sie auch bei anderen Alleinerziehenden finden, die sich ähnlichen Herausforderungen stellen: Sie können mit ihnen Enttäuschungen teilen und Ratschläge austauschen.

Alleinstehende Schwangere können sich auch an offizielle Stellen wenden; Informationen darüber und über Selbsthilfegruppen erhalten Sie z. B. im Internet, beim Arzt und in Krankenhäusern.

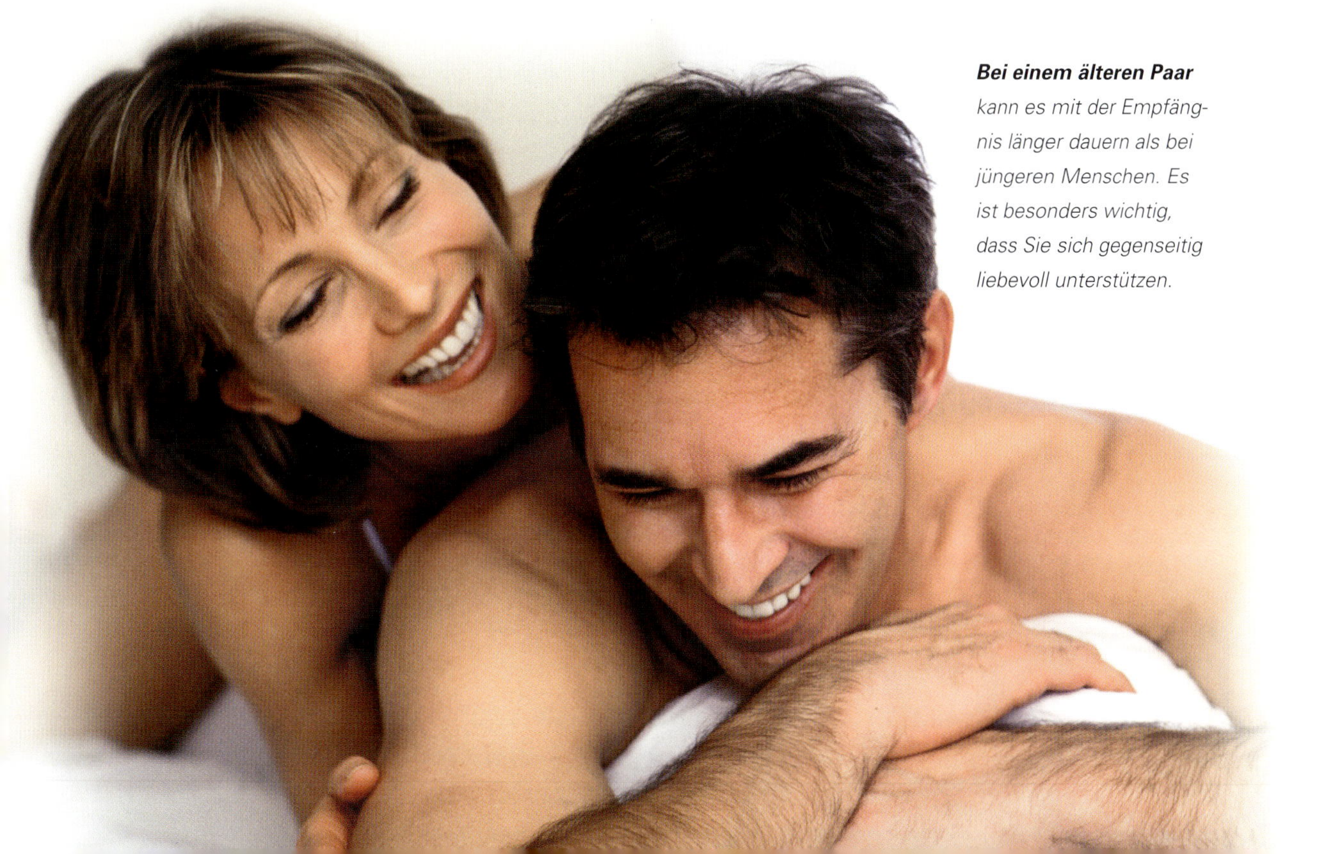

Bei einem älteren Paar *kann es mit der Empfängnis länger dauern als bei jüngeren Menschen. Es ist besonders wichtig, dass Sie sich gegenseitig liebevoll unterstützen.*

Ihr Beruf

Schwangerschaft und Elternschaft wirken sich auf Ihr Berufsleben, die Balance zwischen Arbeit und Freizeit und Ihre Finanzen aus. Es ist wichtig, dass Sie sich bereits vor der Schwangerschaft im Klaren darüber sind, was auf Sie zukommt, und Ihre Zukunft als arbeitende Schwangere und arbeitende Mutter planen.

PHYSISCHE AUSWIRKUNGEN DER SCHWANGERSCHAFT

Die körperlichen Veränderungen in der Schwangerschaft zwingen Sie, alles langsamer anzugehen, besonders im ersten und im letzten Schwangerschaftsdrittel. Wahrscheinlich können Sie nicht mehr so konzentriert wie gewohnt arbeiten. Außerdem müssen Sie mit dem Fortschreiten der Schwangerschaft immer mehr Zeit für Untersuchungen aufbringen. Trotzdem gibt es meist keinen Grund, warum Sie Ihre Arbeit nicht effektiv fortsetzen könnten.

Komplikationen während der Schwangerschaft wie Bluthochdruck kommen bei Frauen über 35 häufiger vor, ebenso Kaiserschnittentbindungen. Eventuell müssen Sie Ihre Arbeitszeit früher als jüngere Frauen reduzieren.

Ihre Arbeitsumgebung Wenn Sie bei der Arbeit Chemikalien ausgesetzt sind, die Ihrem Baby schaden könnten (S. 20 – 21), sollten Sie die geplante Schwangerschaft mit Ihrem Vorgesetzten besprechen. Reden Sie mit ihm über einen möglichen Arbeitsplatzwechsel im Falle einer Schwangerschaft – der Arbeitgeber ist verpflichtet, Ihnen eine solche Möglichkeit anzubieten. Falls Sie dies nicht mit Ihrem Arbeitgeber besprechen wollen, holen Sie sich Rat von einer Kollegin, die schon schwanger war.

BERUFLICHES FORTKOMMEN

Machen Sie sich die Anforderungen klar, die die Betreuung des Babys an Sie stellt, und wie sich diese auf Ihr Arbeitsleben auswirken könnten. Auf diese Weise bereiten Sie sich auf die Herausforderung

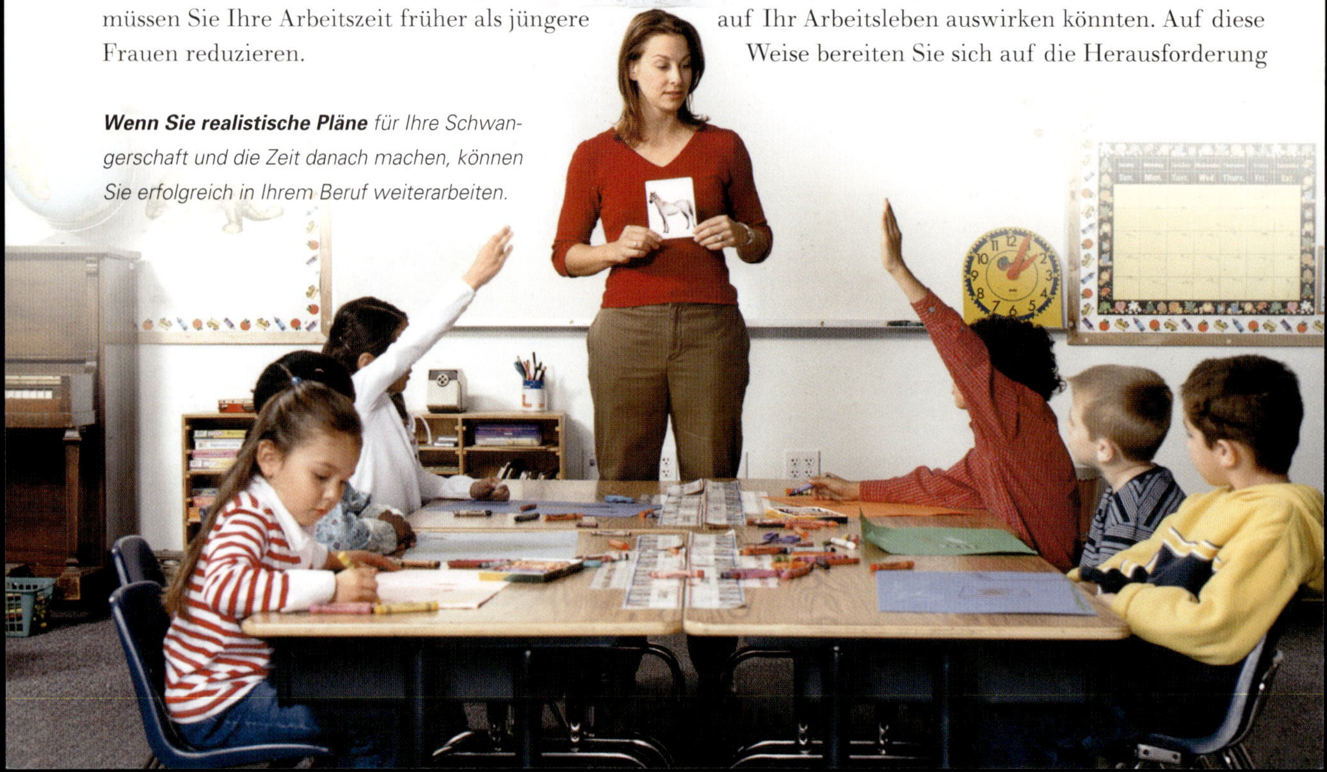

***Wenn Sie realistische Pläne** für Ihre Schwangerschaft und die Zeit danach machen, können Sie erfolgreich in Ihrem Beruf weiterarbeiten.*

Mutterschutz und Elternzeit

Während der Schwangerschaft, dem Mutterschutz und der Elternzeit kann Ihnen nicht gekündigt werden.

Mutterschutz Die Frist beginnt sechs Wochen vor dem errechneten Geburtstermin und endet acht Wochen nach der Entbindung. Während dieser Zeit erhalten Sie Mutterschaftsgeld. Es besteht ein Beschäftigungsverbot – nur wenn Sie Ihr schriftliches Einverständnis geben, dürfen Sie arbeiten.

Elternzeit Der Arbeitgeber ist dazu verpflichtet, Sie nach der Elternzeit wieder zu beschäftigen. Elternzeit kann ab Ende des Mutterschutzes bis zu drei Jahren dauern, wobei es möglich ist, diesen Zeitraum zwischen den Eltern aufzuteilen. Soll die Elternzeit direkt nach der Mutterschutzfrist beginnen, müssen Sie Ihren Arbeitgeber spätestens sechs Wochen vor diesem Zeitpunkt darüber informieren, ansonsten acht Wochen vor der Inanspruchnahme. Es ist erlaubt, während der Elternzeit bis zu 30 Stunden pro Woche zu arbeiten.

Erziehungsgeld Da Sie während der Elternzeit kein Gehalt bekommen, können Sie Erziehungsgeld beantragen. Es wird während der ersten 24 Lebensmonate Ihres Kindes gezahlt, wenn Sie keiner Erwerbstätigkeit von mehr als 30 Wochenstunden nachgehen. Nur ein Elternteil erhält Erziehungsgeld.

vor, mit zwei ganz verschiedenen Bereichen Ihres Lebens umzugehen. Wenn Sie planvoll und mit gesundem Menschenverstand an die Aufgabe herangehen, gibt es keinen Grund, warum Ihr Berufsleben zuende sein sollte, nur weil Sie Mutter geworden sind. Wenn Sie sich die Erfolge von Frauen vor Augen halten, die dieses Problem bewältigt haben, sehen Sie die Herausforderung sicher positiver.

Familienfreundliche Unternehmen Einige Unternehmen bieten großzügige Regelungen an, was die Elternzeit angeht, organisieren eine Kinderbetreuung im Betrieb bzw. kommen zum Teil auch für Kinderbetreuungskosten auf und bieten flexible Arbeitszeiten an. Wenn Ihr Arbeitgeber keine familienfreundlichen Regelungen anbietet, können Sie einen Arbeitsplatzwechsel in Erwägungen ziehen. Doch bedenken Sie: Die oben genannten Vorteile werden häufig nur dann angeboten, wenn Sie schon eine Zeit lang für das Unternehmen gearbeitet haben.

BALANCE ZWISCHEN ARBEIT UND HÄUSLICHEN PFLICHTEN

Viele Frauen stellen fest, dass sie und ihr Partner zur traditionellen Rollenverteilung zurückkehren, wenn es um die Kinderbetreuung geht, d.h. die Frau trägt die Hauptlast, auch wenn beide Partner ganztags arbeiten. Deshalb ist es wichtig, so realistisch wie möglich einzuschätzen, wie ein Kind Ihr Leben verändern wird, und mit dem Partner zu besprechen, wie Sie die Verantwortung teilen können.

Die Arbeitsteilung überdenken Diskutieren Sie mit Ihrem Partner, welche Erwartungen Sie beide in Bezug auf Kinderbetreuung und Elternschaft haben und wie man das Familienleben und Ihre beiden Berufe miteinander vereinbaren kann. Vielleicht ist dieser Zeitpunkt für einen von Ihnen die ideale Gelegenheit, eine ersehnte Berufspause einzulegen, um sich ganz um das Baby kümmern zu können, oder um die Arbeitszeit zu reduzieren und in der übrigen Zeit die Kinderbetreuung zu übernehmen. Möglicherweise arbeitet einer von Ihnen für einen familienfreundlichen Arbeitgeber, der mehr Flexibilität für die Kinderbetreuung bietet als der Arbeitgeber des anderen.

Sie können auch im Einzelnen festlegen, wer für was verantwortlich sein soll – wer sich frühmorgens um das Baby kümmert, wer es abends füttert und badet und wer für Untersuchungen beim Kinderarzt oder bei Krankheit des Kindes frei nimmt. Wenn Sie diese Dinge regeln, bevor das Baby da ist, wissen Sie beide, was Sie von der Zukunft erwarten können und was von Ihnen selbst erwartet wird. Auf diese Weise haben Sie Ihr Berufsleben besser im Griff.

Medizinische Betreuung

Selbst wenn Sie sich gesund fühlen, sollten Sie vor einer geplanten Schwangerschaft zum Arzt gehen. Erkundigen Sie sich, ob die Medikamente, die Sie einnehmen, unbedenklich sind. Ihr Arzt wird Ihren Gesundheitszustand überprüfen, ehe Sie versuchen, schwanger zu werden. Sie können abklären, ob Sie sich gesund ernähren und ob, bzw. welche zusätzlichen Präparate Sie einnehmen sollten.

Oft ist der Hauptgrund für eine Untersuchung vor der Schwangerschaft, abzuklären, ob Medikamente, die man einnimmt, auch für Schwangere geeignet sind, oder ob andere Arzneimittel empfehlenswerter sind. In jedem Fall sollten Sie mit Ihrem Arzt besprechen, welche Auswirkungen es auf die Schwangerschaft, Sie und den Fetus hat, wenn Sie die Medikamente absetzen bzw. weiterhin einnehmen. Viele Frauen setzen Arzneimittel ab, weil sie befürchten, sie könnten für ihr Baby schädlich sein, obwohl diese äußerst wichtig für ihre Gesundheit und daher auch für die Gesundheit ihres Babys sind.

Eine Untersuchung ist besonders zu empfehlen, wenn genetisch bedingte Krankheiten in Ihrer Familie oder der Familie Ihres Partners auftreten. Mithilfe von Tests kann ermittelt werden, ob für Ihr Baby ein Risiko besteht.

Sich informieren

Bei einem Check-up vor der Schwangerschaft erhalten Sie wichtige Informationen, z. B.:

- wie sich eventuelle gesundheitliche Probleme auf Ihre Schwangerschaft auswirken können.
- ob ein Medikament, das Sie nehmen, abgesetzt werden muss.
- ob bei Ihrem Baby das Risiko für eine genetisch bedingte Krankheit besteht, und falls ja, welche Tests zur Verfügung stehen.
- bezüglich der Einnahme von Folsäurepräparaten (siehe S. 22), die Ihr Baby vor Neuralrohrdefekten schützen können.

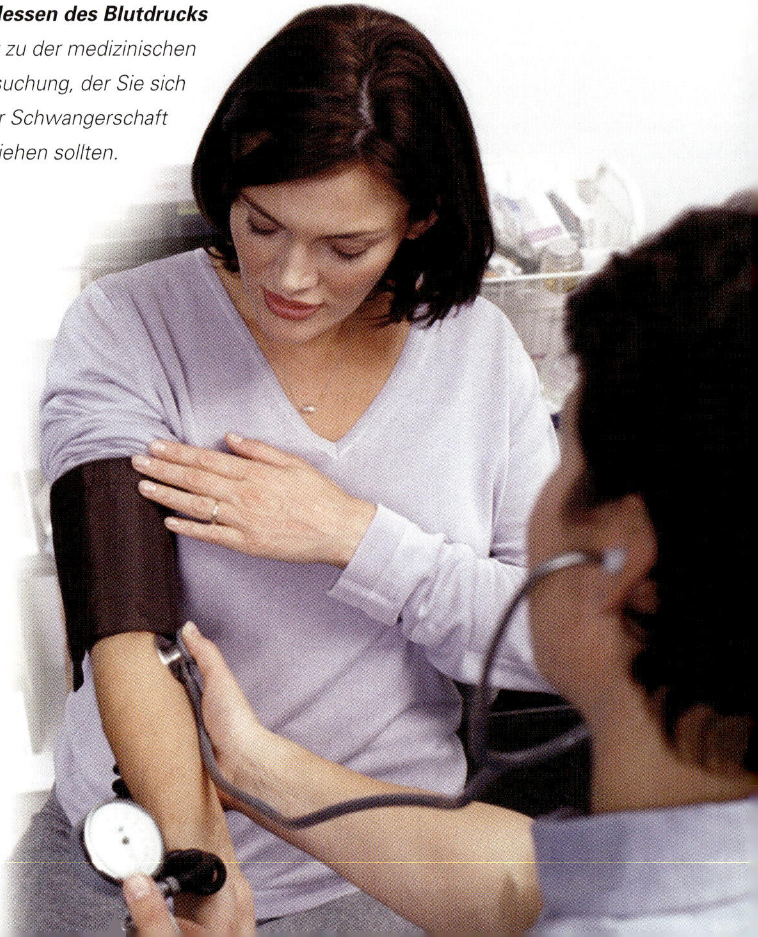

Das Messen des Blutdrucks *gehört zu der medizinischen Untersuchung, der Sie sich vor der Schwangerschaft unterziehen sollten.*

ROUTINEUNTERSUCHUNGEN

Suchen Sie für die Untersuchung einen praktischen Arzt auf. Dort können Sie Ihren Blutdruck messen und eventuell notwendige Impfungen auffrischen lassen. Zudem sollte Ihr Arzt untersuchen, ob Sie an Blutarmut oder einer Schilddrüsenerkrankung leiden. Falls es Zeit für einen Abstrich ist, sollten Sie auch Ihren Gynäkologen aufsuchen.

Immunität gegen Krankheiten

Durch eine Blutuntersuchung kann festgestellt werden, ob Sie immun gegen Röteln sind. Es kann Ihrem Baby schaden, wenn Sie diese Krankheit während der Schwangerschaft bekommen. Falls Sie noch nicht dagegen geimpft sind, sollten Sie die Impfung vor der Schwangerschaft nachholen. Nach der Impfung sollten Sie mindestens drei Monate abwarten, bis sie versuchen, schwanger zu werden. Röteln während der Schwangerschaft können beim Baby Taubheit, grauen Star und Herzfehler verursachen und im schlimmsten Fall zum Tod des Fetus führen.

Infektionskrankheiten Sie können sich auch auf bestimmte Infektionen untersuchen lassen, die sich auf Ihre Schwangerschaft oder Ihr Baby auswirken könnten. Vor jeder Art von künstlicher Befruchtung ist es üblich, auf eine HIV-Infektion und Hepatitis B hin zu testen. Dies wird auch allen Frauen empfohlen, die zu einer Risikogruppe gehören (z.B. Drogenkonsumentinnen). Es ist gesetzlich vorgeschrieben, spätestens im letzten Drittel der Schwangerschaft eine Untersuchung auf Hepatitis B durchzuführen, während ein HIV-Test freiwillig ist. Auf andere Infektionen hin zu testen, wie Herpes und Hepatitis C, ist meist nicht nötig. Eventuell wird auch untersucht, ob Sie gegen Toxoplasmose immun sind (eine Infektion, die man sich z.B. zuziehen kann, wenn man Kontakt mit Katzenkot hat). Wenn Sie nicht immun sind, sollten Sie darauf achten, nicht mit Katzenexkrementen in Berührung zu kommen.

GENETISCHE BERATUNG

Falls jemand in Ihrer Familie oder der Familie Ihres Partners an einer Erbkrankheit wie z.B. Chorea Huntington leidet, ist es ratsam, eine genetische Beratungsstelle aufzusuchen. Dort kann man Sie über das Risiko Ihres Babys informieren, eine Erbkrankheit zu bekommen, und Ihnen sagen, welche Tests zur Verfügung stehen. Meist bietet sich eine Fruchtwasseruntersuchung oder eine Chorionzottenbiopsie (S. 58–59) während der Schwangerschaft an. Seit einigen Jahren ist als mögliche Untersuchungsmethode auch die Präimplantationsdiagnostik (PID) in der Diskussion: Dabei werden Eizellen der Frau mithilfe der Invitro-Fertilisation (IVF) befruchtet und untersucht. Gesunde Embryos werden ausgewählt und in die Gebärmutter eingepflanzt. Ethisch ist dieses Verfahren aber umstritten und auch die Rechtslage ist noch nicht eindeutig. Zurzeit wird die Präimplantationsdiagnostik nur in Ausnahmefällen praktiziert, wenn beide Partner ein Risiko tragen, ein Kind mit nicht therapierbaren Erkrankungen oder Behinderungen zu bekommen.

DIÄT UND ERNÄHRUNG

Es ist wichtig, dass Sie sich gesund ernähren, wenn Sie eine Schwangerschaft planen (S. 22–23). Sie sollten Folsäurepräparate (0,4 mg pro Tag) einnehmen, um das Risiko Ihres Babys, einen Neuralrohrdefekt auszubilden, zu verringern (S. 22). Gewichtsprobleme sollten Sie in den Griff bekommen, ehe Sie schwanger werden.

Risikoerkrankungen

Bestimmte gesundheitliche Probleme können sich auf Ihre Chancen, schwanger zu werden, auswirken oder ein Risiko für Ihre Gesundheit oder die Gesundheit Ihres Babys darstellen. Falls Sie an einer der folgenden Krankheiten leiden, sollten Sie mit Ihrem Arzt sprechen (S. 18–19).

- Diabetes
- Schilddrüsenerkrankungen
- Lupus erythematodes
- Bluthochdruck
- Epilepsie
- Asthma
- Blutarmut
- Hepatitis C oder HIV-Infektion
- Über- bzw. Untergewicht oder Essstörungen

Gesundheitliche Probleme

Bei der Untersuchung vor der Schwangerschaft sollten Sie alle Erkrankungen, an denen Sie leiden, zur Sprache bringen: Einige können Ihre Fruchtbarkeit beeinträchtigen oder durch eine Schwangerschaft beeinflusst werden. Manche Erkrankungen machen weitere Untersuchungen nötig.

DIABETES MELLITUS

Falls Sie Diabetikerin sind, brauchen Sie eine spezielle medizinische Betreuung vor und während der Schwangerschaft, damit Ihr Blutzuckerspiegel immer unter Kontrolle ist. Ihr Blutzuckerspiegel sollte maximal bei 90 mg/dl (bzw. HbA1c-Wert 5,0) liegen, wenn Sie nüchtern sind, und zwei Stunden nach Mahlzeiten unter 141 mg/dl (bzw. HbA1c-Wert 6,7) .

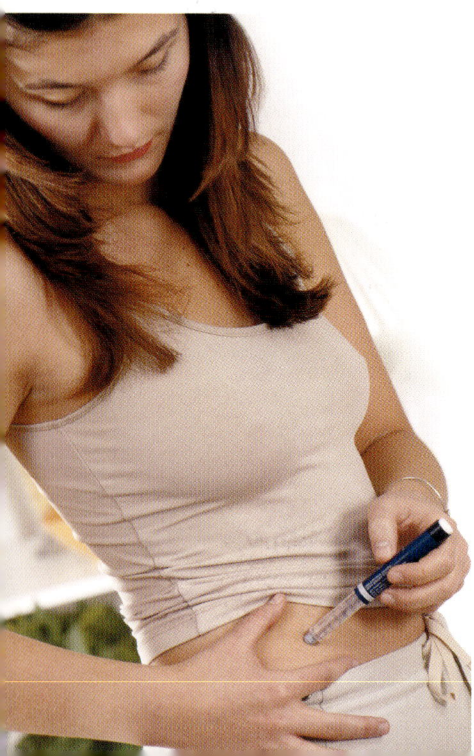

Leiden Sie schon länger an Diabetes, ist die Wahrscheinlichkeit höher, dass Komplikationen auftreten, vor allem Präeklampsie (S. 113). Probleme mit den Augen, die auf Diabetes zurückzuführen sind, können sich ebenfalls verschlechtern. Ein hoher Blutzuckerspiegel in der Zeit der Empfängnis kann für den Embryo schädlich sein: Dann steigt das Risiko für eine Fehlgeburt oder schwerere Geburtsfehler beim Baby wie Neuralrohrdefekte oder angeborene Herzkrankheiten. Bei einem hohen Blutzuckerspiegel in der Schwangerschaft entwickelt sich die Lunge des Fetus langsamer, wodurch das Baby bei der Geburt Atemprobleme haben kann.

Während der Schwangerschaft ist es wichtig, dass das Baby früh auf Neuralrohrdefekte untersucht wird – mit einem Bluttest oder einer Ultraschalluntersuchung. Falls Sie Tabletten gegen Diabetes einnehmen, sollten Sie vor der Schwangerschaft zu Insulin wechseln, weil es nicht in die Plazenta eindringen kann. Kontrollieren Sie weiterhin Ihren Blutzuckerspiegel. Eine Untersuchung Ihrer Sehkraft und Ihrer Nierenfunktion ist ebenfalls wichtig. Ab der 28. Woche wird Ihr Arzt eventuell zusätzliche Untersuchungen ansetzen.

***Insulininjektionen** sind wichtig, um den Blutzuckerspiegel bei Diabetes unter Kontrolle zu halten.*

LUPUS ERYTHEMATODES

Fast alle Lupus-Medikamente dürfen während der Schwangerschaft weiter eingenommen werden – die Krankheit ist gefährlicher für Ihr Baby als die Arzneimittel, mit denen sie behandelt wird.

Lupus erhöht das Risiko für eine Fehlgeburt sowie das Risiko, dass das Baby bei der Geburt sehr klein ist. Etwa eines von 80 Neugeborenen hat Herzprobleme. Mit einem Bluttest wird untersucht, ob bei Ihnen Zeichen für ein Anti-Phospholipid-Syndrom (APLS) vorliegen. Dieses Merkmal erhöht das Risiko, dass sich Blutgerinnsel bilden und Probleme beim Baby auftreten. Falls dieses Syndrom festgestellt wird, erhalten Sie während der Schwangerschaft blutverdünnende Injektionen. Ihr Arzt wird wahrscheinlich ab der

32. Woche zusätzliche Vorsorgeuntersuchungen einplanen. Mit Ultraschalluntersuchungen wird das Wachstum des Babys kontrolliert. Möglicherweise werden die Wehen frühzeitig eingeleitet.

EPILEPSIE

Die meisten Arzneimittel gegen Epilepsie sind mit einem erhöhten Risiko für Geburtsfehler verbunden. Reduzieren Sie nach Rücksprache mit Ihrem Arzt die Anzahl der Medikamente und die Dosis so weit, dass die Anfälle gerade noch unter Kontrolle sind. Denken Sie daran, dass sich Veränderungen bei der Medikation auf Ihre Fahrtüchtigkeit auswirken können. Wenn Sie Medikamente gegen Epilepsie einnehmen, sollte Ihr Baby in der 15. Woche auf Neuralrohrdefekte untersucht werden. Wichtig ist auch eine Ultraschalluntersuchung zwischen der 20. und 22. Woche.

SCHILDDRÜSEN-UNTERFUNKTION

Ihr Bedarf an Schilddrüsenhormonen steigt während der ersten Hälfte der Schwangerschaft stark an. Dieser erhöhte Bedarf kann schon eine Woche nach dem Ausbleiben der Periode entstehen. Sobald Sie wissen, dass Sie schwanger sind, suchen Sie Ihren Arzt auf und lassen Ihre Schilddrüsenfunktion untersuchen.

Ihre Schilddrüsenfunktion wird während der Schwangerschaft drei- bis viermal untersucht. Die Medikation wird entsprechend abgestimmt. Die Behandlung einer Schilddrüsenunterfunktion bei Schwangeren ist wichtig: Selbst wenn Ihr Hormonspiegel im unteren Grenzwertbereich liegt, kann dies die Entwicklung des Gehirns und des Nervensystems des Babys beeinträchtigen. Die Untersuchung der Schilddrüsenfunktion wird vor allem Frauen über 35 empfohlen, die an einer Autoimmunerkrankung wie Lupus oder Diabetes leiden, sowie Frauen, in deren Familien Schilddrüsenerkrankungen aufgetreten sind.

STARKES ÜBERGEWICHT

Falls Sie starkes Übergewicht haben (Body-Mass-Index über 30), müssen Sie während der Schwangerschaft mit Problemen rechnen; auch eine Fehlgeburt ist möglich. Einige Probleme können mit einem bislang nicht erkannten Diabetes zusammenhängen. Außerdem ist das Risiko erhöht, Diabetes und Bluthochdruck zu entwickeln. Bei stark übergewichtigen Frauen ist zudem häufiger ein Kaiserschnitt nötig und es kommt öfter zu Komplikationen bei der Geburt.

BLUTHOCHDRUCK

Falls Sie wegen Bluthochdruck behandelt werden, sollten Sie Ihren Arzt aufsuchen, bevor Sie versuchen schwanger zu werden. Einige Mittel gegen Bluthochdruck sind für Schwangere ungeeignet. Eventuell haben Sie während der Schwangerschaft ein erhöhtes Komplikationsrisiko, z.B. für Präeklampsie (S. 113). Es ist wichtig, dass Ihre Nierenfunktion im ersten Drittel der Schwangerschaft untersucht wird, damit es einen Anhaltspunkt gibt, falls später Eiweiß in Ihrem Urin entdeckt wird. Ihr Arzt schlägt eventuell häufigere Vorsorgeuntersuchungen in der späteren Schwangerschaft vor. Nehmen Sie Ihre Medikamente während der Schwangerschaft weiter ein – Bluthochdruck kann Blutungen in der Plazenta verursachen und das Ungeborene schädigen.

DEPRESSIONEN

Depressionen können sich während der Schwangerschaft wegen der hormonellen Schwankungen verschlimmern. Setzen Sie Antidepressiva nicht ohne ärztliche Aufsicht ab. Serotonin-Wiederaufnahmehemmer (SSRI) können während der Schwangerschaft weiter eingenommen werden.

AKNE

Akne kann sich in der Schwangerschaft verschlimmern. Fragen Sie Ihren Arzt, ob Ihre Akne-Medikamente unbedenklich sind. Isotretinoin kann schwere Geburtsfehler verursachen; Frauen, die dieses Mittel einnehmen, sollten eine verlässliche Verhütungsmethode anwenden. Nehmen Sie ohne Rücksprache mit Ihrem Arzt keine Antibiotika gegen Akne ein.

Umweltrisiken

Alles, was Ihr Körper verarbeiten muss – ob Nahrungsmittel oder Umweltgifte –, kann Auswirkungen auf Ihren Körper und auf das Ungeborene haben. Deshalb ist es vor einer geplanten Schwangerschaft wichtig, sich mit den Umweltfaktoren, denen Sie im Alltag ausgesetzt sind, zu befassen. Diese können Ihre Chancen, schwanger zu werden, und die Gesundheit Ihres Babys beeinflussen.

Bislang wurden die Auswirkungen von Umweltfaktoren auf die Fruchtbarkeit noch nicht ausreichend untersucht. Es ist nicht leicht, einen einzelnen Risikofaktor von anderen Risiken zu isolieren. In jedem Fall ist es vernünftig, bekannte Gefahren zu meiden.

NAHRUNGSMITTEL UND ALKOHOL

Einige Lebensmittel sind potenziell gefährlich, hauptsächlich weil sie mit Umweltgiften belastet oder mit Mikroorganismen (wie Listeriosebakterien) verseucht sein können, die Krankheiten verursachen (S. 48–49). Aber auch Kaffee- und Alkoholkonsum können sich auf die Fruchtbarkeit auswirken.

Kaffee Geringer Kaffeekonsum wird Ihre Chancen, schwanger zu werden nicht reduzieren. Mehr als fünf Tassen pro Tag können Ihre Fruchtbarkeit jedoch verringern. Versuchen Sie, Ihren Koffeinkonsum auf 250 bis 300 mg pro Tag zu beschränken. Eine mittelgroße Tasse Kaffee enthält etwa 90 mg Koffein. Auch Tee und manche Softdrinks sind koffeinhaltig.

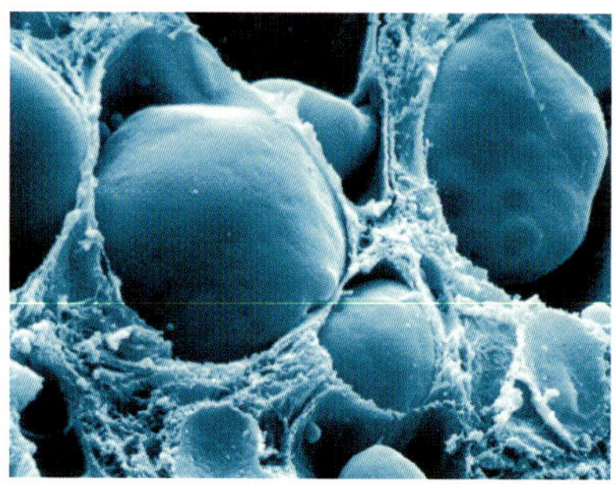

***Die Entwicklung der Eizellen** kann von Giften wie Zigarettenrauch behindert werden. Die Abbildung zeigt Eizellen, die im Eierstock reifen.*

Alkohol Alkoholkonsum ist mit einer Einschränkung der Fruchtbarkeit verbunden, aber nur, wenn Sie mehr als vier bis acht alkoholische Getränke pro Woche trinken.

Der Zeitpunkt ist **ideal**, um **Umweltgifte** in Ihrem Leben zu reduzieren.

Es ist unwahrscheinlich, dass ein gelegentliches Glas Wein Ihre Fruchtbarkeit beeinflusst. Auf jeden Fall ist es besser, sich beim Alkohol zurückzuhalten. Wenn Sie dann schwanger werden, müssen Sie sich keine Sorgen über mögliche Auswirkungen des Alkohols auf Ihr Baby machen.

RAUCHEN

Durch Rauchen wird die Fruchtbarkeit stark beeinträchtigt. Man schätzt, dass etwa 13 Prozent der Fälle von Unfruchtbarkeit dem Rauchen zugeschrieben werden können. Rauchen verringert auch die Sauerstoffmenge, mit der Ihr Baby versorgt wird.

Außerdem kommen Raucherinnen früher in die Wechseljahre. Man nimmt an, dass durch das Rauchen der Vorrat an Eizellen in den Eierstöcken vorzeitig erschöpft ist. Unfruchtbarkeit bei Raucherinnen kann nicht immer erfolgreich mithilfe der Reproduktionsmedizin behandelt werden, weil Rauchen die Fähigkeit der Eierstöcke, auf Fruchtbarkeitsbehandlungen anzusprechen, beeinträchtigen kann. Das Rauchen von Marihuana wurde ebenfalls mit eingeschränkter Fruchtbarkeit in Verbindung gebracht, besonders, wenn gleichzeitig Alkohol konsumiert wird.

Wenn Sie mit dem Rauchen aufhören wollen, ist jetzt – vor der Schwangerschaft – der beste Zeitpunkt dafür.

INFEKTIONEN

Einige Infektionen können die Gefahr vergrößern, dass Sie eine Fehlgeburt erleiden. Die meisten Infektionen wie ein grippaler Infekt oder eine Erkältung sind aber ungefährlich. Dagegen können Windpocken und Röteln problematisch sein, wenn man sich damit um den Zeitpunkt der Empfängnis herum oder während der Schwangerschaft ansteckt. Wenn Sie sich unsicher sind, ob Sie eine dieser Infektionskrankheiten hatten, sollte Ihr Arzt testen, ob Sie immun dagegen sind. Falls nötig, können Sie sich impfen lassen, bevor Sie schwanger werden. Auf eine Impfung gegen Röteln sollte verzichtet werden, wenn Sie schwanger sind oder gerade versuchen, es zu werden.

Die meisten Frauen über 35 sind gegen das Parvovirus B 19 (das Ringelröteln verursacht) und Toxoplasmose immun. Ein Test vor der Schwangerschaft wird nicht routinemäßig durchgeführt. Vor und während der Schwangerschaft können Sie das Toxoplasmose-Risiko reduzieren, indem Sie sich die Hände waschen, wenn Sie rohes Fleisch angefasst haben, und keine Katzentoilette säubern.

WAS IST GEFÄHRLICH – UND WAS NICHT?

Sind Pestizide ein Risiko für mein ungeborenes Baby?
Nur wenige Studien haben bislang systematisch die Beziehung zwischen Fruchtbarkeit und Pestiziden untersucht. Es ist aber sinnvoll, biologisch angebaute Produkte zu kaufen und Obst und Gemüse gründlich zu waschen, wenn Sie eine Schwangerschaft planen. Schränken Sie zudem den Gebrauch von Pestiziden und Herbiziden in Ihrem Garten ein.

Ist Passivrauchen für mein Baby gefährlich?
Passivrauchen stellt mit der Zeit ein Gesundheitsrisiko für Sie dar, doch die Auswirkungen von gelegentlichem Passivrauchen auf Fruchtbarkeit und Schwangerschaft sind wahrscheinlich gering. Es ist aber sinnvoll, verrauchte Räume wie Bars und Kneipen zu meiden und andere darum zu bitten, bei Ihnen zu Hause nicht zu rauchen. Bedenken Sie auch, dass intensive Gerüche wie Rauch Schwangerschaftsbeschwerden wie Übelkeit und Erbrechen verschlimmern können.

Wie groß ist das Risiko einer Quecksilbervergiftung?
Ein höherer Quecksilberspiegel im Blut steht in Zusammenhang mit einer eingeschränkten Fruchtbarkeit und kann beim Embryo Entwicklungsschäden verursachen. Schwangere Frauen und solche, die schwanger werden wollen, sollten auf den Verzehr von Hai und Schwertfisch verzichten, weil diese viel Quecksilber enthalten können. Außerdem empfiehlt es sich, den Konsum von Thunfisch zu reduzieren. Da Quecksilber lange im Körper gespeichert werden kann, sollten Sie schon ein halbes Jahr vor der Schwangerschaft auf Ihren Fischkonsum achten.

Sollte ich Mikrowellengeräte und Computer meiden?
Bislang hat keine Studie einen überzeugenden Zusammenhang zwischen Mikrowellengeräten bzw. Computern und verringerter Fruchtbarkeit und Fehlgeburten nachgewiesen. Die Strahlungsmenge, die von diesen Geräten abgegeben wird, ist sehr gering – geringer als die vieler natürlicher Quellen, z.B. der Sonne.

Ist es unbedenklich, Haarfärbemittel zu verwenden?
Wenn Sie Ihre Haare färben, dringt nur sehr wenig Farbe durch Ihre Haut. Haarfärbemittel beeinträchtigen Ihre Fruchtbarkeit nicht.

Welche weiteren Chemikalien sollten gemieden werden?
Meiden Sie Produkte, die stark riechende Chemikalien enthalten, wie Farben, Lösungsmittel und scharfe Haushaltsreiniger. Falls Sie es doch mit Chemikalien zu tun bekommen, tragen Sie Handschuhe und Mundschutz und arbeiten Sie in einer gut gelüfteten Umgebung.

Ernährung und Sport

Durch gesunde Ernährung und gezieltes Training in den Monaten vor der Schwangerschaft können Sie Ihre körperliche und seelische Gesundheit unterstützen. Zukünftige Mütter in reiferem Alter, die sich so vorbereiten, werden wahrscheinlich leichter schwanger und stehen Wehen und Geburt besser durch.

Folsäure

Folsäure ist in der Zeit der Empfängnis ein wichtiger Nährstoff. Er ist in verschiedenen Nahrungsmitteln vorhanden, doch um ausreichend mit diesem wichtigen Vitamin versorgt zu sein, wird Frauen, die eine Schwangerschaft planen, empfohlen, ein Folsäurepräparat einzunehmen.

Folsäure verringert beim Embryo das Risiko für Neuralrohrdefekte, die das Gehirn und das Rückenmark betreffen. Zu Neuralrohrdefekten kann es während der ersten 28 Tage nach der Empfängnis kommen, d.h. bevor die meisten Frauen wissen, dass sie schwanger sind. Wenn Sie genug Folsäure zu sich nehmen, bevor Sie schwanger sind, kann das Risiko für Neuralrohrdefekte um 70 Prozent reduziert werden.

- Sie sollten spätestens drei Monate vor der Schwangerschaft mit der Einnahme beginnen.
- Die empfohlene Dosis liegt bei 0,4 mg pro Tag.
- Essen Sie täglich zwei Portionen Obst und Gemüse, die reich an Folsäure sind, wie Papaya und Spargel. Es gibt auch Lebensmittel, z.B. Frühstückszerealien, die mit Folsäure angereichert sind.

Wenn Sie so gesund und fit wie möglich sind, schaffen Sie gute Voraussetzungen für eine problemlose Schwangerschaft und Geburt.

GESUND ERNÄHREN

Eine gesunde Ernährung wirkt sich positiv auf Ihren allgemeinen Gesundheitszustand aus, sorgt für ein hormonelles Gleichgewicht und erhöht Ihre Chancen schwanger zu werden. Abwechslungsreiche, frisch zubereitete, ausgewogene Mahlzeiten liefern Ihnen alle Nährstoffe, die Sie brauchen. Versuchen Sie, alle Nahrungsgruppen einzubeziehen: Fleisch und Fisch, Getreide, Obst und Gemüse sowie Milchprodukte. Meiden Sie industriell verarbeitete Lebensmittel, Fertiggerichte und raffinierten Zucker. Bevorzugen Sie Lebensmittel, die reich an ungesättigte Fettsäuren sind, gegenüber solchen mit gesättigten Fettsäuren. Kohlenhydrate sollten

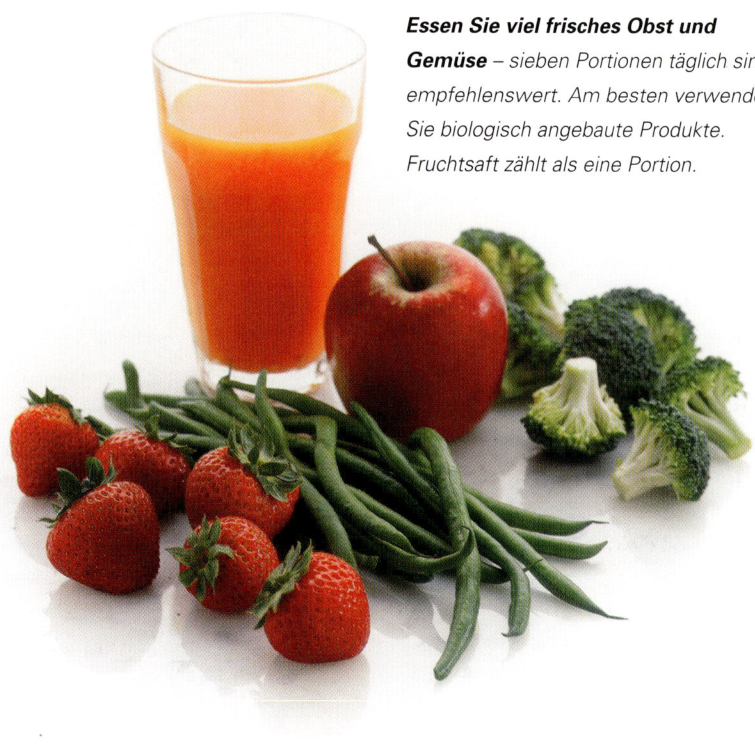

Essen Sie viel frisches Obst und Gemüse *– sieben Portionen täglich sind empfehlenswert. Am besten verwenden Sie biologisch angebaute Produkte. Fruchtsaft zählt als eine Portion.*

Sie regelmäßig, aber mäßig zu sich nehmen. Komplexe Kohlenhydrate (Vollkornerzeugnisse, Hülsenfrüchte, Gemüse und Obst) sind empfehlenswerter als einfache Kohlenhydrate (raffiniertes weißes Mehl und Zucker).

Ballaststoffe sind unerlässlich für eine gesunde Ernährung. Auch Proteine sollten regelmäßig aufgenommen werden. Trinken Sie außerdem mindestens sechs Gläser Wasser pro Tag.

IHR KÖRPERGEWICHT

Starkes Übergewicht beeinträchtigt die Fruchtbarkeit bei Männern wie bei Frauen. Außerdem laufen stark übergewichtige Frauen Gefahr eine Fehlgeburt zu erleiden, und müssen mit Komplikationen wie Schwangerschaftsdiabetes und Bluthochdruck rechnen. Auch Probleme während der Geburt sind häufiger.

Aber auch Untergewicht kann problematisch sein. Untergewichtige Frauen haben häufig keinen regelmäßigen Eisprung, wodurch ihre Chancen, schwanger zu werden, sinken. Es besteht ein hohes Risiko, ein untergewichtiges Baby zur Welt zu bringen. Verringern bzw. erhöhen Sie Ihr Gewicht, ehe Sie schwanger werden – Ihr Gesundheitszustand verbessert sich und die Schwangerschaft verläuft wahrscheinlich unkomplizierter.

FITNESSTRAINING

Die Liste der Vorteile, die ein solches Training vor und nach der Empfängnis hat, ist lang. Es verbessert die allgemeine Gesundheit, hilft bei der Gewichtskontrolle, sorgt für ein positives Körperbild und emotionales Gleichgewicht und baut Stress ab. Frauen, die körperlich fit sind, haben ein geringeres Risiko für Schwangerschaftskomplikationen wie Bluthochdruck und Diabetes, die häufiger bei älteren Schwangeren auftreten. Zudem können sie sich auf leichtere Wehen und eine schnellere Erholung nach der Geburt einstellen.

Zu intensives Training?

Ein moderates Training verschlechtert Ihre Chancen nicht, schwanger zu werden, und es erhöht auch nicht das Risiko für eine Fehlgeburt. Bei Leistungssportlerinnen kommt es jedoch vor, dass ihr Eisprung unregelmäßig ist oder ganz ausbleibt. Falls Sie also mit sehr großer Intensität trainieren, sollten Sie Ihren Eisprung kontrollieren (S. 24). Wenn Sie feststellen, dass ein Eisprung stattfindet, schmälert das Training Ihre Chancen nicht, schwanger zu werden.

Mit dem Training beginnen

Wegen der großen Erschöpfung zu Beginn der Schwangerschaft fällt es schwer, dann ein Fitnessprogramm anzufangen. Deshalb ist der optimale Zeitpunkt, um mit dem Programm zu beginnen, vor der Schwangerschaft. Wenn Sie starkes Übergewicht oder Diabetes haben, fragen Sie Ihren Arzt. Zum idealen Übungsprogramm gehören Ausdauertraining, Krafttraining und Übungen, die die Beweglichkeit verbessern.

Ausdauertraining wie Walking, Schwimmen und Radfahren verbessert die Leistungsfähigkeit der Lunge und des Herz-Kreislauf-Systems. Es steigert Ihr emotionales Wohlbefinden und fördert einen erholsamen Schlaf.

Das Ausdauertraining sollte mindestens 30 Minuten dauern und Ihren Puls ausreichend beschleunigen. So stellen Sie fest, ob Sie Ihren optimalen Puls erreicht haben: Achten Sie darauf, inwieweit Sie während des Trainings außer Atem geraten. Wenn Sie sich gerade noch mit einem Trainingspartner unterhalten können, trainieren Sie mit der richtigen Intensität. Sie können auch ein Pulsmessgerät benutzen.

Krafttraining wie Gewichttraining und Pilates sorgt für Muskelkraft. Kräftige Bauchmuskeln beugen Rückenschmerzen vor.

Beweglichkeit Stretching schützt vor Verletzungen, indem es Ihre Muskeln entspannt und Ihre Beweglichkeit verbessert. Außerdem lindert es Schmerzen und trägt zum Wohlbefinden bei, indem es tiefe Atmung, Entspannung und Durchblutung fördert. Auch Yoga und Tanzen dient der Beweglichkeit.

Ihre Fruchtbarkeit

Die Fruchtbarkeit einer Frau nimmt ab 35 allmählich ab, wofür es vielerlei Gründe gibt. Einer dieser Gründe ist, dass der Eizellenvorrat kleiner wird und die Qualität der Eizellen sinkt. Zudem treten öfter Gesundheitsprobleme auf, und Sex findet seltener statt. Wenn Sie über Ihre Fruchtbarkeit Bescheid wissen, können Sie Ihre Chancen, schwanger zu werden, optimieren.

Statistiken gehen von Annahmen über Gesundheit und Lebensweise aus, die vielleicht nicht auf Ihre persönliche Situation zutreffen.

Bei den meisten Paaren stellt sich aber innerhalb eines Jahres eine Schwangerschaft ein, sobald sie nicht mehr verhüten. Bei Paaren, die Geschlechtsverkehr nach Plan haben, kann es sogar doppelt so schnell klappen. Um einen solchen Plan aufzustellen, müssen Sie die fruchtbarsten Tage in Ihrem Monatszyklus herausfinden und um diese Zeit herum Sex haben.

EISPRUNG VORHERSAGEN

Es gibt verschiedene Methoden, um die fruchtbaren Tage (bzw. den Zeitpunkt des Eisprungs) zu bestimmen. Wählen Sie eine Methode aus und behalten Sie sie bei.

Rhythmusmethode und Eisprungrechner Sie ermitteln Ihre fruchtbare Phase, indem Sie die Intervalllänge zwischen Ihren Menstruationen zugrunde legen (normalerweise 28 bis 30 Tage). Zum Errechnen der fruchtbaren Phase ziehen Sie 14 Tage von der Länge Ihres Zyklus ab (wenn Ihr Zyklus vom Beginn einer Periode bis zur nächsten z. B. 30 Tage lang ist, ergibt sich 16). Diese Zahl ist der geschätzte Tag des Eisprungs – an diesem Tag sind Sie am wahrscheinlichsten fruchtbar.

Eisprungrechner rechnen den Tag sogar für Sie aus. Die Rhythmusmethode ist vor allem bei Zyklen, die kürzer als 21 Tage bzw. länger als 35 Tage dauern, unzuverlässig und selbst bei regelmäßigen 28-Tage-Zyklen nicht sicher.

Basaltemperatur Ihre Körpertemperatur in Ruhestellung (Basaltemperatur) steigt direkt

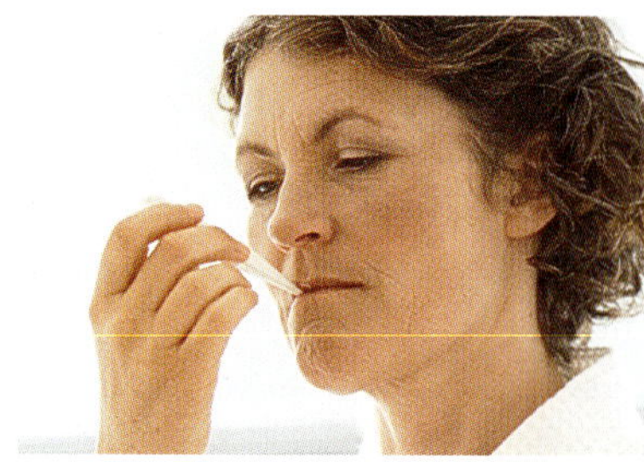

Das Messen der Basaltemperatur *während Ihres Zyklus hilft dabei, den Tag Ihres Eisprungs zu erkennen. Ein spezielles Thermometer kann kleinste Temperaturveränderungen feststellen.*

Optimaler Sex

Es gibt verschiedene Möglichkeiten, Ihre Chancen auf eine Schwangerschaft zu verbessern:

- **Häufigkeit** Einige Experten schlagen vor, an vier der sechs fruchtbarsten Tage Sex zu haben, andere empfehlen Sex an jedem zweiten oder dritten Tag. Täglicher oder unregelmäßiger Geschlechtsverkehr (seltener als alle 10 bis 14 Tage) wirkt sich aber wahrscheinlich abträglich auf die Zahl der Spermien aus.
- **Stellung** Einige Mediziner empfehlen, dass die Frau nach dem Sex 20 Minuten liegen bleiben sollte, aber es gibt keine Beweise dafür, dass dies die Chancen auf eine Empfängnis tatsächlich verbessert.
- **Spaß** Frauen, die beim Sex zum Höhepunkt kommen, werden schneller schwanger – der Orgasmus verursacht Kontraktionen in Vagina und Gebärmutter, die das Vordringen der Spermien unterstützen.

nach dem Eisprung um etwa 0,3° C an. Dieser Anstieg kann mit Thermometern, die sehr geringe Temperaturschwankungen messen können, festgestellt werden. Die Temperatur sollte jeden Morgen zur gleichen Zeit vor dem Aufstehen gemessen werden. Schreiben Sie Ihre Temperatur drei oder vier Monate lang auf, bis Sie ein Muster erkennen, mit dessen Hilfe Sie den Zeitpunkt für den Eisprung in den folgenden Zyklen besser einschätzen können.

Zervixschleim Die Konsistenz und die Farbe des Gebärmutterhalssekretes wechseln während des Monatszyklus (siehe Kasten rechts). Zur Zyklusmitte hin ist der Schleim undurchsichtig und klebrig. In den Tagen, in denen Sie am fruchtbarsten sind, ist der Schleim klar, flüssiger und elastisch. Entnehmen Sie Ihrer Vagina mit dem Zeigefinger etwas Sekret. Wenn der Schleim klar ist und zwischen Zeigefinger und Daumen einen dünnen Faden bildet, ist Ihre Fruchtbarkeit groß.

LH-Ovulationstests Mit diesen Tests können Sie den Anstieg Ihres Spiegels an luteinisierendem Hormon (LH) feststellen, der zwei bis drei Tage vor dem Eisprung eintritt. Berechnen Sie die Tage, an denen Sie am wahrscheinlichsten fruchtbar sind, und messen Sie dann einige Tage um den errechneten Eisprung herum täglich Ihren LH-Spiegel. LH-Ovulationstests sind nicht immer zuverlässig.

Veränderungen während des Monatszyklus

Ein ansteigender FSH-Spiegel (Follikel stimulierendes Hormon) regt Eizellen in den Eierstöcken an, in Follikeln heranzureifen. Dies fördert die Östrogenproduktion. Ein Anstieg an LH (luteinisierendes Hormon) bewirkt, dass die reife Eizelle aus dem Follikel freigesetzt wird. Zugleich steigt die Körpertemperatur. In der zweiten Hälfte des Zyklus (nach dem Eisprung) stoppt Progesteron (es wird vom geplatzten Follikel produziert) die Produktion von FSH und LH und lässt die Gebärmutterschleimhaut weiter wachsen, sodass sie das befruchtete Ei aufnehmen kann. Der Zervixschleim verändert sich während des gesamten Zyklus.

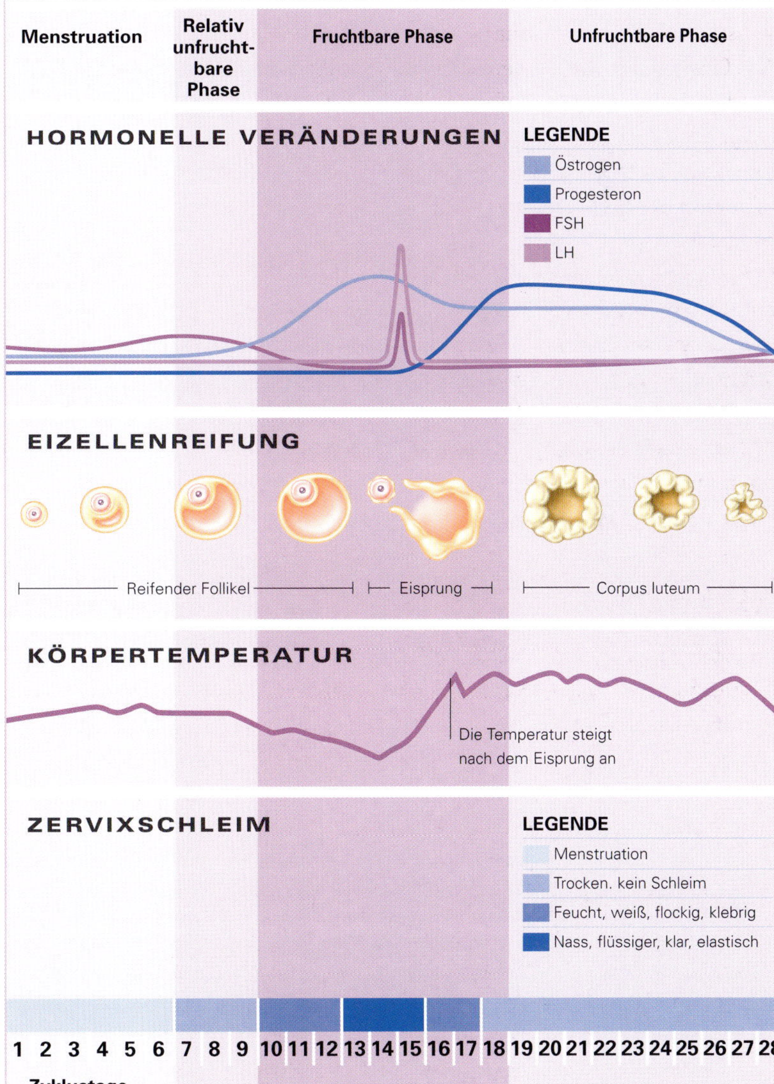

Probleme mit der Empfängnis

Es ist normal, wenn es mit zunehmendem Alter länger dauert, bis Sie schwanger werden, doch zu lange sollten Sie nicht abwarten. Holen Sie ärztlichen Rat ein, wenn Sie innerhalb eines halben Jahres nicht schwanger werden – es kann aber ein Jahr dauern, bis Sie zu einem Fruchtbarkeitsspezialisten überwiesen werden.

Die Fruchtbarkeit nimmt erwiesenermaßen mit zunehmendem Alter ab. Frauen, die mit über 35 Kinder bekommen möchten, haben eher Probleme mit der Empfängnis als jüngere. Das heißt nicht, dass Sie nicht schwanger werden können, es dauert meist nur länger. Dass die Fruchtbarkeit mit dem Alter abnimmt, liegt an verschiedenen Faktoren. Zunächst einmal ist das Risiko einer unerkannten, durch Chromosomenschäden ausgelösten Fehlgeburt größer. Eine verspätet einsetzende Menstruation oder ein unregelmäßiger Monatszyklus kann ein Hinweis auf eine sehr frühe Fehlgeburt sein. Des Weiteren kann sich das Älterwerden auf die Gebärmutter auswirken. Ältere Frauen haben z.B. häufiger Myome (eine Geschwulst aus Muskelgewebe), die die Chancen verringern können, dass sich ein befruchtetes Ei erfolgreich einnistet.

Die Empfängnis

Sobald eine reife Eizelle von den Eierstöcken freigesetzt wird, wird sie durch die Eileiter zur Gebärmutter transportiert. Die Befruchtung findet normalerweise im Eileiter statt, indem eines von vielen Spermien in die Eizelle eindringt. Die Zellkerne des Spermiums und der Eizelle verschmilzen. Die befruchtete Eizelle teilt sich in zwei Zellen, dann in 4, 8 usw. Der Embryo nistet sich fünf bis sieben Tage nach der Befruchtung in der Gebärmutter ein.

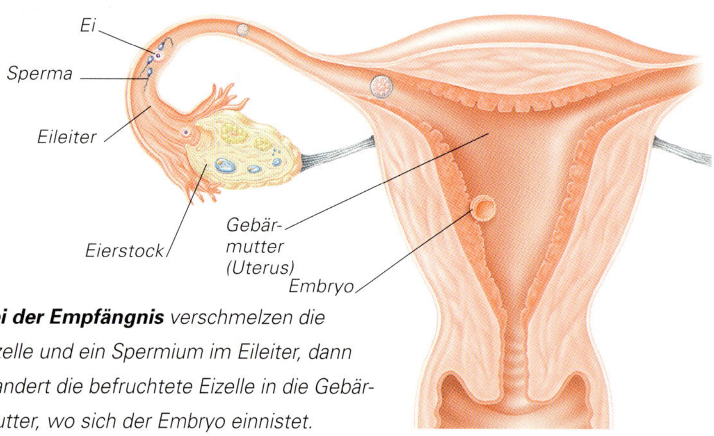

***Bei der Empfängnis** verschmelzen die Eizelle und ein Spermium im Eileiter, dann wandert die befruchtete Eizelle in die Gebärmutter, wo sich der Embryo einnistet.*

DEN ERFOLG PLANEN

Man geht davon aus, dass nur ein Prozent aller Paare steril ist, d.h. keine Kinder bekommen kann. Falls Sie schon einige Monate lang versuchen, schwanger zu werden, sollten Sie Ihre Lebensweise überprüfen und Ihren Eisprung kontrollieren. Warten Sie nicht zu lange, bis Sie Hilfe suchen.

Überprüfen Sie Ihre Eisprungberechnung Sex nach Plan verbessert Ihre Chancen schwanger zu werden. Aber Sie haben wahrscheinlich nur Erfolg, wenn Sie Ihre fruchtbaren Tage genau ermitteln (S. 24–25).

Für eine gesunde Lebensweise sorgen Ihre Lebensweise hat meist nur geringe Auswirkungen auf Ihre Fruchtbarkeit. Doch wenn Sie Probleme mit der Empfängnis haben, können Sie Ihre Chancen vielleicht verbessern, indem Sie auf schädliche Stoffe verzichten. Überprüfen Sie Ihren Koffein- und Alkoholkonsum und verringern Sie ihn eventuell. Reduzieren Sie Ihren Alltagsstress. Das fördert zwar nicht direkt Ihre Fruchtbarkeit, stärkt aber Ihre emotionale Stabilität. Ein regelmäßiges Fitnessprogramm ist ebenfalls hilfreich. Ernähren Sie sich gesund (S. 22–23). Häufig beginnt man mit großen Vorsätzen, kehrt dann aber bald wieder zu den alten Gewohnheiten zurück. Ihre Bemühungen gesünder zu leben, haben mehr Aussicht auf Erfolg, wenn Sie sich auf Veränderungen konzentrieren, die Sie mit wenig Anstrengung oder gemeinsam mit Ihrem Partner umsetzen können.

HILFE SUCHEN

Ärzte nehmen das Alter der zukünftigen Eltern ernst. Bei Frauen unter 30 ist eine Wartezeit bis zu einem Jahr angemessen. Wenn aber Frauen über 35 sechs Monate vergeblich versucht haben schwanger zu werden, beginnen die meisten Ärzte mit Fruchtbarkeitstests und einer Behandlung. Frauen über 40 können sofort Fruchtbarkeitstests vornehmen lassen, weil die Chancen schwanger zu werden, ab 35 stetig abnehmen. Mit 40 hat etwa ein Drittel der Paare Schwierigkeiten mit der Empfängnis; mit über 40 haben zwei Drittel der Frauen Fruchtbarkeitsprobleme.

Sie können sich einer Selbsthilfegruppe (S. 154–155) anschließen. Das Sammeln von Informationen über Behandlungsmöglichkeiten gibt Ihnen das Gefühl, den Prozess des Schwangerwerdens selbst in der Hand zu haben. Größeres Wissen über Behandlungsmöglichkeiten trägt zur Beruhigung bei und lindert Ängste.

Falls Sie einen Fruchtbarkeitsspezialisten aufsuchen möchten, suchen Sie nach einem, der ein offenes Ohr hat und Ihnen eine Reihe von Optionen anbietet.

Viele Ärzte empfehlen auch eine psychologische Beratung für Paare mit Fruchtbarkeitsproblemen, besonders wenn die In-vitro-Fertilisation (IVF) eine Option ist. Wenn das monatliche Wechselbad zwischen Hoffnung und Enttäuschung zu einer Frustration geführt, oder wenn Sex nach Plan Ihre Beziehung belastet hat, sollten Sie auch ohne medizinische Fruchtbarkeitsbehandlung einen Therapeuten aufsuchen.

UNTERSUCHUNGEN

Zunächst wird untersucht, ob Ihr Partner gesunde Spermien hat, ob Sie einen Eisprung haben und ob Ihre Eileiter offen sind. Fast die Hälfte aller Fruchtbarkeitsprobleme werden durch eine Beein-

GESUNDHEITS-CHECK

- **Haben Sie Probleme mit Ihrer Menstruation?**
  Wenn Ihre Menstruation sehr unregelmäßig ist, sollten Sie Ihren Eisprung kontrollieren lassen. Falls Sie starke, schmerzhafte Blutungen haben, leiden Sie eventuell an Endometriose, was sich auf die Fruchtbarkeit auswirken kann. Bei dieser Erkrankung setzt sich Gewebe, das die Gebärmutter auskleidet, in anderen Teilen des Beckens fest, auch in den Eileitern und Eierstöcken.

- **Hatten Sie schon einmal eine Unterleibsentzündung?**
  Eine Unterleibsentzündung kann eine Vernarbung und Blockade der Eileiter verursachen. Bei Fruchtbarkeitsproblemen sollten Ihre Eileiter überprüft werden (S. 28). Bei einer Blockade ist eventuell eine In-vitro-Fertilisation (IVF) nötig.

- **Haben Sie oder Ihr Partner sich jemals einer Krebsbehandlung unterzogen?**
  Bestrahlungen können sich auf die Eizellen- und Spermaproduktion auswirken. Manchmal ist vor einer Behandlung eine Eizellenentnahme oder eine Samenspende möglich. Die Eizellen oder das Sperma können später bei einer künstlichen Befruchtung verwendet werden.

- **Befürchten Sie, keinen Eisprung zu haben?**
  Ein ärztlicher Check-up ist angebracht, wenn sich z.B. Ihre Basaltemperatur oder Ihr Zervixschleim während des Zyklus nicht verändert.

- **Hatten Sie bereits mehr als zwei Fehlgeburten?**
  Eine Chromosomenanalyse bei Ihnen und Ihrem Partner ist ratsam.

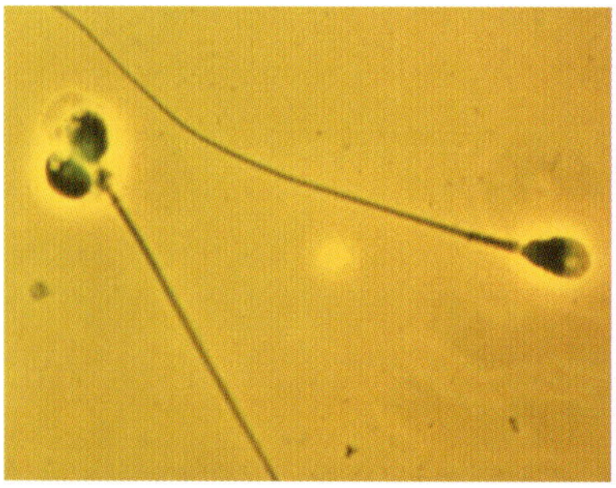

Anomale Spermien, *wie der doppelköpfige Samenfaden links auf dieser Vergrößerung, sind eine mögliche Ursache für Zeugungsunfähigkeit bei Männern.*

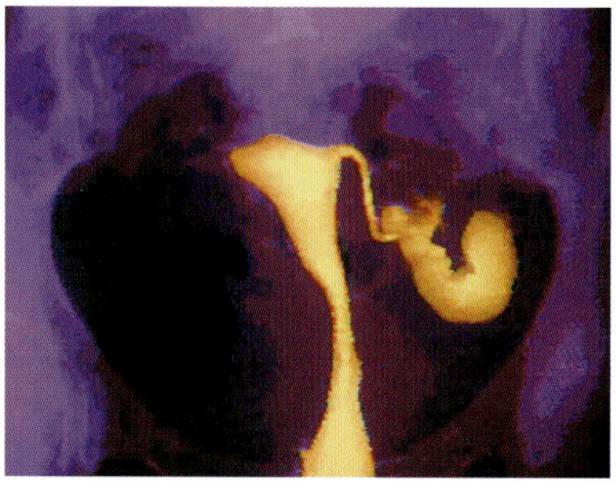

Ein blockierter Eileiter *kann Fruchtbarkeitsprobleme verursachen. Kontrastmittel fließt in den Eileiter rechts, doch der linke Eileiter ist blockiert.*

trächtigung der Spermaproduktion verursacht. Um herauszufinden, ob der Mann zeugungsfähig ist, wird eine Spermaprobe untersucht. Vielleicht sind die Spermien anomal geformt oder ihre Anzahl ist zu gering. Um festzustellen, ob Sie einen Eisprung haben, wird Ihr Arzt Sie um genauere Informationen über Ihren Monatszyklus bitten; eines der deutlichsten Zeichen, dass ein Eisprung stattfindet, ist eine regelmäßige Menstruation. Ihr Arzt wird Bluttests veranlassen, um Ihren Hormonspiegel zu untersuchen. Besonders aussagekräftig ist die Untersuchung des FSH-Spiegels (Follikel stimulierendes Hormon) am dritten Tag der Menstruation. FSH regt die Eizellenreifung in den Eierstöcken an. Ein hoher FSH-Spiegel zu einem frühen Zeitpunkt im Zyklus kann ein Hinweis darauf sein, dass Ihre Eierstöcke geringere Eizellenreserven als normal haben oder dass die Qualität Ihrer Eizellen eingeschränkt ist.

Falls das Sperma Ihres Partners gesund ist und Sie einen Eisprung haben, muss Ihr Arzt nach anderen Erklärungen suchen. Mithilfe eines Hysterosalpingogramms kann das Innere Ihrer Gebärmutter untersucht und überprüft werden, ob Ihre Eileiter offen sind. Dabei wird mit einem schmalen Röhrchen, das durch den Gebärmutterhals (Zervix) eingeführt wird, Kontrastmittel in die Gebärmutter gegeben. Das Kontrastmittel wandert in die Eileiter und zeigt eventuelle Blockaden in den Eileitern oder Auffälligkeiten in der Gebärmutter an.

Weitere übliche Tests sind die Hysteroskopie, bei der ein optisches Instrument durch den Gebärmutterhals eingeführt wird, um die Gebärmutterhöhle zu untersuchen, sowie die Laparoskopie, bei der ein Instrument operativ in den Unterleib eingeführt wird, um Gebärmutter, Eierstöcke und Eileiter zu untersuchen.

Der Arzt wird mit Ihnen und Ihrem Partner die Ergebnisse der Tests und mögliche Vorgehensweisen besprechen. In etwa 15 Prozent der Fälle wird keine Ursache für das Ausbleiben einer Schwangerschaft gefunden, aber auch bei nicht geklärter Unfruchtbarkeit können Fruchtbarkeitsbehandlungen erfolgreich sein.

Einen Spezialisten suchen

Viele Institute für Reproduktionsmedizin versuchen mit ihren Erfolgszahlen zu beeindrucken, aber es gibt andere wichtige Faktoren.

- Finden Sie einen Gynäkologen, der Erfahrung mit Fruchtbarkeitsbehandlungen hat.
- Falls es für Sie wichtig ist, eine Klinik zu wählen, die eine hohe Erfolgsrate aufzuweisen hat, vergleichen Sie sorgfältig die Fakten. Versuchen Sie, Zahlen für Frauen Ihrer Altersgruppe zu bekommen, und fragen Sie, wie oft es bisher Zwillings- oder Drillingsgeburten gab. Kliniken, die mehr Behandlungen durchführen, haben höhere Erfolgsraten.
- Achten Sie darauf, dass Sie sich bei Ihrem Arzt und dem anderen Personal gut aufgehoben fühlen. Eine Fruchtbarkeitsbehandlung ist belastend; es erleichtert den Prozess, wenn man alle nötigen Informationen erhält und alle Fragen, die man hat, beantwortet werden.

Assistierte Reproduktion

Der medizinische Fortschritt ermöglicht es heute immer mehr Frauen mit Fruchtbarkeitsproblemen, Kinder zu bekommen.

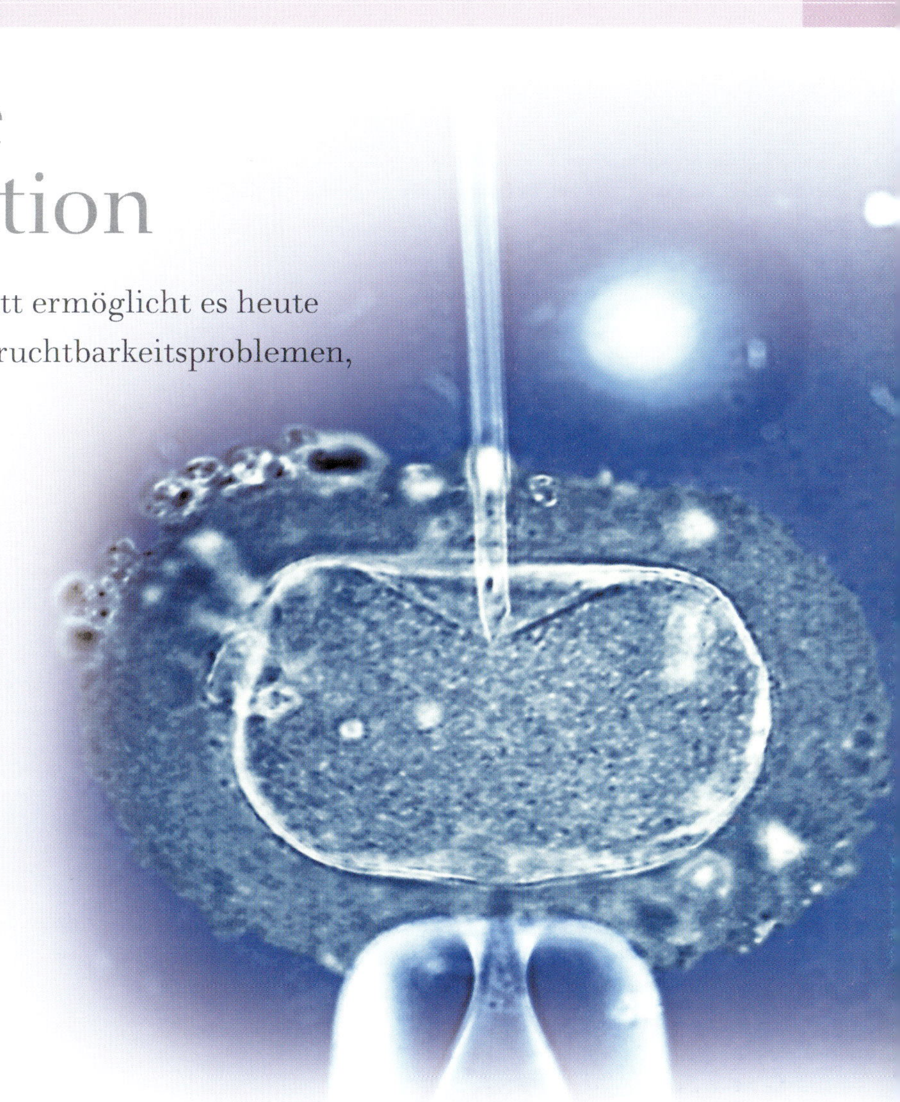

***Bei dieser speziellen Form** der In-vitro-Fertilisation (IVF), die ISCI genannt wird, injiziert man das Spermium in die Eizelle.*

Die wichtigste Methode der assistierten Reproduktion ist die Stimulation des Eisprungs (Ovulationsinduktion). Entweder werden nur die Eierstöcke stimuliert oder die Ovulationsinduktion wird mit künstlicher Befruchtung kombiniert. Bei Frauen mit PCO-Syndrom (polyzystisches Ovarialsyndrom) kann eine Behandlung mit Clomiphen – eventuell in Kombination mit Metformin – ausreichen, um schwanger zu werden.

Für Frauen, bei denen eine Medikamentengabe allein nicht zum Erfolg führt, ist der nächste Schritt eine Kombination aus Hormoninjektionen (Gonadotropine) und künstlicher Befruchtung. Die Injektionen kann Ihnen in der Regel Ihr Partner verabreichen. Während der Hormonbehandlung wird die Eizellenproduktion der Eierstöcke mithilfe von Ultraschalluntersuchungen überwacht. Wenn die Eierstöcke auf die Behandlung ansprechen, wird Ihnen HCG (Human Chorionic Gonadotropin) verabreicht, das den Eisprung auslöst. Gleichzeitig wird Sperma Ihres Partners in Ihre Gebärmutter eingeführt – ein Verfahren, das als intrauterine Insemination (IUI) bekannt ist.

Falls Ihre Eileiter blockiert sind, Ihr Partner nur wenig Spermien produziert oder andere Behandlungen nicht erfolgreich waren, wird man Ihnen wahrscheinlich eine In-vitro-Fertilisation (IVF) vorschlagen. Bei diesem Verfahren werden dieselben Hormonbehandlungen eingesetzt, um Ihre Eierstöcke zu stimulieren, aber im Gegensatz zur IUI werden Ihren Eierstöcken mit einer Nadel, die an einer Ultraschall-Sonde angebracht ist, Eizellen entnommen (S. 30). Bei der normalen IVF werden Ihre Eizellen in einer Petrischale im Labor mit Spermien Ihres Partners zusammengeführt.

Falls Sie aufgrund von Problemen mit dem Sperma Ihres Partners nicht schwanger werden, wird unter dem Mikroskop je ein einzelnes Spermium in jeweils eine Eizelle injiziert (Intracytoplasmatische Spermieninjektion; ICSI).

Nach der Befruchtung werden maximal drei gesunde Embryos mit einem dünnen Katheter durch den Gebärmutterhals in Ihre Gebärmutter eingebracht. Nach dem Einsetzen wird regelmäßig mithilfe von Blut- und Ultraschalluntersuchungen überprüft, ob Sie schwanger sind.

Jeder Ablauf aus hormoneller Stimulation, Eizellenentnahme, Befruchtung und Embryotransfer wird als IVF-Zyklus bezeichnet.

NEBENWIRKUNGEN

Die täglichen Hormoninjektionen und die Sorge, ob die Behandlung zum Erfolg führt, können zu Niedergeschlagenheit und Reizbarkeit führen. Hinzu kommt, dass sich Ihre Eierstöcke vergrößern, wodurch Sie sich aufgebläht fühlen und Bauchschmerzen bekommen können. Manchmal werden die Eierstöcke durch die Hormonbehandlung zu stark stimuliert – dann muss der IVF-Zyklus abgebrochen werden. Die Behandlung wird auch ausgesetzt, wenn Ihre Eierstöcke nicht auf die Hormonbehandlung ansprechen. Dies ist bei Frauen über 35 eher der Fall als bei jüngeren.

ERFOLGSAUSSICHTEN

Ihre Chancen, durch assistierte Reproduktionstechniken schwanger zu werden, hängen von verschiedenen Faktoren ab. Häufig weiß der Arzt nicht, wie hoch Ihre individuelle Wahrscheinlichkeit ist, ehe er herausgefunden hat, wie gut Ihr Körper auf die Hormonstimulation anspricht. Um die Situation besser einschätzen zu können, fragen Sie nach der Erfolgsrate für Frauen in Ihrem Alter.

MÖGLICHE RISIKEN

Das Hauptrisiko bei assistierten Reproduktionstechniken besteht darin, dass Sie Zwillinge, Drillinge, Vierlinge oder eine noch größere Zahl an Mehrlingen bekommen können. Je mehr Embryos Sie austragen, desto größer ist das Risiko für Komplikationen. Dies trifft besonders bei Drillingen oder mehr Babys zu. Am schwerwiegendsten bei einer Mehrlingsschwangerschaft ist das erhöhte Risiko für eine Fehlgeburt

In-vitro-Fertilisation (IVF) auf einen Blick

Bei der IVF werden durch Hormonbehandlungen die Eierstöcke stimuliert, damit in ihnen Eizellen heranreifen. Diese werden mit einer dünnen, flexiblen Nadel unter Ultraschallkontrolle entnommen. Je nach Erfolg der Hormonstimulation können bis zu zehn oder zwölf Eizellen entnommen werden. Die Eizellen werden im Labor mit Spermien des Partners zusammengeführt oder es wird jeweils ein Spemium in jede Eizelle injiziert (intracytoplasmatische Spermieninjektion; ICSI). Nach der Befruchtung werden maximal drei Embryos ausgewählt und mit einem Katheter, der durch die Vagina und den Gebärmutterhals eingeführt wird, in die Gebärmutter eingesetzt.

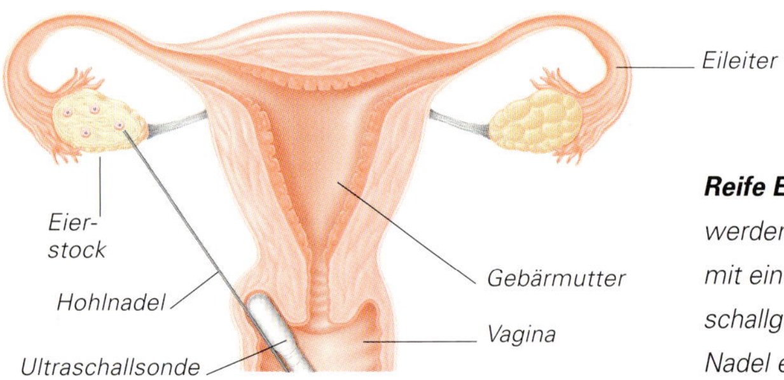

Reife Eizellen *werden vaginal mit einer ultraschallgeführten Nadel entnommen.*

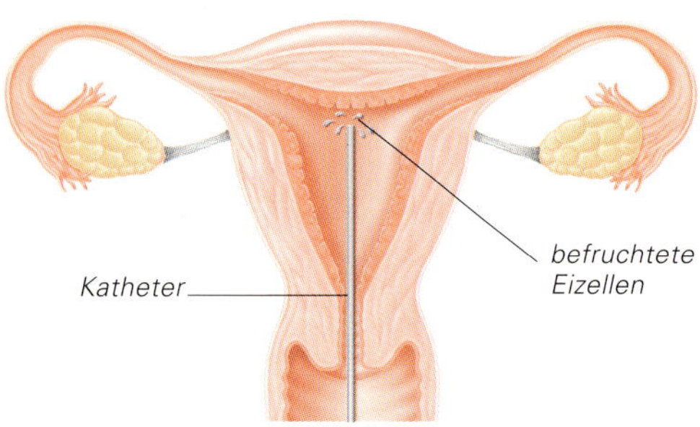

Befruchtete Eizellen *werden mit einem Katheter, der durch die Vagina eingeführt wird, in die Gebärmutter eingesetzt.*

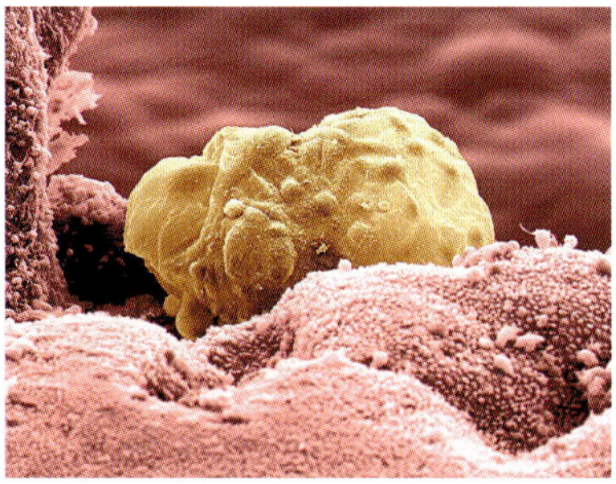

***Ein befruchtetes Ei** beginnt sich in der Gebärmutterschleimhaut einzunisten.*

SPENDERSAMEN

In Deutschland, Österreich und der Schweiz ist es nicht erlaubt, Spendereizellen in die Gebärmutter einzusetzen. Eine solche Behandlung kann nur im Ausland vorgenommen werden. Ist Ihr Partner zeugungsunfähig, kann eine Insemination durch Samen eines anonymen Spenders in Erwägung gezogen werden.

Vorbereitungen

Ihr Arzt sollte Sie vor der Behandlung eingehend beraten und sowohl über die rechtlichen und medizinischen als auch die sozialen Probleme aufklären. Sehen Sie diese Beratung nicht als lästige Pflicht, sondern nehmen Sie sie ernst. Machen Sie sich abgesehen von den medizinischen Aspekten klar, dass das Kind, das Sie eventuell bekommen werden, nicht das Erbteil Ihres Partners besitzen wird. Fragen Sie sich, ob sie beide damit zurechtkommen werden. Informieren Sie sich außerdem über die Kosten, da diese von keiner Krankenkasse übernommen werden.

Der Spender

Der Samenspender bleibt auf jeden Fall anonym, sein Name unterliegt der ärztlichen Schweigepflicht. Der behandelnde Arzt kann von der Schweigepflicht nur entbunden werden, wenn einer der Beteiligten später ein gerichtliches Verfahren einleitet. Bei der Auswahl eines Spenders wird darauf geachtet, dass er Ihrem Partner in Volksgruppenzugehörigkeit, Haarfarbe, Körperbau ähnlich und dass seine Blutgruppe dieselbe ist. Sein Gesundheitszustand wird sorgfältig überprüft.

Die Behandlung

Der Spendersamen wird beim Eisprung in die Vagina, den Gebärmutterhals oder die Gebärmutter eingesetzt. Erst bei mehreren erfolglosen Versuchen wird eine In-vitro-Fertilisation in Betracht gezogen.

oder für eine Frühgeburt vor der 28. Woche. Als Folge einer Frühgeburt können die Kinder sehr krank sein und lang anhaltende gesundheitliche Probleme haben. Es ist wichtig, dass Sie diese Risiken vor der Behandlung mit dem Arzt besprechen. Schon die Behandlung mit Clomiphen kann dazu führen, dass Sie Drillinge bekommen, und wenn Sie eine IVF-Behandlung planen, sollten Sie mit Ihrem Arzt erst recht offen über alle Risiken und Vorteile sprechen. Manche Spezialisten begrenzen die Zahl der Embryos, die in die Gebärmutter eingesetzt werden, auf zwei, um das Risiko einer Mehrlingsschwangerschaft zu verringern.

Viele Frauen machen sich auch Sorgen, dass ihr Kind als Folge der IVF-Behandlung einen Geburtsfehler erleiden könnte. Bis zu vier Prozent der Babys, die auf natürlichem Weg gezeugt werden, kommen mit einer Fehlbildung auf die Welt. Bei Frauen, die sich einer IVF unterzogen haben, liegt das Risiko bei bis zu neun Prozent. Dieses erhöhte Risiko ist aber nicht zwangsläufig auf die IVF zurückzuführen, sondern eher darauf, dass Paare, die sich einer Fruchtbarkeitsbehandlung unterziehen, Probleme mit ihren Eizellen und Spermien haben. 91 bis 95 Prozent der Babys, die nach einer IVF-Behandlung geboren werden, sind gesund.

Es gab auch Bedenken, dass wiederholtes Stimulieren der Eierstöcke mit Hormonen das Eierstockkrebsrisiko erhöhen kann. Neuere Untersuchungen haben aber gezeigt, dass Eierstockkrebs bei unfruchtbaren Frauen zwar häufiger auftritt, eine IVF das Risiko aber nicht weiter erhöht.

DIE KOSTEN PRÜFEN

Die IVF-Behandlung kostet Sie rund 2000 Euro pro Zyklus. Gesetzliche Krankenkassen übernehmen bei den ersten drei Zyklen 50 Prozent der Kosten.

Fehlgeburt

Viele Frauen haben Angst vor einer Fehlgeburt. Tatsächlich kommt ein Spontanabort relativ häufig vor: 10 bis 20 Prozent aller erkannten Schwangerschaften enden mit einer Fehlgeburt. Doch obwohl das Risiko mit dem Alter steigt, erlebt die Mehrzahl der Frauen über 35 normale Schwangerschaften. Die meisten Fehlgeburten ereignen sich in den ersten zwölf Wochen der Schwangerschaft.

Eine Fehlgeburt macht sich häufig durch Vaginalblutungen bemerkbar, aber sie kann auch ohne Symptome ablaufen. Geraten Sie nicht in Panik, wenn Sie leichte Blutungen haben. Rufen Sie Ihren Arzt an, aber denken Sie daran, dass die Schwangerschaft bei der Hälfte aller Blutungen, die im ersten Schwangerschaftsdrittel auftreten, ganz normal verläuft. Symptome wie Brustempfindlichkeit und Übelkeit sind allgemein gute Zeichen dafür, dass mit der Schwangerschaft alles in Ordnung ist.

Wenn der Arzt normale Herztöne beim Baby festgestellt hat, ist das Risiko für eine Fehlgeburt gering, selbst wenn Sie leichte Blutungenhaben. Wenn der Fetus in der sechsten Woche einen Puls von mehr als 100 Schlägen pro Minute hat, ist das ein besonders gutes Zeichen. Wenn Sie eine Untersuchung auf das Down-Syndrom hinter sich gebracht haben, die keine Auffälligkeiten zeigte, ist das Risiko noch geringer.

GRÜNDE FÜR EINE FEHLGEBURT

Man sollte sich auch klar machen, dass die meisten Schwangerschaften, die mit einer Fehlgeburt enden, nicht normal verlaufen sind. Eine frühe Fehlgeburt ist allgemein ein Zeichen, dass es in einem sehr frühen Stadium der Schwangerschaft ein genetisches oder ein Entwicklungsproblem gab. Es ist nicht Ihre Schuld. Sie haben die Fehlgeburt nicht verursacht, weil Sie z. B. ein Glas Wein getrunken oder einige Stunden durchgetanzt haben, mit Ihrem Partner Sex hatten, am Computerbildschirm gearbeitet oder sonst irgendetwas gemacht haben. Sogar ein direkter Schlag auf Ihren Unterleib, wie es bei einem Autounfall passieren kann, schadet Ihrem Baby in der frühen Schwangerschaft in den meisten Fällen nicht, da die Gebärmutter vom Becken gut geschützt wird.

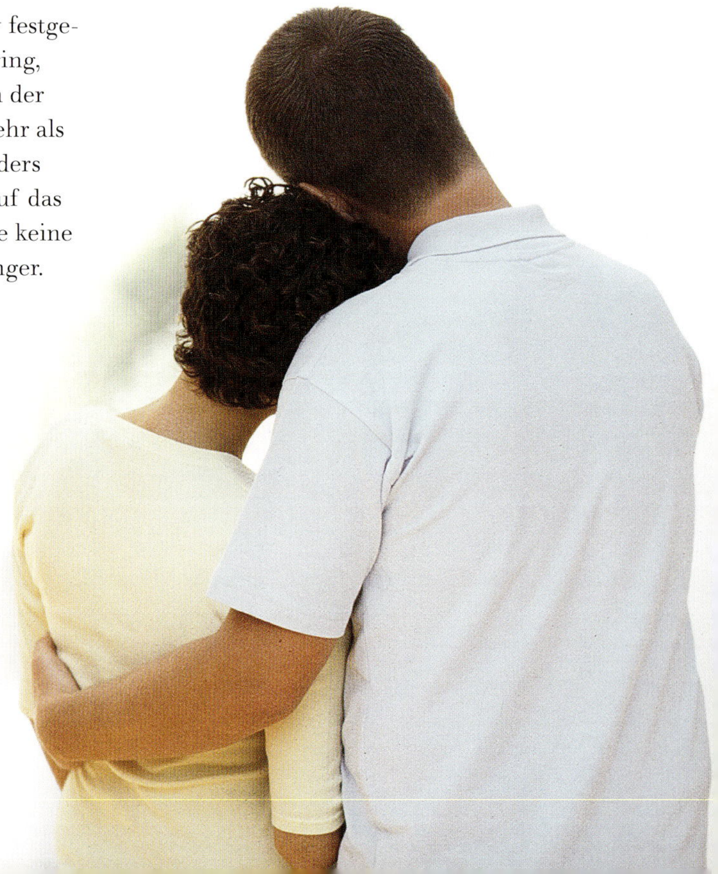

Mit einer Fehlgeburt umzugehen *ist außerordentlich schwierig. Ihr Partner wird Ihnen helfen, über diesen Verlust hinweg zu kommen.*

Wiederholte Fehlgeburten

Ärzte gehen nach einer Fehlgeburt nicht davon aus, dass Sie mit einer weiteren rechnen müssen. Falls Sie bereits eine Fehlgeburt hatten, versuchen Sie, sich nicht zu sehr zu ängstigen; die Chancen sind gut, dass die nächste Schwangerschaft ganz normal verlaufen wird. Auch wenn Sie schon zwei oder mehr Fehlgeburten hatten, ist es immer noch sehr wahrscheinlich, dass bei Ihnen alles in Ordnung ist. Dennoch empfehlen die meisten Experten nach maximal drei Fehlgeburten, von einem Spezialisten abklären zu lassen, ob es einen behandelbaren Grund für die Fehlgeburten gibt.

Genetische Anomalien Sie sind der häufigste Grund für eine Fehlgeburt und für gewöhnlich vom Moment der Zeugung an vorhanden. Da genetische Fehler häufiger auftreten, wenn Frauen älter werden, steht eine dadurch ausgelöste Fehlgeburt in direktem Zusammenhang mit höherem Alter. Trotzdem ist das Risiko für eine Fehlgeburt bei Frauen über 35 nur geringfügig höher als bei jüngeren Frauen.

Entwicklungsanomalien Die normale Entwicklung des Embryos ist ein sehr komplizierter Ablauf. In einigen Fällen wird eine Fehlgeburt durch einen Fehler in diesem Prozess ausgelöst. Eine solche Anomalie tritt in erster Linie bei Frauen mit unbehandelter Diabetes und bei drogenabhängigen Frauen auf.

Risikofaktoren bei der Mutter Sowohl das Polyzystische Ovarialsyndrom (PCO) als auch starkes Übergewicht werden mit einem erhöhten Fehlgeburtsrisiko in Verbindung gebracht.

Zervixinsuffizienz Bei dieser Erkrankung öffnet sich der Gebärmutterhals zu früh. Die Zervixinsuffizienz ist selten, kann aber eine Fehlgeburt in der späteren Schwangerschaft verursachen (S. 111).

EMOTIONALE ERHOLUNG

Ein abruptes und unerwünschtes Ende Ihrer Schwangerschaft ist ein schwerwiegender Verlust, besonders wenn Sie lange Zeit versucht haben schwanger zu werden, oder wenn Sie Ihr Baby schon gespürt haben. Obwohl manche Ihrer Mitmenschen Ihren Schmerz vielleicht nicht wahrnehmen, ist es wichtig, ihn sich selbst einzugestehen und den Verlust zu verarbeiten, bevor Sie wieder versuchen schwanger zu werden. Vielen Menschen ist vielleicht unwohl dabei, mit Ihnen über die Fehlgeburt zu sprechen – sie geben eventuell Kommentare, die gut gemeint sind, Sie aber verletzen. Versuchen Sie, sich nicht darüber aufzuregen. Für andere Menschen ist es kaum nachvollziehbar, was dieser Verlust für Sie bedeutet.

Nehmen Sie sich Zeit für die Trauer Trauern ist ein individueller Prozess: Jeder Mensch geht mit den Gefühlen der Trauer auf seine eigene Weise um. Es gibt allerdings bestimmte Phasen, die Sie sicher auch durchleben. Häufig beginnt die Trauer mit einer Abwehrhaltung. Diese erlaubt es Ihnen, Ihr Leben trotz des Schmerzes weiter zu bewältigen. Wenn Sie bereit sind, den Verlust zu verarbeiten, lassen Sie den Schmerz immer so weit zu, wie Sie es gerade verkraften. In dieser Phase können Sie tief traurig oder wütend sein oder sich schuldig fühlen. Diese Gefühle zuzulassen ist der Schlüssel zur Akzeptanz des Verlusts. Dieser Prozess dauert einige Zeit: Nehmen Sie sich Zeit, die Sie brauchen, um Ihr emotionales Gleichgewicht wiederzuerlangen.

Sie und Ihr Partner Sie empfinden den Verlust des Kindes vielleicht ganz anders als Ihr Partner – und gehen auch anders damit um. Als Sie das Baby in sich trugen, haben Sie dieses neue Leben viel mehr wahrgenommen als er und Ihr Verlust scheint viel größer zu sein. Außerdem trauern Sie vielleicht offener und finden Kraft durch die Unterstützung anderer, während Ihr Partner eventuell weniger Gefühle zeigt. Häufig vergraben sich Männer in andere Aufgaben, um ihren Schmerz zu bewältigen. Das bedeutet nicht, dass sie gleichgültig sind. Diese Unterschiede zu akzeptieren und offen darüber zu sprechen, kann Ihnen beiden helfen, zusammen zu trauern und eine neue Schwangerschaft zu planen.

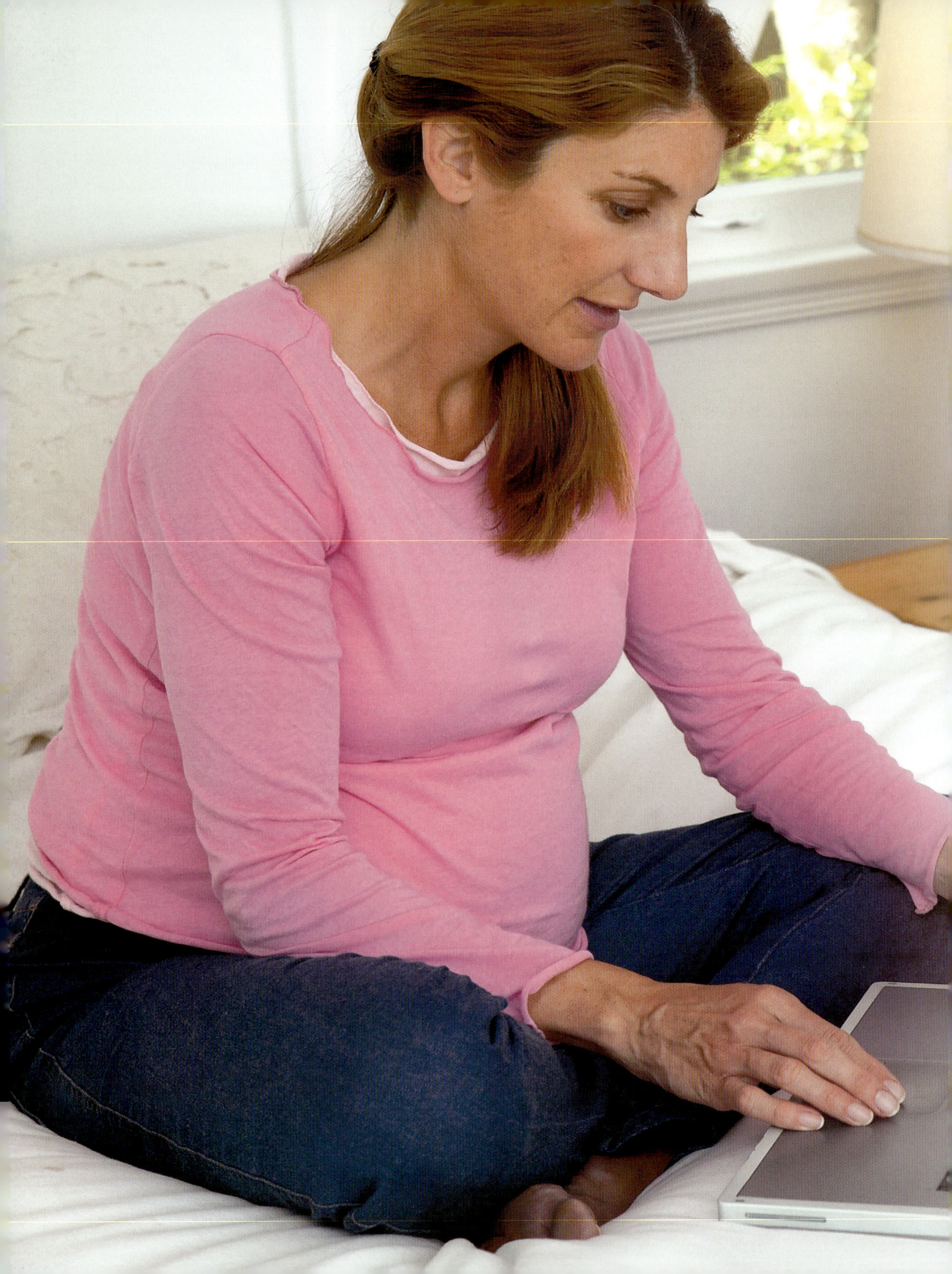

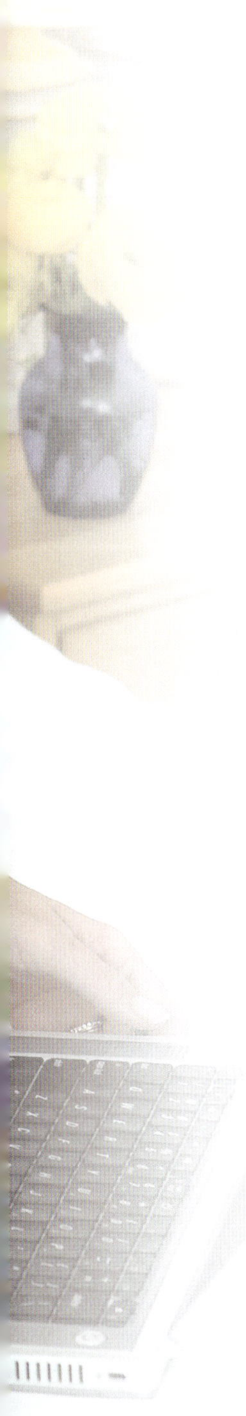

IHRE SCHWANGER-SCHAFT

EINE SCHWANGERSCHAFT IN EINER SPÄTEREN LEBENSPHASE IST WAHRSCHEINLICH ETWAS GANZ **BESONDERES** UND **KOSTBARES** FÜR SIE. SIE SIND VIELLEICHT SO AUFGEREGT WIE EINE FRAU IN DEN ZWANZIGERN, ABER SIE **ERLEBEN** DIE SCHWANGERSCHAFT WAHRSCHEINLICH ANDERS. WENN SIE WISSEN, WIE **IHR KÖRPER** AUF DIE VERÄNDERUNGEN **REAGIEREN** WIRD, UND ALLES NOTWENDIGE TUN, DAMIT DIE SCHWANGERSCHAFT SO PROBLEMLOS UND **STRESSFREI** WIE MÖGLICH VERLÄUFT, KÖNNEN SIE DIESE ZEIT HOFFENTLICH SO ERLEBEN, **WIE SIE ES SICH VORSTELLEN**.

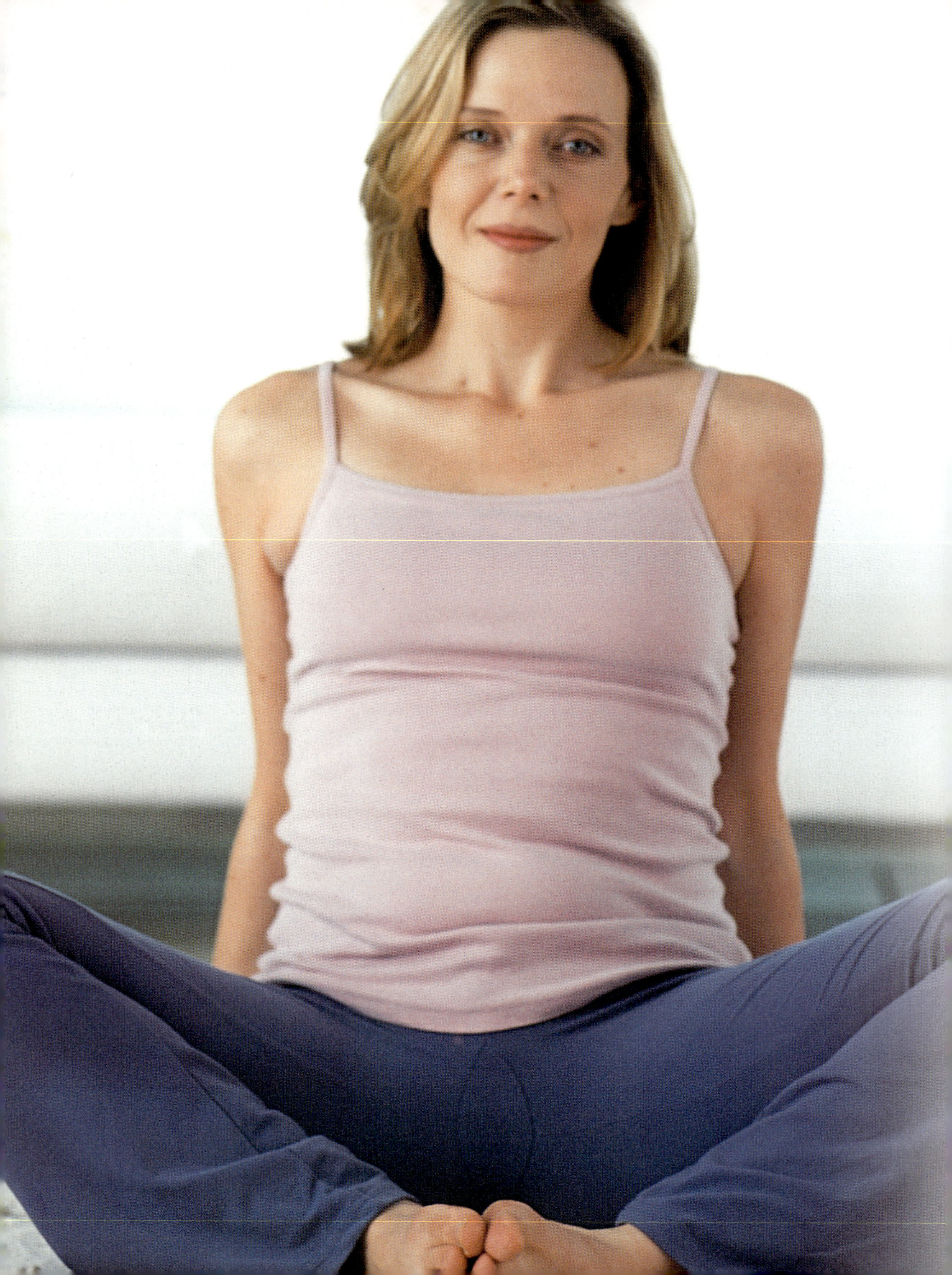

DAS ERSTE TRIMESTER

Die Schwangerschaft ist eine Zeit körperlicher und emotionaler Veränderungen. Während Ihr Körper sich auf das wachsende Baby einstellt, fühlen Sie sich vielleicht total erschöpft und überfordert.

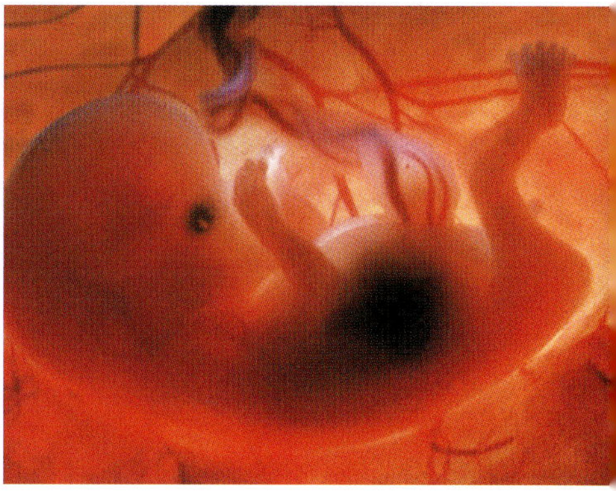

***Dieser neun Wochen alte Fötus** sieht schon wie ein Mensch aus. Die Gliedmaßen haben sich bereits gebildet, winzige Finger und Zehen sind zu sehen. In der Nabelschnur sind Blutgefäße zu erkennen.*

KÖRPERLICHE VERÄNDERUNGEN

Die gravierendste körperliche Veränderung in den ersten Wochen ist die ständige Müdigkeit. Frauen, die mit Ende Dreißig erneut ein Kind erwarten, berichten, dass die Müdigkeit während der späten Schwangerschaft größer ist.

Viele Frauen leiden unter Übelkeit oder Hungerattacken. Die hormonellen Anpassungen an die Schwangerschaft können zudem emotionale Turbulenzen verursachen. Das stellt Sie vor neue Herausforderungen in Ihrer Beziehung und im Berufsleben.

Ein sanftes Fitnessprogramm kann helfen, Ihr emotionales Gleichgewicht wiederherzustellen und Ihre Energie anzukurbeln. Ihr Ernährungsplan sollte Mahlzeiten vorsehen, die Ihren gestiegenen Eiweißbedarf decken und helfen, die Übelkeit zu bekämpfen (S. 48 bis 49). Nun ist auch der Zeitpunkt gekommen, um den Frauenarzt und eventuell auch die Hebamme aufzusuchen, die sich während der nächsten neun Monate um Sie kümmern und helfen werden, Ihr Baby zur Welt zu bringen. Wenn Sie wissen, was von der Schwangerenfürsorge zu erwarten ist, können Sie dem Arzt bzw. der Hebamme die richtigen Fragen stellen.

Frauen über 35 werden mehr Untersuchungen und Tests angeboten als jüngeren Schwangeren. Wenn Sie informiert sind – über Tests, das Pro und Contra der genetischen Beratung, die Untersuchung auf Down-Syndrom (S. 56–57) und über eine der frühesten Untersuchungen auf Entwicklungsanomalien, die Chorionzottenbiopsie (S. 58–59) –, haben Sie die besten Voraussetzungen, dass Ihre Erfahrung mit der Schwangerschaft positiv sein wird.

Frauen über 35 werden **mehr Tests** angeboten als **jüngeren Schwangeren.**

IHR BABY

Ihr Baby ist über die Plazenta mit Ihnen verbunden. Alle wichtigen Organe, wie Herz, Wirbelsäule und Nieren, bilden sich in dieser ersten Phase. Das Herz beginnt zu schlagen und der Herzschlag ist ab der sechsten Woche auf dem Ultraschallbild zu erkennen. Die Arme und Beine entwickeln sich und das Baby beginnt sich zu bewegen.

Ihr Körper

In den Tagen nach der Empfängnis gehen große Veränderungen in Ihrem Körper vor sich. In der ersten Woche sind Sie vielleicht sehr müde, und mit der Zeit werden Sie eine zunehmende Empfindlichkeit der Brüste feststellen. Eventuell lernen Sie auch die negative Seite der frühen Schwangerschaft kennen – die Übelkeit. Für all dies ist der Anstieg Ihrer Hormonspiegel verantwortlich.

HORMONELLE VERÄNDERUNGEN

Kurz nach der Empfängnis, wenn sich die befruchtete Eizelle in der Gebärmutterschleimhaut einnistet, beginnen die Spiegel von zwei Schwangerschaftshormonen zu steigen: Progesteron, das wichtig ist, um die Schwangerschaft aufrechtzuerhalten, und HCG (Human Chorionic Gonadotropin). Progesteron wirkt in vielerlei Weise auf Ihren Körper. Es entspannt z. B. die glatte Muskulatur. Dieser Muskeltyp ist in den inneren Organen wie dem Darm und der Gebärmutter zu finden. Die Entspannung der glatten Muskulatur ist in der Schwangerschaft entscheidend, weil sich die Gebärmutter dehnen muss, andernfalls können Kontraktionen der Gebärmutter vorzeitige Wehen oder eine Fehlgeburt auslösen. Eine der ersten Auswirkungen des Progesterons, die Sie bemerken, ist die Entspannung Ihrer Darmmuskeln. Ein aufgeblähter Bauch und Blähungen sind die Folge. Progesteron beschleunigt und vertieft auch die Atmung. Stellen Sie sich darauf ein, dass Sie kurzatmig werden, wenn Sie Treppen steigen, selbst wenn Sie eigentlich relativ fit sind. Infolge des Anstiegs der Schwangerschaftshormone schmerzen Ihre Brüste und werden größer.

Im ersten Drittel der Schwangerschaft setzen auch tiefgreifende Veränderungen in Ihrem Herz-Kreislaufsystem ein. Die Blutmenge, die durch Ihren Körper gepumpt wird, steigt stark an und Ihr Herz muss stärker arbeiten. Wenn sich die Gebärmutter vergrößert, kann sie auf die Blase drücken und es ist möglich, dass Sie häufiger als sonst Harndrang verspüren.

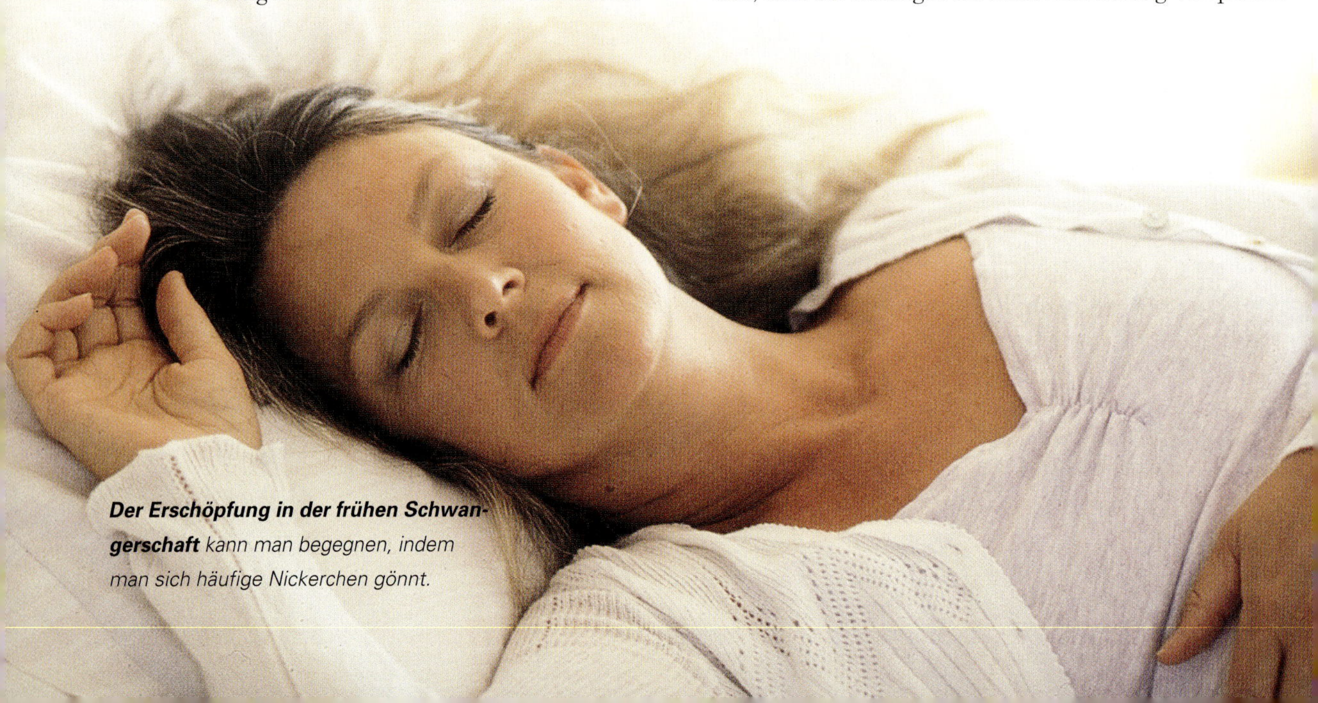

***Der Erschöpfung in der frühen Schwangerschaft** kann man begegnen, indem man sich häufige Nickerchen gönnt.*

Die Übelkeit bekämpfen

Es gibt verschiedene Methoden, um die Übelkeit zu lindern:

- **Ernährungsumstellung** Es gibt Hinweise darauf, dass kleine, eiweißreiche Mahlzeiten die Übelkeit reduzieren können. Probieren Sie verschiedene Nahrungsmittel aus, um herauszufinden, welche Sie am besten vertragen. Vielleicht müssen Sie z.B. auf stark gewürzte Lebensmittel verzichten. Es ist wichtig, zwischen den Übelkeitsattacken etwas zu essen, um einen Gewichtsverlust zu vermeiden. Denken Sie außerdem daran, viel zu trinken. Machen Sie sich während der ersten Wochen nicht zu viele Sorgen über die Nährstoffzufuhr; so lange Sie kein Gewicht verlieren, nehmen Sie genug Nährstoffe für Ihr Baby auf. Falls Sie abnehmen, essen Sie alles, was Sie bei sich behalten können, und sprechen Sie mit Ihrem Hausarzt, falls Sie weiter an Gewicht verlieren.

- **Medikamente** Verschiedene Medikamente helfen, die Übelkeit in der Schwangerschaft zu lindern. Am wichtigsten ist es, die Übelkeit früh zu bekämpfen, anstatt zu versuchen, sie zu ignorieren. Eine verzögerte Behandlung kann dazu führen, dass das Erbrechen immer schlimmer wird. Vitamin-B_6-Gaben können hilfreich sein, ebenso Tabletten gegen Reisekrankheit. Alternativ kann man auch viermal täglich Ingwerkapseln (250 mg) einnehmen. Fragen Sie Ihren Arzt nach einem Medikament gegen Übelkeit, das unbedenklich für Sie ist.

- **Akupressur** Akupressurbänder werden unter verschiedenen Markennamen vertrieben; dabei handelt es sich um Bänder, die am Handgelenk getragen werden, um den P-6-Akupressurpunkt zu stimulieren. Manche dieser Bänder sind rezeptfrei erhältlich.

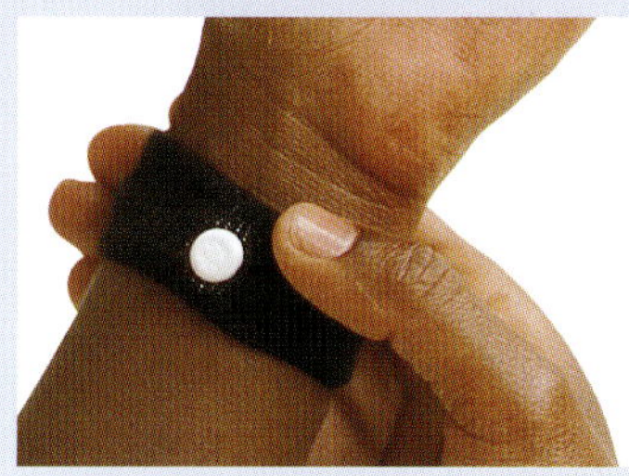

Lassen Sie sich dadurch nicht in Versuchung führen, weniger zu trinken. Gehen Sie regelmäßig zur Toilette und tragen Sie praktische Kleidung.

ERSCHÖPFUNGSZUSTÄNDE

Die meisten Frauen fühlen sich in diesen ersten Monaten ständig erschöpft. Das ist völlig normal, aber frustrierend. Selbst wenn Sie genug Schlaf abbekommen, fühlen Sie sich schon um 10 Uhr morgens wieder müde. Die Erschöpfung kann Sie bei der Arbeit beeinträchtigen und erschwert es Ihnen, sich um Ihre Familie zu kümmern.

Nach Möglichkeit sollten Sie häufig Nickerchen einlegen. Doch viele Frauen haben keine Gelegenheit dazu. Lassen Sie wenigstens alles etwas langsamer angehen. Gehen Sie so früh schlafen wie Sie möchten, und verzichten Sie auf Unternehmungen am Abend, wenn Sie sich diesen nicht gewachsen fühlen. Lassen Sie Ihren Partner kochen und verwöhnen Sie sich, wann immer es geht.

ÜBELKEIT

Etwa 50 Prozent der Schwangeren leiden unter Übelkeit und Erbrechen, 25 Prozent nur unter Übelkeit und 25 Prozent sind nicht davon betroffen. Etwa zwei Drittel der Frauen, die in früheren Schwangerschaften stark an Übelkeit gelitten haben, haben in folgenden Schwangerschaften ähnliche Symptome. Wenn man vor der Empfängnis Folsäurepräparate einnimmt, kann man dem eventuell entgegenwirken.

Falls die Übelkeit so stark ist, dass Sie keine Flüssigkeit bei sich behalten können, wenden Sie sich an Ihren Hausarzt. Frauen mit einer Zwillings- oder Drillingsschwangerschaft haben höhere Hormonspiegel und deshalb häufiger mit Übelkeit zu kämpfen.

Bei den meisten Frauen lässt die Übelkeit nach der 12. Woche allmählich nach. Nur bei einem kleinen Prozentsatz der Frauen hält sie die gesamte Schwangerschaft über an. Das Positive an der Übelkeit ist, dass sie ein Zeichen für eine gesunde Schwangerschaft ist.

Ihre Gefühle

Während Ihr Körper enorme physische Veränderungen durchläuft, kann die Schwangerschaft auch überraschende Gefühle hervorrufen, die Auswirkungen auf Ihr Selbstbild und Ihr Wohlbefinden haben. Diese Veränderungen können Sie reizbar und sogar unglücklich machen. Eventuell fällt es Ihnen schwer, sich während des ersten Drittels der Schwangerschaft zu entspannen.

Die frühe Schwangerschaft ist von großen Veränderungen im Hormonhaushalt geprägt. Auf manche Frauen hat ein schwankender Hormonspiegel keine erkennbaren Auswirkungen, aber bei anderen kann er unberechenbare emotionale Hochs und Tiefs verursachen. Lassen Sie sich nicht verunsichern, wenn Sie starke emotionale Schwankungen erleben.

MIT VERÄNDERUNGEN UMGEHEN

Mit zwei verbreiteten körperlichen Belastungen in der frühen Schwangerschaft kann man oft nur schwer umgehen: Erschöpfung und Übelkeit. Sie beeinflussen Ihr tägliches Leben und können Ihre emotionale Unausgeglichenheit noch verstärken. Müdigkeit und ständige Übelkeit können Sie daran hindern, Ihre Arbeit wie sonst zu bewältigen und die Zeit, die Sie mit Ihrem Partner und Ihren Freunden verbringen, zu genießen. Erlauben Sie sich, alles langsamer anzugehen und sich so viel wie möglich auszuruhen. Erkennen Sie, dass Ihr Körper unglaublichen Veränderungen ausgesetzt ist. Denken Sie daran, dass Ihre emotionale Instabilität, Ihre Erschöpfung und die Übelkeit nach der 12. Schwangerschaftswoche wahrscheinlich abklingen. Akzeptieren Sie, dass dies nur eine Phase ist; dann haben Sie ein weniger schlechtes Gewissen, wenn Sie sich die Pausen gönnen, die Sie brauchen. In einigen Monaten sollten Sie wieder Ihr übliches Tagespensum bewältigen können.

Allein in der Schwangerschaft

Das oft schwierige erste Drittel der Schwangerschaft kann besonders hart sein, wenn Sie allein leben. Ohne Unterstützung eines anderen Menschen fragen Sie sich sicherlich, ob Sie es schaffen werden, in den nächsten Monaten für sich selbst und für Ihr Baby zu sorgen. Denken Sie daran, dass die ersten Monate normalerweise die schwierigsten sind. Im Augenblick versuchen Sie am besten, Ihre Arbeitszeit neu zu regeln, falls das möglich ist und Sie das möchten, damit Sie Ihrem Ruhebedürfnis nachkommen können. Versuchen Sie, mindestens eine Person zu finden, die Ihnen helfen kann, wenn Sie sich schwach fühlen, und nehmen Sie sich Zeit für regelmäßige Entspannung.

UNGEPLANTE SCHWANGERSCHAFTEN

Bei Frauen über 35 ist eine von drei Schwangerschaften ungeplant, und bei Frauen über 40 ist es sogar die Hälfte. Eine überraschende Schwangerschaft kann eine erfreuliche Nachricht sein, aber wenn es nicht so ist, kann es besonders schwierig sein, wenn Sie über 35 sind. Eine späte Schwangerschaft bringt Gesundheitsrisiken mit sich, die Sie vielleicht nicht auf sich nehmen wollten. Sie zwingt Sie außerdem zu erheblichen und eventuell unerwünschten Veränderungen in Ihrem Beruf und Ihrem Privatleben, die bei Ihnen Gefühle der Wut und Hoffnungslosigkeit auslösen können. Trauern Sie ruhig über die Dinge, die Sie aufgeben müssen, aber bedenken Sie, dass Sie immer noch viele Möglichkeiten haben. Die Mutterschaft ist nicht das Ende der Selbstverwirklichung.

Entspannung Mit Entspannungstechniken können Sie den Stress in der Schwangerschaft reduzieren, Ihr emotionales Gleichgewicht aufrecht erhalten und die Schmerzen bei der Geburt besser bewältigen. Planen Sie ausreichend Pausen in Ihren Tagesablauf ein, z.B. die Mittagspause im Park oder ein zehnminütiges Nickerchen nach der Arbeit. Kurze Entspannungspausen werden Ihnen helfen, Ihre Energie zu bewahren, und können in dieser körperlich belastenden Phase der Schwangerschaft die Übelkeit lindern.

Atemtechniken Eine tiefe Atmung ist beruhigend und wohltuend. Die folgende Atemübung können Sie immer dann ausführen, wenn Sie sich gestresst oder müde fühlen. Setzen Sie sich für etwa drei Minuten bequem hin und legen Sie die Hände auf Ihren Bauch. Atmen Sie durch die Nase ein und zählen Sie bis vier. Spüren Sie, wie Ihr Bauch sich weitet, während sich die Lunge mit Luft füllt und Ihr Zwerchfell auf den Bauch drückt. Halten Sie die Luft kurz an, atmen Sie durch den Mund aus und zählen Sie bis vier. Bei den nächsten Atemzügen zählen Sie allmählich beim Ausatmen bis sechs, damit sich die Lunge vor dem nächsten Einatmen ganz leert.

Fantasiereise Die meisten Menschen haben einen Lieblingsplatz, z.B. in den Bergen, am Strand oder an einem Ort aus Ihrer Kindheit. Bei der Fantasiereise besuchen Sie in Gedanken »Ihren« Ort und ruhen sich dort aus. Auf diese Weise wird die Serotonin-Ausschüttung in Ihrem Gehirn angeregt, und Sie fühlen sich entspannt und positiv gestimmt. Planen Sie fünf bis 15 Minuten für diese Übung ein. Kehren

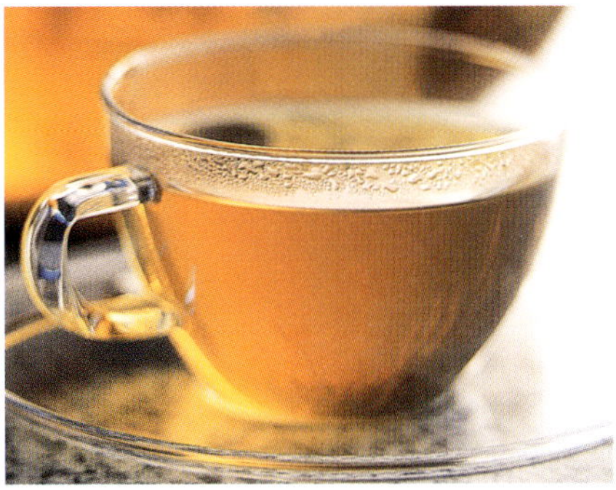

Kräutertees *sind eine gute Alternative zu koffeinhaltigen Getränken; sie wirken sehr entspannend.*

Sie im Anschluss an die Fantasiereise ganz langsam wieder in die Gegenwart zurück.

Setzen Sie sich oder legen Sie sich bequem hin, schließen Sie die Augen und atmen Sie tief ein. Stellen Sie sich vor, an Ihrem Lieblingsort zu sein. Wenn die Zeit vorbei ist, öffnen Sie langsam die Augen und halten Sie einen Moment inne, um das Gefühl völliger Entspannung zu genießen.

Manchmal fällt die Fantasiereise leichter, wenn sie durch passende Geräusche oder Düfte unterstützt wird. Duftkerzen oder CDs mit Naturgeräuschen können helfen, Sie gedanklich an Ihren Lieblingsplatz zu versetzen.

Gut schlafen Wenn Sie sich sehr schlapp fühlen, ist es wichtig, viel Schlaf zu bekommen. Sie brauchen jetzt mehr Schlaf als vor der Schwangerschaft. Halten Sie sich Zeit für zusätzliche Nickerchen frei. Diese Pausen werden erheblich zu Ihrem emotionalen Wohlbefinden beitragen.

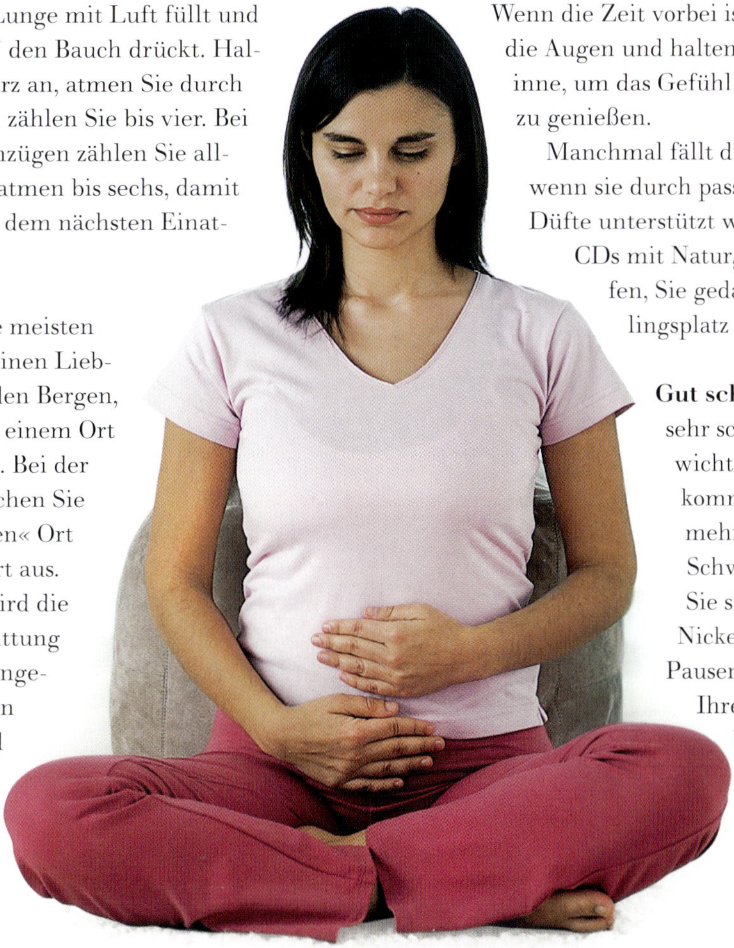

Atemübungen *können Ihnen helfen, sich während der Schwangerschaft zu entspannen.*

Ihre Familie

Im ersten Trimester leiden viele Frauen an fehlender Energie, Stimmungsschwankungen und morgendlicher Übelkeit. Das kann sich auf Ihre Beziehungen auswirken. Sie wünschen sich, dass Ihr Partner besonders fürsorglich ist, aber weil er nicht wissen kann, wie Sie sich fühlen, müssen Sie ihm Ihre Bedürfnisse klarmachen. Erklären Sie auch Ihren Kindern, was mit Ihnen geschieht.

IHRE PARTNERSCHAFT

Aufgrund der enormen körperlichen und emotionalen Veränderungen nehmen Sie Ihre Schwangerschaft in den ersten drei Monaten wahrscheinlich besonders stark wahr. Doch für Ihren Partner hat sich nur wenig geändert. Er hat vielleicht Schwierigkeiten damit, zu verstehen, wie Sie sich fühlen.

Die Einstellung Ihres Partners Weil er selbst keine körperlichen Veränderungen erfährt und Ihre Schwangerschaft in dieser Phase noch nicht sichtbar ist, fällt es Ihrem Partner vielleicht schwer, die Veränderungen in Ihrem Leben zu verstehen. Viele Männer scheinen nicht daran zu denken, dass ihre Partnerin ein größeres Bedürfnis nach Ruhe und besonderer Beachtung hat. Falls Ihr Partner Sie so behandelt, fühlen Sie sich wahrscheinlich vernachlässigt.

Je nachdem, wie sehr sich die Schwangerschaft auf Sie auswirkt, muss Ihr Partner lernen, mit einer »neuen« Frau an seiner Seite zu leben. Vielleicht müssen Sie sich z. B. morgens Zeit lassen, um Ihre Übelkeit in den Griff zu bekommen, während er wie immer in Eile ist. Sie sind eventuell zu müde, um wie bisher zusammen mit ihm Sport zu treiben, oder gehen abends früher ins Bett, weshalb Sie nicht mehr so viel Zeit mit Ihrem Partner verbringen können. Die hormonellen Veränderungen können dazu führen, dass Sie sich plötzlich überfordert fühlen, und ohne Vorwarnung zu weinen beginnen oder gereizt auf Ihren Partner reagieren. In vielerlei Hinsicht sind Sie nicht mehr so berechenbar wie früher – das kann auch für Ihren Partner belastend sein.

Verständnis füreinander Weil Ihr emotionales und körperliches Wohlbefinden für Ihren Partner nur schwer einzuschätzen ist, ist es hilfreich, wenn Sie offen über Ihre Gefühle sprechen und Ihre Bedürfnisse äußern. Bitten Sie ihn, etwas mitfühlender und fürsorglicher zu sein. Immerhin tragen Sie im Moment die Hauptlast der Elternschaft. Viele Männer können nicht einschätzen, wodurch sich Ihre Partnerin besser fühlen könnte. Gleichzeitig haben unabhängige, selbstbewusste Frauen häufig Schwierigkeiten zuzugeben, dass ihre Reserven erschöpft sind. Wenn Sie jedoch Ihrem Partner frühzeitig Ihr größeres Bedürfnis nach Ruhe klar machen und ihn um Hilfe bei den Arbeiten im Haushalt bitten, für die normalerweise Sie zuständig sind, geben Sie ihm Gelegenheit, Sie während dieser schwierigen Monate zu unterstützen.

Damit Ihr Partner **Ihre Bedürfnisse versteht,** erklären Sie Ihm, wie Sie die Veränderungen in Ihrem Körper erleben.

Geringe Energie Sie müssen damit rechnen, dass Sie in der frühen Schwangerschaft weniger Energie haben als sonst. Stellen Sie Ihren Tagesablauf darauf ein. Setzen Sie sich mit Ihrem Partner zusammen und überdenken Sie die Prioritäten, die Sie als Paar haben. Klären Sie, welche Aktivitäten für Sie wichtig sind und welche gestrichen werden können. Sie erreichen viel leichter einen Kompromiss, wenn Sie bereit sind, eine bestimmte Aktivität für einen gewissen Zeitraum aufzugeben oder mal die eine, mal die andere Aufgabe zu übernehmen.

Ungeplante Babys Sich als Paar einig zu sein ist besonders wichtig, wenn keiner von Ihnen die Schwangerschaft geplant hat. Die meisten Paare stellen nach dem ersten Schock fest, dass sie es gemeinsam schaffen, sich der Herausforderung zu stellen, ein Baby in ihr Leben zu integrieren, und dass sie sich darauf freuen, Eltern zu werden.

Sex während des ersten Trimesters Viele Paare sorgen sich, dass Sex während der Schwangerschaft zu einer Fehlgeburt führen kann. Männer befürchten oft, dass sie das Baby während des Geschlechtsverkehrs verletzen könnten. Doch bei einer normalen Schwangerschaft sind diese Ängste unbegründet. Ihr Arzt bzw. Ihre Hebamme haben auf alle Ihre Fragen, die Sex während der Schwangerschaft betreffen, verlässliche Antworten. Genieren Sie sich nicht, ihnen diese Fragen zu stellen – sie werden häufig von Schwangeren gestellt.

Bei einigen Frauen nimmt die Libido während des ersten Drittels der Schwangerschaft ab. Erschöpfung, schmerzende Brüste und Übelkeit sind nicht gerade lustfördernd. Kuscheln kann zeitweilig ein wichtiger Ersatz sein. Ein wenig sanfte Zuwendung kann Sie auch in die Stimmung für Sex bringen.

IHRE KINDER

Wenn Sie bereits Kinder haben und mit der Doppelbelastung Beruf und Mutterschaft jonglieren, kann Sie das erste Drittel der Schwangerschaft leicht überfordern. Ihre Kinder merken Ihnen Erschöpfung, Übelkeit und Ungeduld schnell an. Kleinere Kinder ängstigen sich oft bei dem Gedanken, dass es ihrer Mutter nicht gut geht. Gestehen Sie sich ein, dass Sie sehr müde sind, und versichern Sie Ihrem Kind, dass es Ihnen bald wieder besser geht.

Denken Sie daran, dass Ihr Partner sich um Ihr Kind bzw. Ihre Kinder kümmern kann, wenn Sie nicht dazu in der Lage sind.

Teenager haben selbst mit schwankenden Hormonspiegeln zu kämpfen. Sagen Sie Ihrem heranwachsenden Kind frühzeitig, dass Sie schwanger sind. Es kann sein, dass Ihr Kind zunächst ablehnend oder desinteressiert reagiert, aber wenn es sich erst an den Gedanken gewöhnt hat, wird es sich freuen, mit einbezogen zu werden.

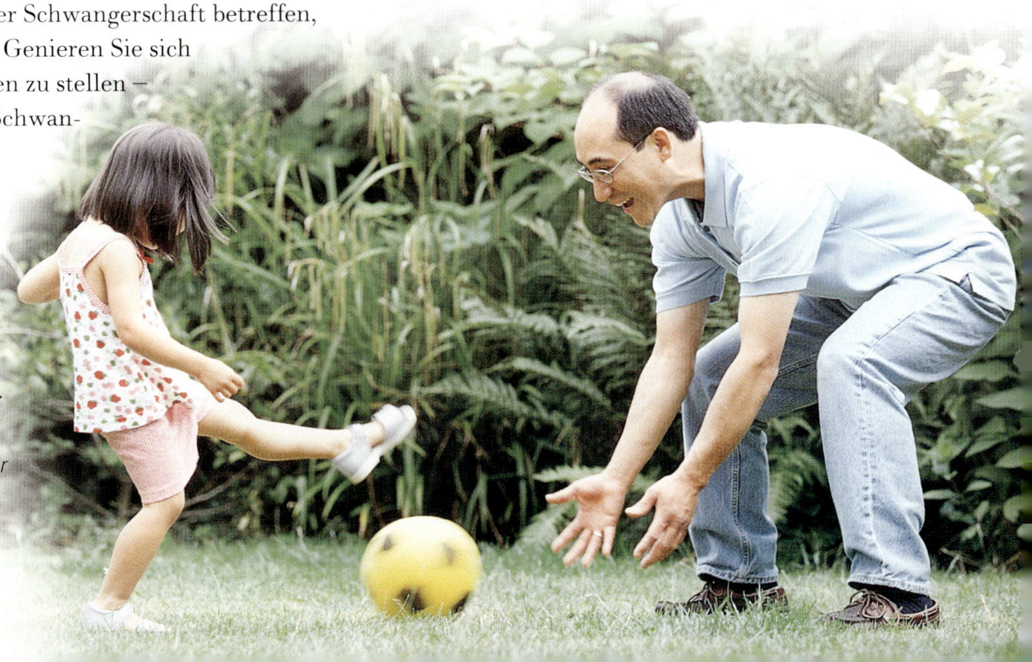

Zeit mit dem Vater zu verbringen, *kann darüber hinwegtrösten, dass die Mutter sich nicht wohl genug fühlt, um mitzuspielen.*

Ihr Beruf

Für viele Frauen ist das erste Schwangerschaftsdrittel die schwerste Zeit im Beruf: Sie kämpfen gegen Müdigkeit und Übelkeit an und versuchen zugleich, diese Beschwerden vor Vorgesetzten und Kollegen zu verbergen. Es gibt verschiedene Maßnahmen, die Ihnen helfen können, diese Monate gut zu überstehen.

SICH WEITERHIN WOHL FÜHLEN

Die Freude schwanger zu sein, kann durch morgendliche Übelkeitsattacken und Müdigkeit einen Dämpfer bekommen – insbesondere dann, wenn Sie versuchen, sich bei der Arbeit nichts anmerken zu lassen, und wenn niemand weiß, dass Sie schwanger sind.

Morgendliche Übelkeit Bei manchen Frauen dauert die Übelkeit den ganzen Tag an. Durch eine Umstellung der Ernährung (S. 48 – 49) und weitere Maßnahmen (S. 38 – 39) können Sie die morgendliche Übelkeit lindern. Falls es Ihnen schwerfällt, morgens rechtzeitig zur Arbeit zu erscheinen, können Sie eventuell vereinbaren, dass Sie eine Stunde später mit der Arbeit beginnen und abends länger bleiben. Nehmen Sie den Tag über schmackhafte eiweißreiche Snacks zu sich, z.B. Nüsse, Studentenfutter, Käse oder Milchshakes. Halten Sie sich von Gerüchen fern, die bei Ihnen Übelkeit auslösen.

Fehlende Energie

Viele Frauen empfinden den Mangel an Energie in der frühen Schwangerschaft als Beeinträchtigung. Versuchen Sie, sich Ihre Kräfte einzuteilen.

Wenn Sie weiterhin die meisten Ihrer Aufgaben und Verantwortlichkeiten wahrnehmen können, haben Sie bessere Chancen, dass Ihre Schwangerschaft an Ihrem Arbeitsplatz positiv aufgenommen wird. Auf diese Weise vermitteln Sie Ihrem Chef und den Kollegen den Eindruck, dass Ihr Beruf wichtig für Sie ist. Dies macht sich bezahlt, wenn Sie später wieder zu arbeiten beginnen.

Gegen Ende der Schwangerschaft, wenn Sie die Arbeit langsamer angehen müssen, sind Ihre Kollegen und Ihr Chef mit Sicherheit verständnisvoller, wenn sie das Gefühl haben, dass Sie Ihr Bestes getan haben.

Hören Sie aber auf Ihren Körper. Falls Sie erschöpft sind, arbeiten Sie etwas weniger intensiv. Denken Sie daran, dass es Ihnen im nächsten Schwangerschaftsdrittel wahrscheinlich viel besser gehen wird und Sie Liegengebliebenes dann aufarbeiten können. Ruhen Sie sich so viel wie möglich aus.

Kleine, über den Tag verteilte, gesunde Zwischenmahlzeiten erhalten Ihre Leistungsfähigkeit. Machen Sie außerdem oft kleine Pausen und atmen Sie zwei- oder dreimal tief durch, um sich zu entspannen. Nutzen Sie Ihre Mittagspause und genießen Sie diese Ruhezeit in der Mitte des Tages.

Versuchen Sie, die Arbeit abends pünktlich zu beenden, damit Sie soviel Zeit wie möglich haben, um sich zu entspannen und mit Ihrem Partner zusammen zu sein. Gehen Sie früh zu Bett, um sich auszuschlafen.

Auch wenn Sie **Zugeständnisse** machen müssen – die Schwangerschaft hindert Sie nicht daran, eine **zuverlässige Arbeitnehmerin** zu sein.

Stress in der Arbeit kostet Kraft. Tun Sie alles, was möglich ist, um den alltäglichen Stress zu reduzieren. Regelmäßige körperliche Betätigung und eine gesunde Ernährung können dazu beitragen, ebenso Massagen und Reflexzonenmassagen.

UMGANG MIT CHEF UND KOLLEGEN

Wenn Sie Ihrem Vorgesetzten und Ihren Kollegen mitgeteilt haben, dass Sie schwanger sind, werden Sie entweder feststellen, wie entgegenkommend man in Ihrer Firma ist, oder wie unflexibel und unpersönlich man mit den Bedürfnissen Schwangerer umgeht. Dadurch erscheint Ihnen Ihr Arbeitsplatz vielleicht in einem neuen Licht, und Sie bekommen einen Einblick in das Arbeitsumfeld, das Sie als Mutter erwartet. Wie Ihre Firma früh in der Schwangerschaft auf Ihre Bedürfnisse eingeht, ist normalerweise auch ein Hinweis darauf, wie man mit den Wünschen umgehen wird, die Sie später als arbeitende Mutter haben.

Der richtige Zeitpunkt für die Ankündigung

Es besteht keine Meldepflicht, wenn Sie schwanger sind, außer Ihrer Firma könnte größerer Schaden entstehen, wenn Sie plötzlich ausfallen. Zu Ihrem eigenen Schutz sollten Sie aber Ihren Arbeitgeber frühzeitig über Ihre Schwangerschaft informieren, denn erst dann greifen bestimmte Regelungen, die Sie und Ihr Baby am Arbeitsplatz schützen. Viele Frauen warten lieber bis zum Ende des ersten Schwangerschaftsdrittels, bis sie mit ihrem Chef sprechen. Ab diesem Zeitpunkt ist das Risiko für eine Fehlgeburt gering. Außerdem haben Sie dann eventuell schon eine Vorsorgeuntersuchung auf Chromosomenanomalien (S. 54) und/oder eine Chorionzottenbiopsie (S. 58) hinter sich und wissen, dass alles in Ordnung ist. Wenn Sie an extremer Erschöpfung oder morgendlicher Übelkeit leiden oder wenn Ihr Job sehr stressig ist, sollten Sie früher mit Ihrem Vorgesetzten sprechen, um eine Arbeitszeitänderung zu vereinbaren. Der Zeitpunkt der Mitteilung hängt wahrscheinlich auch davon ab, wie Ihr Chef früher mit Schwangerschaften in Ihrer Firma umgegangen ist. Falls Sie mit einer negativen Reaktion rechnen, warten Sie, bis Sie Ihre Leistungsfähigkeit als schwangere Angestellte unter Beweis gestellt haben. Der erfolgreiche Abschluss eines Projektes ist z. B. eine gute Gelegenheit dafür.

Auf die Bedürfnisse Ihres Chefs und Ihrer Kollegen eingehen Informieren Sie sich über den Mutterschutz und die Elternzeit (S. 14–15) und legen Sie Ihrem Chef einen Plan vor, wie Sie sich Ihren Weggang, die Zeit Ihrer Abwesenheit und Ihre Rückkehr an den Arbeitsplatz vorstellen. Die meisten Chefs werden es schätzen, dass Sie nicht nur an Ihre eigenen Bedürfnisse denken. Das wird Sie in eine günstige Ausgangsposition bringen, um flexible Arbeitszeiten während der Schwangerschaft auszuhandeln.

Ihre Arbeitsaufgaben werden bei Ihrem Weggang vermutlich auf Ihre Kollegen übertragen. Ihre Kollegen fragen sich bestimmt, ob Sie zurückkehren und Ihr Arbeitspensum wieder übernehmen werden. Machen Sie ihnen klar, dass Sie sich ihrer Bedenken bewusst sind und an einem reibungslosen Übergang für alle Beteiligten interessiert sind.

Tipps für berufstätige Schwangere

Bestimmte Maßnahmen können Ihr Befinden und damit auch Ihre Leistungsfähigkeit deutlich verbessern:

- Verteilen Sie eventuell die Zeit für Ihre Mittagspause auf häufigere, kürzere Pausen von 15 bis 20 Minuten. Schließen Sie die Augen und dösen Sie.
- Halten Sie eine Auswahl an Snacks bereit. Häufige kleine Mahlzeiten helfen, die Übelkeit zu bekämpfen.
- Sorgen Sie dafür, dass Sie immer eine Flasche Wasser zur Hand haben, und trinken Sie den ganzen Tag über. Trinken Sie innerhalb von acht Stunden mindestens zwei Flaschen und gehen Sie oft auf die Toilette.
- Versuchen Sie, soviel wie möglich umherzulaufen, um den Kreislauf anzuregen, Schwellungen zu reduzieren und einer Thrombose in den Beinen vorzubeugen, zu der es in einer Schwangerschaft eher kommen kann.
- Falls Sie die meiste Zeit im Stehen arbeiten, versuchen Sie, sich einmal pro Stunde kurz hinzusetzen und die Füße hochzulegen.

Fitness

Während der ersten Schwangerschaftsmonate sollten Sie auf die Signale Ihres Körpers achten und alles etwas langsamer angehen lassen. Selbst wenn Sie kaum sichtbare Veränderungen feststellen, muss Ihr Körper eine enorme Anpassungsleistung erbringen. Trainieren Sie deshalb nur moderat.

Sport sorgt für Stressabbau, besseren Schlaf, hormonelles (und emotionales) Gleichgewicht, einen höheren Energielevel sowie mehr Fitness. Außerdem reduziert Sport die Beeinträchtigungen, die die Schwangerschaft mit sich bringt. Schwangere, die regelmäßig trainieren, haben eine bessere Haltung, wodurch sie Rückenschmerzen vermeiden bzw. lindern. Sie leiden seltener unter Schwellungen und einem geblähtem Bauch und nehmen weniger zu.

Wählen Sie für den Anfang eine eher sanfte Sportart wie Walking, Yoga oder Schwangerschaftsgymnastik. Wenn es Ihnen Spaß macht und Sie erkennbare Fortschritte erzielen, können Sie mit einem Fitnessprogramm weitermachen. Bevor Sie beginnen, fragen Sie Ihren Arzt, ob er Bedenken hat.

INTENSITÄT UND DAUER

Das Training sollte Ihnen Energie verleihen. Wenn Sie im Anschluss müde und entmutigt sind, sollten Sie weniger intensiv und weniger oft trainieren. Ändern Sie das Training so ab, dass es Ihrer jeweiligen Verfassung entspricht.

Die richtige Intensität Sie sollten sich während des Trainings noch mit jemandem unterhalten können, ohne völlig außer Atem zu kommen. Das ist bei Ausdauersportarten recht schwierig. Wenn Sie ein Pulsmessgerät benutzen, achten Sie darauf, dass Sie in Ihrem angestrebten Pulsbereich trainieren (S. 47).

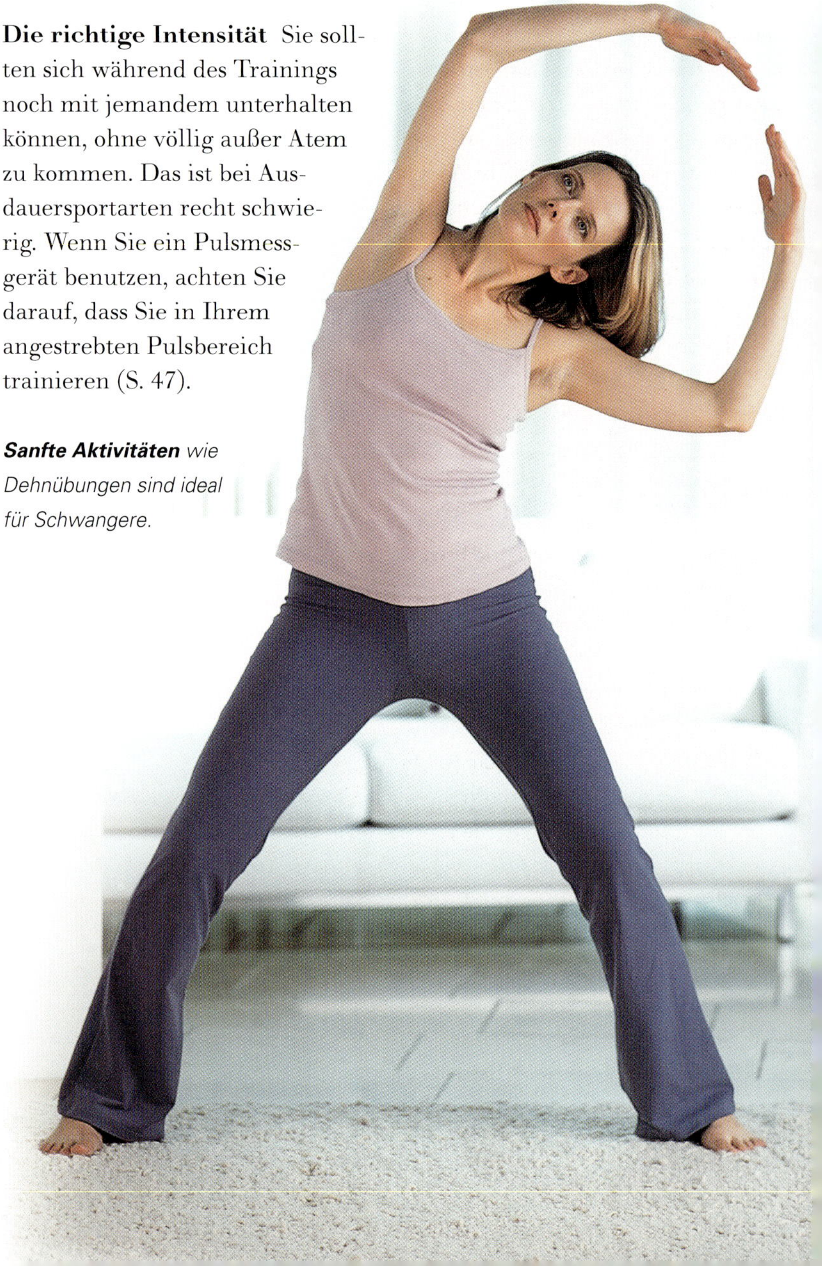

***Sanfte Aktivitäten** wie Dehnübungen sind ideal für Schwangere.*

Dauer Begrenzen Sie Ausdauersport auf 30 Minuten und planen Sie Aufwärm- und Abkühlphasen ein. Nicht-aerobes Training (wie Training mit Gewichten) darf bis zu einer Stunde dauern.

RICHTIGE PULSFREQUENZ

Damit Sie sicher und effektiv trainieren, müssen Sie Ihren Maximalpuls ermitteln und davon ausgehend die angestrebte Trainingspulsfrequenz berechnen. Der Maximalpuls wird ermittelt, indem Sie von der Zahl 220 Ihr Alter abziehen. In der Schwangerschaft ist ein Zielwert von 60 bis 80 Prozent des Maximalpulses akzeptabel. Bei Frauen, die nicht in Form sind, ist ein angestrebter Puls von 50 bis 60 Prozent ein guter Wert. Bei trainierten Frauen ist eine Pulsfrequenz von 70 bis 80 Prozent möglich. Wenn Sie z.B. 35 Jahre alt sind und vor der Schwangerschaft körperlich sehr fit waren, sollten Sie bei einem Puls zwischen 130 und 148 pro Minute trainieren. Falls Sie vor der Schwangerschaft nicht in Form waren, sollte der Puls zwischen 93 und 111 liegen.

SICHER TRAINIEREN

Tragen Sie lockere Kleidung und einen Sport-BH. Trinken Sie spätestens 30 Minuten vor und während des Trainings Wasser. Treiben Sie keinen intensiven Sport, wenn Sie krank sind oder wenn es heiß ist und hohe Luftfeuchtigkeit herrscht. Achten Sie auf die Warnsignale Ihres Körpers; hören Sie sofort auf und rufen Sie bei folgenden Symptomen einen Arzt:

- unangenehme/häufige Kontraktionen der Gebärmutter lange vor dem errechneten Geburtstermin
- Vaginalblutungen oder Fruchtwasserverlust
- anhaltende Kopfschmerzen
- Herzstolpern oder Pulsrasen
- Schwindelgefühl
- nachlassende oder ausbleibende Bewegungen des Babys
- zunehmende Kurzatmigkeit
- extreme Muskelschwäche
- Bauchschmerzen oder ein Anschwellen des Bauches

Folgende Sportarten sollten Sie nicht ausüben: Kampfsport, Tauchen, Turnen, Reiten, Ski alpin und Wasserski. Gefährlich sind auch Sportarten, bei denen Sie stürzen oder mit jemandem zusammenprallen könnten, z.B. Hand- oder Fußball.

IDEALES TRAINING FÜR DAS ERSTE SCHWANGERSCHAFTSDRITTEL

Übung	Vorteile und Empfehlungen	Häufigkeit und Dauer
Walking	Walking kann an Ihren täglichen Energielevel angepasst werden. Sie können den Ort auswählen – einen Park oder eine geschäftige Straße. Und Sie können eine Freundin oder Ihren Partner bitten mitzukommen.	Täglich 20 bis 30 Minuten Walking sind empfehlenswert.
Radfahren	Wenn Sie gern Rad fahren, nutzen Sie das jetzt aus – später ist Ihnen Ihr Bauch im Weg und Sie können die Balance nicht mehr so gut halten. Fahren Sie auf Radwegen und tragen Sie einen Helm.	Zwei- bis dreimal pro Woche 20 bis 30 Minuten.
Leichtes Step-Aerobic	Die Gesellschaft anderer und der feste Termin sind gut für die Motivation. Sie trainieren in einem Raum und unter angenehmen Bedingungen. Die Höhe der Step-Plattform bestimmt die Intensität des Trainings.	Zwei- oder dreimal pro Woche, nicht länger als 45 Minuten.
Yoga	Sanfte Yogabewegungen verhelfen Ihnen zu tiefer Atmung und Entspannung. Durch sorgfältiges Ausführen einer Übungsreihe stärken Sie Ihre Muskeln und verbessern Ihre Beweglichkeit.	Täglich sanftes Training; oder dreimal pro Woche.

Ernährung

Während dieses Schwangerschaftsdrittels beginnen Sie, »für zwei zu essen«. Das bedeutet aber nicht doppelt so viel zu essen. Achten Sie darauf, dass Ihre Ernährung reich an Eiweiß, Vitaminen und Mineralstoffen ist, damit Ihr Baby mit allem versorgt ist, was es benötigt.

LEBENSWICHTIGE NÄHRSTOFFE

Was Sie essen, beeinflusst bis zu einem gewissen Grad, wie gut sich Ihr Baby während der Schwangerschaft entwickelt. Eine ausgewogene Ernährung versorgt es mit allen Nährstoffen, die es für eine gesunde Entwicklung braucht.

Eiweiß In der Schwangerschaft sollten Frauen täglich mindestens 60 g Eiweiß mit der Nahrung aufnehmen; Frauen über 35 brauchen zusätzliche 4 bis 5 g. Eiweiß liefert die Bausteine für das Wachstum von Gebärmutter, Plazenta und Brüsten sowie für das sich entwickelnde Gewebe des Babys. Setzen Sie eiweißreiche Lebensmittel auf Ihren täglichen Speiseplan (S. 49).

Eisen Ihr Eisenbedarf verdoppelt sich in der Schwangerschaft auf 30 g täglich. Eisen wird für die Bildung roter Blutkörperchen benötigt. Ihr Eisenspeicher sollte zu Beginn der Schwangerschaft gut gefüllt sein, damit Ihr Energielevel nicht absinkt. Eine Anämie (ein niedriger Eisenspiegel im Blut) kann dazu führen, dass Sie in der Schwangerschaft ständig erschöpft und schließlich zu schwach sind, um den Anforderungen der Wehen gewachsen zu sein. Der Verzehr eisenreicher Nahrungsmittel (S. 49) hilft Ihnen, Ihre Energie zu bewahren.

Viele Frauen weisen zu Beginn der Schwangerschaft einen zu niedrigen Eisenspiegel auf. Der erhöhte Eisenbedarf während der Schwangerschaft kann manchmal nicht ausreichend über die Nahrung gedeckt werden. In diesem Fall empfehlen die Ärzte die Einnahme von Eisenpräparaten.

Vitamin- und Mineralstoffpräparate Ergänzungspräparate können gefährlich sein, wenn sie in zu hohen Dosen eingenommen werden. Sehr hohe Dosen der fettlöslichen Vitamine A und D gelten als schädlich für Ihr Baby. Spezielle Präparate für Schwangere enthalten kleine Dosen dieser Vitamine. Fragen Sie Ihren Apotheker.

NAHRUNGSMITTEL, DIE SIE MEIDEN SOLLTEN

Es gibt Nahrungsmittel, auf die Schwangere verzichten sollten, weil sie ein Risiko für durch Nahrung ausgelöste Infektionserkrankungen wie Toxoplasmose oder Listeriose bergen.

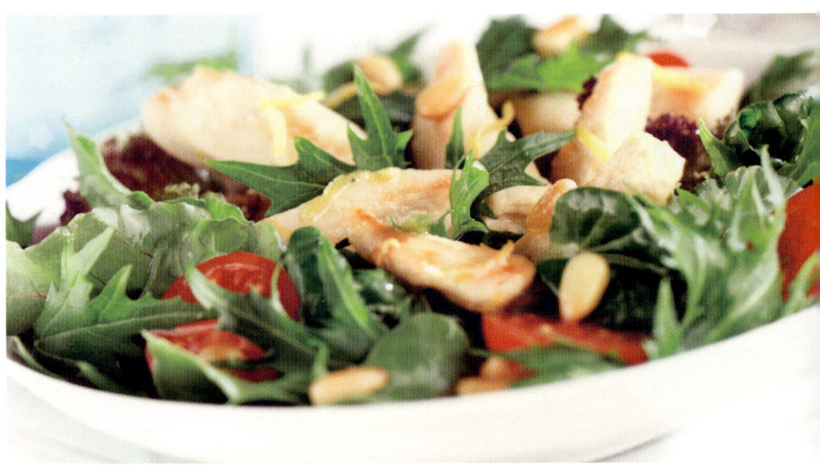

***Salat mit Hühnchen** ist eine köstliche leichte Mahlzeit. Er versorgt Sie mit einer Menge Nährstoffe und enthält viel Eiweiß.*

Toxoplasmose wird durch Parasiten übertragen. Für Sie ist die Krankheit ungefährlich, sie kann aber das Baby schädigen, falls Sie in der Schwangerschaft oder kurz vor der Empfängnis erkranken.

Listeriose wird durch ein Bakterium verursacht, das durch die Plazenta dringen und Ihr Baby infizieren kann. Dies kann einen Abort oder eine Frühgeburt auslösen bzw. zu einer Totgeburt führen. Meiden Sie Nahrungsmittel, die infiziert sein könnten (siehe unten).

Es ist sehr unwahrscheinlich, dass eine Salmonellenvergiftung Ihr Baby schädigt. Doch eine solche Erkrankung greift Ihre körperlichen Reserven an.

Nicht durchgegartes oder rohes Fleisch bzw. roher Fisch Der Verzehr dieser Nahrungsmittel birgt das Risiko, sich mit Kolibakterien oder Salmonellen zu infizieren. Meiden Sie rohe Meeresfrüchte und rohes Fleisch bzw. Geflügel.

Fertiggerichte mit Fleisch Vorgebratenes Fleisch kann mit Listerien befallen sein. Essen Sie es nur, wenn Sie es vorher gut erhitzen können. Essen Sie keine Pasteten.

Leber und andere Innereien In Leber ist Vitamin A in großen Mengen enthalten. Hohe Dosen dieses Vitamins wurden mit Geburtsfehlern in Verbindung gebracht. Innereien wie Leber und Nieren sind die Organe, die oft die größten Mengen an Toxinen im Tierkörper enthalten. Essen Sie während der Schwangerschaft keine Innereien.

Rohmilch Trinken Sie nur pasteurisierte Milch. Rohmilch kann von Listerien befallen sein.

Weichkäse Auch Weichkäse kann Listerien enthalten. Essen Sie Käse, der aus pasteurisierter Milch hergestellt ist. Meiden Sie Camembert, Brie und Gorgonzola.

Rohe Eier Weich gekochte oder rohe Eier können von Salmonellen befallen sein. Meiden Sie Speisen, die rohes Ei enthalten, wie Mayonnaise und Sauce Hollandaise.

Fisch und Umweltgifte In manchen Fischarten wurde ein gefährlich hoher Gehalt an Quecksilber festgestellt. Das kann die Entwicklung des Gehirns Ihres Babys beeinflussen. Meiden Sie Hai und Schwertfisch. Sie sollten auch nur eine begrenzte Menge Thunfisch zu sich nehmen (S. 21).

ERNÄHRUNG UND MORGENDLICHE ÜBELKEIT

Übelkeit wirkt sich auf den Appetit aus. Probieren Sie die folgenden Tipps aus:

- Essen Sie fettarme, kohlenhydratreiche Lebensmittel wie Kracker, Getreide oder Toast.
- Essen Sie kleine Mengen eiweißreicher Lebensmittel.
- Nehmen Sie kleine Mahlzeiten zu sich, ergänzt um häufige, nährstoffreiche Snacks.
- Trinken Sie viel Wasser.

Eiweißquellen

Die folgenden Nahrungsmittel sind reichhaltige Eiweißquellen und eignen sich gut für Schwangere.

- Fleisch wie mageres Rind-, Lamm- und Schweinefleisch sowie Huhn
- Fisch und Meeresfrüchte (meiden Sie Fisch, der mit Quecksilber belastet sein kann, vgl. S. 21)
- Milchprodukte wie Milch, Joghurt, Käse und Eier
- Bohnen und Hülsenfrüchte wie Linsen, Kidneybohnen und Kichererbsen
- Nüsse und Samen
- Tofu und andere Sojaprodukte
- Zerealien (geringe Mengen an Eiweiß)

Eisenquellen

Eisen ist wichtig für die Bildung roter Blutkörperchen. Sie brauchen nun doppelt so viel wie vor der Schwangerschaft. Die folgenden Nahrungsmittel sind gute Eisenquellen.

- rotes Fleisch, besonders Rindfleisch
- Geflügel, dunkles Fleisch
- Eier
- Trockenfrüchte wie Aprikosen, Pflaumen und Feigen
- grünes Blattgemüse: Brokkoli, Grünkohl, Rote Beete und Spinat
- angereicherte Zerealien
- Nüsse und Samen wie Cashewkerne und Sonnenblumenkerne
- Hülsenfrüchte wie Linsen, Kichererbsen und Bohnen

Schwangerschaftsbetreuung

Zu Beginn der Schwangerschaft müssen Sie entscheiden, wer Sie während der Schwangerschaft ärztlich betreut. Suchen Sie nach einer Hebamme und machen Sie sich schon Gedanken darüber, wo die Entbindung stattfinden soll. Dabei kommt es darauf an, welche Art von Geburt Sie sich wünschen.

DIE WAHL DER SCHWANGERSCHAFTSBETREUUNG

Ihr Frauenarzt sollte in den folgenden Monaten nicht Ihr einziger Ansprechpartner sein: Suchen Sie eine Hebamme, die Sie auf den Geburtsvorgang vorbereitet – Freundinnen von Ihnen, die schon ein Baby bekommen haben, können Ihnen sicherlich jemanden empfehlen. Wenn Sie frühzeitig mit der Hebamme in Kontakt treten, kann sich ein Vertrauensverhältnis zwischen Ihnen beiden aufbauen. Das Wichtigste ist, dass Sie sich bei den gewählten Betreuern wohl fühlen.

Betreuung durch den Frauenarzt Ärzte gehen zwar davon aus, dass die meisten Frauen eine unkomplizierte Geburt erleben, aber sie richten ihr Augenmerk im Vergleich zu Hebammen mehr auf mögliche medizinische Probleme. Nur der Gynäkologe besitzt die nötigen Geräte und Instrumente, um spezielle Untersuchungen und Tests durchzuführen.

Betreuung durch die Hebamme Die wichtigste Aufgabe der Hebamme ist die Betreuung der Geburt. Darüber hinaus begleiten freiberufliche Hebammen Frauen während der gesamten Schwangerschaft, im Wochenbett – und, wenn gewünscht, auch während der Stillzeit. Ihre Arbeit ist eine wertvolle Ergänzung zur medizinischen Versorgung durch den Frauenarzt. Für Hebammen sind Schwangerschaft und Geburt etwas ganz Natürliches und Alltägliches, und diese Einstellung strahlt auf die Schwangeren aus: Der Kontakt zur Hebamme vermittelt Ihnen ein gutes, sicheres Gefühl – und die Einstellung, dass es ganz natürlich ist, ein Baby zu bekommen.

Neben ihrem reichen Erfahrungsschatz verfügt die Hebamme aber auch über eine fundierte Ausbildung und kann bei Beschwerden helfen, Ihnen Übungen zeigen, eine Massage verabreichen und Fragen beantworten. Wenn Sie sich Sorgen über etwas machen und nicht wissen, ob sie deswegen einen Arzt aufsuchen sollen, kann eine Beratung durch die Hebamme hilfreich sein. Bei Schwangerschaftsbeschwerden kann die Hebamme die ärztliche Betreuung ergänzen: Sie kennt verschiedene Naturheil- und Hausmittel und deren Wirkungen. Außerdem weiß sie über alternative Geburtsmethoden Bescheid. Wenn Sie noch unsicher sind, wie und wo Sie entbinden möchten, kann die Hebamme Ihnen Ratschläge geben. Die Krankenkassen bezahlen alle Leistungen der Hebamme. Wenn Sie gesetzlich versichert sind, rechnet die Hebamme mit der Kasse ab.

Wahl des Entbindungsortes Sie müssen sich im ersten Drittel der Schwangerschaft noch nicht darauf festlegen, wo sie entbinden möchten. Doch von dieser Entscheidung hängt ab, ob »Ihre« Hebamme sie auch während der Geburt betreuen kann. Wenn Sie dies wünschen, sollten Sie sich schon jetzt Gedanken über den Ort der Entbindung machen: Freiberufliche Hebammen arbeiten als so genannte Beleghebammen an Kliniken oder Geburtshäusern. Die meisten Hebammen führen auch Hausgeburten durch, sofern keine Risikoschwangerschaft vorliegt.

ENTBINDUNG IN EINER KLINIK

Eine Entbindung in einer Klinik hat gleich mehrere Vorteile: Wenn

Sie zu den 30 bis 40 Prozent der Frauen über 35 gehören, bei denen ein Kaiserschnitt erforderlich ist, müssen Sie nicht kurzfristig von zu Hause oder dem Geburtshaus aus in eine Klinik gebracht werden. Außerdem gibt es in einer Klinik mehr Möglichkeiten, die Schmerzen bei der Geburt zu lindern. Obwohl viele Erstgebärende eine Periduralanästhesie (S. 128–129) vermeiden wollen, kann es sein, dass Sie erst beim Einsetzen der Wehen wissen, welche Art von Schmerzlinderung Sie möchten. Eine Klinikgeburt ist auch sicherer, wenn Sie an Erkrankungen wie Diabetes oder Bluthochdruck leiden. Wenn es nötig ist, kann ein Neugeborenes in einer größeren Klinik sofort auf die Kinderstation verlegt werden. Viele Frauen empfinden die Klinikatmosphäre aber als zu »kalt«.

Inzwischen bemühen sich die Krankenhäuser um eine angenehmere Atmosphäre, indem z.B. die Kreißsäle freundlicher ausgestattet werden. Besichtigen Sie die in Frage kommenden Kliniken, ehe Sie sich entscheiden. Neben der stationären Entbindung gibt es übrigens immer häufiger auch die Möglichkeit einer ambulanten Geburt. Die Hebamme wird Sie dann täglich zu Hause besuchen.

Geburtshaus oder Hausgeburt

Wenn Ihre Schwangerschaft normal verläuft, können Sie auch einen anderen Ort als die Klinik für die Geburt wählen. Bei einer Entbindung im Geburtshaus werden technische Hilfsmittel und Medikamente nur sparsam eingesetzt und Sie haben eher die Möglichkeit, während der Wehen und des Geburtsvorgangs eigenverantwortlich zu handeln.

Vielleicht erscheint Ihnen auch Ihr eigenes Zuhause als der ideale Ort um zu entbinden: Dort fühlen Sie sich wohl – und sind dadurch entspannter. Wenn Sie sich eine Hausgeburt wünschen, sollten Sie sich gründlich darauf vorbereiten. Die Wahl einer erfahrenen Hebamme, der Sie vertrauen, ist in diesem Fall besonders wichtig: Sie muss einschätzen können, wann ein medizinisches Eingreifen nötig wird und darf dann nicht zögern, einen Arzt bzw. einen Krankenwagen zu rufen.

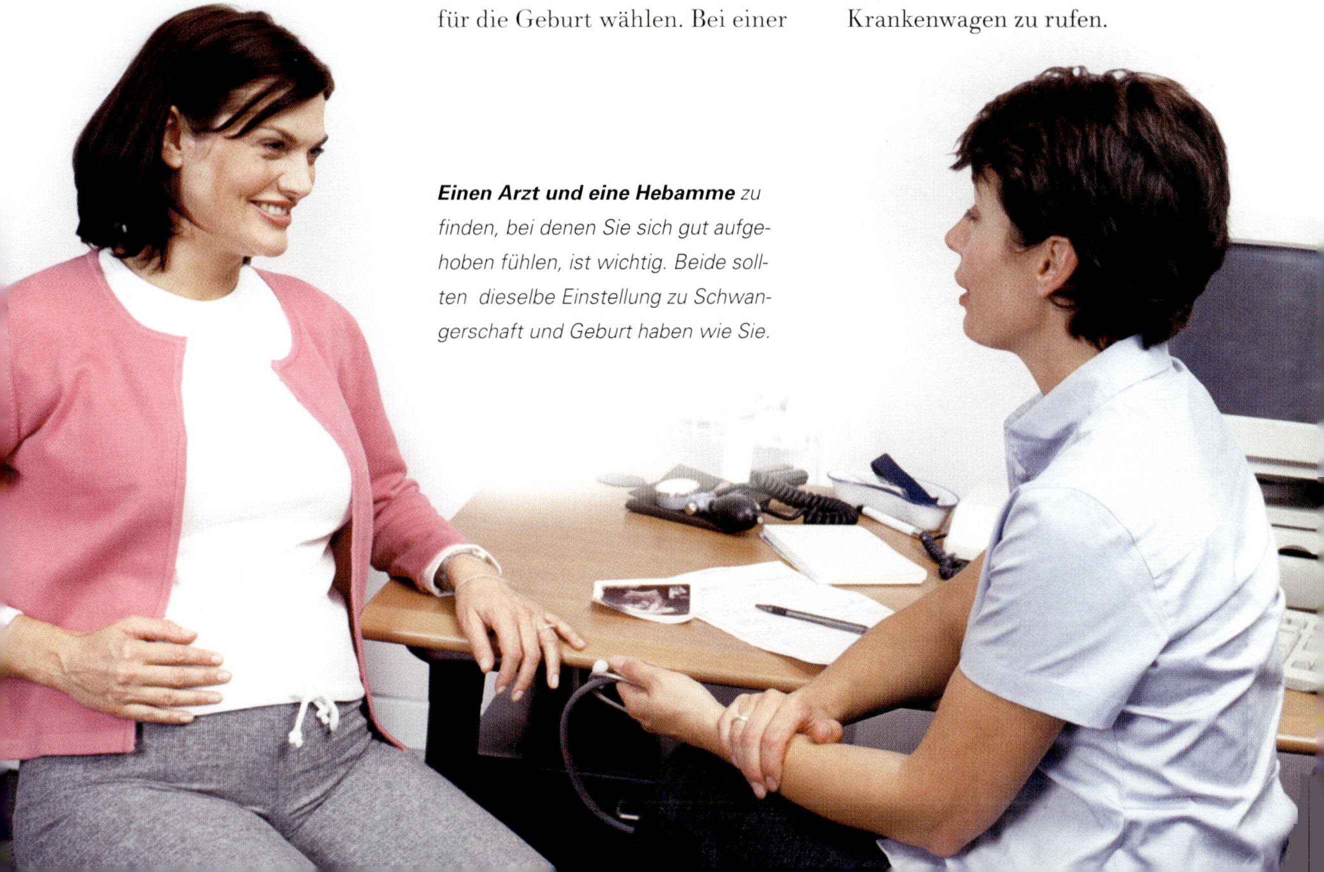

***Einen Arzt und eine Hebamme** zu finden, bei denen Sie sich gut aufgehoben fühlen, ist wichtig. Beide sollten dieselbe Einstellung zu Schwangerschaft und Geburt haben wie Sie.*

Erste Vorsorgeuntersuchung

Die erste Vorsorgeuntersuchung beim Frauenarzt ist wichtig. Dabei wird Ihre Krankheitsgeschichte aufgenommen, um Hinweise zu erhalten, ob bei Ihnen ein gesundheitliches Problem vorliegt. Zudem wird Ihr Arzt Sie nach Krankheiten fragen, die in Ihrer Familie und der Ihres Partners aufgetreten sind.

Wenn bei Ihnen kein gesundheitliches Problem vorliegt, wird der Termin für die erste Vorsorgeuntersuchung zwischen der 5. und 8. Schwangerschaftswoche liegen. Einer der Hauptgründe für diesen relativ späten Zeitpunkt ist, dass es in der frühen Schwangerschaft oft zu Fehlgeburten kommt, die in den meisten Fällen nicht durch medizinische Behandlung verhindert werden können. Deshalb warten die meisten Ärzte, bis die Zeit der frühen Schwangerschaft durchlaufen ist, bevor sie alle notwendigen Untersuchungen vornehmen. Mit Feststellung der Schwangerschaft erhalten Sie einen Mutterpass, in dem die Ergebnisse aller Untersuchungen im Verlauf der Schwangerschaft festgehalten werden.

VORBEREITUNG AUF DIE VORSORGEUNTERSUCHUNG

Falls Ihr Partner Sie nicht zu Ihrem ersten Arzttermin begleitet, ist es wichtig, vorab zu erörtern, ob es eine familiäre Disposition für erblich bedingte Krankheiten gibt. Da jede Erbkrankheit an das Baby weitergegeben werden kann, könnte es sinnvoll sein, bestimmte Tests vornehmen zu lassen.

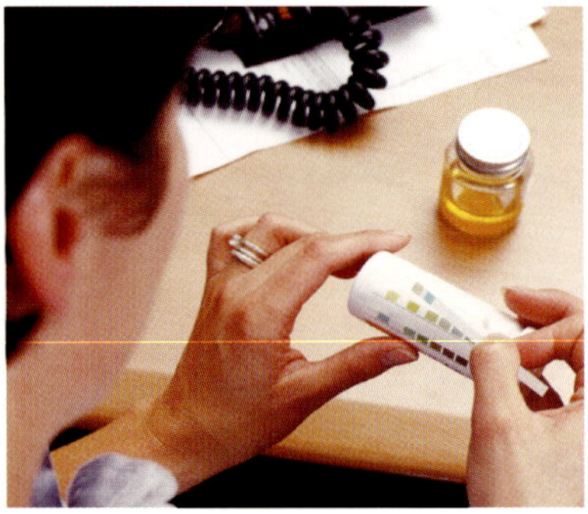

Eine Urinprobe *kann helfen, eine bislang unerkannte Infektion bzw. einen unerkannten Diabetes zu diagnostizieren.*

Falls bei Ihnen ein gesundheitliches Problem vorliegt, wie hoher Blutdruck oder Diabetes, nehmen Sie Ihre ärztlichen Unterlagen mit. Es kann sein, dass Ihnen einige peinliche, aber wichtige Fragen gestellt werden, z.B. nach Drogenkonsum, sexuell übertragenen Krankheiten und Schwangerschaftsabbrüchen. Sagen Sie dem Arzt die Wahrheit. Falls Ihr Partner etwas nicht erfahren soll, sprechen Sie mit dem Arzt darüber, wenn Ihr Partner nicht dabei ist.

STANDARDTESTS

Nach der Befragung wird der Arzt Sie gründlich untersuchen, Ihr Körpergewicht feststellen und Ihre Körpergröße messen. Er wird Sie auf die Möglichkeit zu speziellen Untersuchungen nach Anomalien im ersten Schwangerschaftsdrittel aufmerksam machen. Falls Sie es wünschen, können Sie solche Tests für die Zeit zwischen der 10. und 14. Woche vereinbaren (S. 54–59). Je nachdem, wie lange Sie bereits schwanger sind, können auch die Herztöne Ihres Babys abgehört werden. Schließlich wird Ihnen Blut abgenommen, und Sie werden um eine Urinprobe gebeten. Außerdem wird Ihr Blutdruck gemessen (S. 53).

ZUSÄTZLICHE UNTERSUCHUNGEN

Neben diesen Routineuntersuchungen unterzieht man Sie eventuell weiteren Tests, abhängig von Ihrer persönlichen Krankengeschichte. Wahrscheinlich wird Ihr Arzt eine Ultraschalluntersuchung durchführen bzw. vereinbaren, um festzustellen, in welcher Schwangerschaftswoche Sie sind, und um eine Mehrlingsschwangerschaft oder eine unbemerkte Fehlgeburt auszuschließen. Diese Untersuchung wird meist zwischen der 8. und 12. Woche vorgenommen.

ROUTINEUNTERSUCHUNGEN

Blutuntersuchungen

- **Roter Blutfarbstoff** Bei diesem Test wird auf Blutarmut (Anämie) untersucht. Eine Anämie kann mit einem niedrigen Eisenspiegel zusammenhängen oder ererbt sein.
- **Blutgruppe** Bei diesem Test wird Ihre Blutgruppe festgestellt (A, B, 0 oder AB) und Ihr Rhesusfaktor ermittelt. Falls Sie einen negativen Rhesusfaktor haben, wird nach jedem medizinischen Eingriff wie z.B. der Fruchtwasseruntersuchung eine Anti-D-Prophylaxe durchgeführt, ebenso bei vaginalen Blutungen. Um die 28. und 34. Woche herum wird Ihnen eine zusätzliche Dosis verabreicht.
- **Antikörper-Suchtest** Dieser Test stellt fest, ob im Blut Antikörper gegen Blutgruppen-Antigene vorhanden sind, die eine Blutarmut beim Baby verursachen können.
- **Hepatitis B** Bei diesem Test wird untersucht, ob Sie mit Hepatitis B infiziert sind, einer Virusinfektion der Leber, die bei der Geburt auf das Baby übertragen werden kann. In der Regel wird der Test gegen Ende der Schwangerschaft durchgeführt, um ein aktuelles Ergebnis zu erhalten.
- **Röteln** Bei diesem Test wird festgestellt, ob Sie gegen Röteln immun sind. Falls nicht, werden Sie normalerweise gleich nach der Geburt dagegen geimpft. Während der Schwangerschaft ist keine Impfung möglich.
- **Syphilis** Diese Geschlechtskrankheit verläuft bei der Mutter häufig unbemerkt, aber sie schädigt den Fetus.

Urinuntersuchung

Ihr Urin wird auf Eiweiß und eine mögliche Harnwegsinfektion untersucht. Zuviel Eiweiß im Urin kann auf eine Nierenerkrankung hinweisen. Eine Harnwegsinfektion wird mit Antibiotika behandelt, um eine Niereninfektion zu verhindern, die Komplikationen in der Schwangerschaft verursachen kann.

Untersuchung auf Chlamydieninfektion

Zu disem Zweck wird ein Abstrich gemacht. Die Infektion ruft keine Beschwerden hervor und bleibt deshalb ohne Untersuchung unbemerkt, kann aber zu einer Frühgeburt führen. Zudem kann sich das Neugeborene bei der Geburt anstecken und an Augen- und Lungenentzündung erkranken.

Blutdruck

Der Blutdruck sinkt normalerweise in der Mitte der Schwangerschaft. Frauen, die in der frühen Schwangerschaft hohen Blutdruck oder einen Blutdruck im oberen Grenzbereich haben, haben ein größeres Risiko, später in der Schwangerschaft Blutdruckprobleme zu bekommen.

Körpergewicht

Auf der Basis Ihres Körpergewichts bei der ersten Vorsorgeuntersuchung kann Ihr Arzt ermitteln, wie viel Sie im Lauf der Schwangerschaft zunehmen werden.

Ihr Blut wird auf eine HIV-Infektion untersucht. Bei Frauen mit einer HIV-Infektion lässt sich das Risiko, dass das Virus auf das Baby übergeht, stark reduzieren, indem gegen Retroviren wirkende Substanzen verabreicht werden (antiretrovirale Therapie).

Falls Sie unsicher sind, ob Sie Windpocken hatten, sollten Sie sich während der Schwangerschaft von Menschen fernhalten, die damit infiziert sind. Für Frauen, die nicht immun sind und mit Infizierten in Kontakt gekommen sind, gibt es eine Therapie, die einen schweren Verlauf der Krankheit in der Schwangerschaft verhindert.

ERRECHNETER GEBURTSTERMIN

Man teilt Ihnen auch den errechneten Geburtstermin mit. Bei der Berechnung geht man von Ihrer letzten Menstruation aus. Sie ist der genaueste Anhaltspunkt, um den Geburtstermin zu schätzen – außer, Sie erinnern sich nicht genau, wann Ihre letzte Periode war, oder wenn Ihre Periode sehr unregelmäßig ist. Dann ist eine frühzeitige Ultraschalluntersuchung die beste Methode, um zu ermitteln, in welcher Schwangerschaftswoche Sie sind. Normalerweise werden Sie in etwa vier Wochen den nächsten Arzttermin haben; dabei werden auch die Testergebnisse besprochen. Ihr Arzt wird Sie schon vorher zu sich bestellen, wenn eines der Ergebnisse eine Auffälligkeit zeigt.

Tests auf Anomalien

Mit zunehmendem Alter haben Frauen ein größeres Risiko, ein Baby mit Behinderungen zu bekommen, die auf zusätzliche oder fehlende Chromosomen zurückzuführen sind. In den letzten Jahren wurden die Tests verbessert, mit denen sich feststellen lässt, ob ein Risiko für Chromosomenanomalien vorliegt. Ob man sich testen lassen möchte, ist eine ganz persönliche Entscheidung.

CHROMOSOMENANOMALIEN

Das Risiko für Chromosomenanomalien steigt mit dem Alter enorm an (siehe unten). Eine Untersuchung auf Neuralrohrdefekte wird ab dem zweiten Schwangerschaftsdrittel durchgeführt (S. 76–77).

Das Down-Syndrom entsteht durch ein zusätzliches 21. Chromosom. Der Grad der Behinderung ist unterschiedlich, aber alle Kinder mit Down-Syndrom haben Lernschwierigkeiten. Viele leiden auch an einem Herzfehler und Sehschwäche.

Trisomie 18 wird durch ein zusätzliches 18. Chromosom verursacht und betrifft etwa eine von 3000 Lebendgeburten. Viele Feten mit Trisomie 18 sterben vor der Geburt, die anderen haben eine Lebenserwartung von mehreren Jahren und sind geistig stark zurückgeblieben. Die meisten Föten mit Trisomie 18 weisen schwere Anomalien auf, die auf dem Ultraschallbild erkannt werden können.

Trisomie 13 betrifft etwa eine von 5000 Lebendgeburten und wird durch ein zusätzliches 13. Chromosom verursacht. Die meisten Feten mit Trisomie 13 haben Anomalien, die bei einer Ultraschalluntersuchung entdeckt werden können. Dazu zählen Herzfehler, Lippenspalten und Gehirnanomalien. Die meisten Babys mit Trisomie 13 sterben in den ersten drei Monaten nach der Geburt.

Das Turner-Syndrom tritt auf, wenn einem weiblichen Fetus alle oder einige der X-Chromosomen fehlen. Diese Anomalie kommt bei älteren Schwangeren nicht häufiger vor. Zu den möglichen Fehlbildungen gehören Herzfehler und Nierenprobleme. Die meisten betroffenen Schwangerschaften enden mit einer Fehlgeburt; dennoch kommt eines von 2500 weiblichen Babys mit diesem Syndrom auf die Welt. Die betroffenen Babys sind meist sehr klein und als Erwachsene unfruchtbar.

Das Klinefelter-Syndrom wird durch ein zusätzliches X-Chromosom bei einem männlichen Baby verursacht. Es tritt bei einem von 500 bis zu einem von 800 männlichen Neugeborenen auf. Jungen mit Klinefelter-Syndrom haben Entwicklungsprobleme; typisch ist eine verzögerte Sprachentwicklung, trotz normaler bis überdurchschnittlicher Intelligenz.

DAS RISIKO FÜR CHROMOSOMENANOMALIEN

Alter der Mutter	30	35	38	42	44	46
Down-Syndrom-Risiko bei der Geburt	1 : 952	1 : 385	1 : 175	1 : 64	1 : 38	1 : 23
Generelles Risiko für eine Anomalie bei der Geburt	1 : 384	1 : 204	1 : 103	1 : 40	1 : 25	1 : 15

TEST – JA ODER NEIN?

Es ist eine persönliche Entscheidung, ob man sich Untersuchungen nach Anomalien unterziehen

TESTMÖGLICHKEITEN IM ERSTEN SCHWANGERSCHAFTSDRITTEL

Bezeichnung des Tests	Ergebnis	Wie der Test funktioniert
Blutuntersuchung (S. 56)	Geschätztes Risiko für Down-Syndrom oder Trisomie 18	Eine Blutprobe wird auf zwei Hormonspiegel hin untersucht. Zusammen mit dem Ergebnis der Nackenfaltenmessung ermöglicht der Test eine Schätzung, wie hoch das Down-Syndrom-Risiko ist.
Nackenfaltenmessung (S. 57)	Geschätztes Risiko für Down-Syndrom	Bei dieser Ultraschalluntersuchung wird die Dicke einer Hautfalte am Nacken des Embryos gemessen. Die Nackenfaltenmessung wird häufig mit einem Bluttest kombiniert.
Chorionzottenbiopsie (S. 58–59)	Definitive Diagnose des Down-Syndroms oder einer anderen Chromosomenanomalie	Dem Plazentagewebe wird ein- bzw. zweimal eine Probe entnommen. Die Chromosomen werden im Labor analysiert.

will. Man sollte sich überlegen, wie man mit den Informationen, die die Tests liefern, umgehen wird. Ein entscheidender Punkt ist, dass es keine Heilung für Chromosomenanomalien gibt. Wenn Sie erfahren, dass Ihr Baby betroffen ist, haben Sie zwei Möglichkeiten: die Schwangerschaft fortzusetzen oder sie abzubrechen.

Einige Frauen sind sich schon vor dem Test sicher, dass sie die Schwangerschaft fortsetzen würden, auch wenn Anomalien festgestellt werden. Andere sind überzeugt, dass sie die Schwangerschaft abbrechen lassen würden. Die meisten Frauen sind allerdings unentschlossen.

Doch auch für Frauen, die ihre Schwangerschaft auf jeden Fall fortsetzen wollen, bietet ein Test Vorteile: Frauen, die die Diagnose vor der Geburt kennen, sind darauf vorbereitet, wenn sie ihr Baby zur Welt bringen. Sie hatten Zeit, über die Behinderung des Babys zu erfahren, mit anderen Müttern zu sprechen, sich einer Selbsthilfegruppe anzuschließen und die Familie darauf vorzubereiten.

TESTMÖGLICHKEITEN

Es gibt das nicht-invasive Screening und Tests, die ein endgültiges Ergebnis liefern. Ihr Alter ist ein Faktor, der etwas über Ihr Ausgangsrisiko für Chromosomenprobleme aussagt (S. 54). Beim Screening im ersten Schwangerschaftsdrittel wird Ihr Alter mit den Ergebnissen eines Bluttests und einer Ultraschalluntersuchung in Verbindung gebracht. Beim Screening im zweiten Trimester wird Ihr altersspezifisches Risiko mit dem Ergebnis eines Bluttests kombiniert. Beide Untersuchungen ergeben ein persönliches Risikoprofil, das ein höheres oder niedrigeres Risiko aufweisen kann als das altersbedingte Ausgangsrisiko.

Der Hauptnachteil von nicht-invasiven Untersuchungen ist, dass sie kein endgültiges Ergebnis liefern. Man kann nicht definitiv ermitteln, ob Ihr Kind das Down-Syndrom hat, sondern nur herausfinden, wie hoch das Risiko bei Ihrem Baby rein rechnerisch ist. Die einzige Möglichkeit, Sicherheit zu bekommen, ist eine invasive Untersuchung – eine Chorionzottenbiopsie (S. 58–59) im ersten Trimester oder eine Amniozentese (S. 78–79) in der 15. bis 18. Woche. Bei beiden Tests besteht ein geringes Risiko für eine Fehlgeburt.

Frauen über 35 wird oft vorgeschlagen, gleich einen dieser Tests machen zu lassen. Einige beginnen dennoch mit einer nicht-invasiven Untersuchung. Wenn diese ergibt, dass ihr Risiko gering ist, ein Baby mit einer Behinderung zu bekommen, verzichten sie oft auf eine invasive Untersuchung, die das Risiko einer Fehlgeburt birgt.

Screening

Für Frauen, die wissen wollen, ob bei ihrem Baby ein Risiko für das Down-Syndrom besteht, die aber vorerst keine Chorionzottenbiopsie (S. 58–59) oder eine Fruchtwasseruntersuchung (S. 80–81) vornehmen lassen möchten, ist dieses Screening eine Alternative. Es liefert aber kein endgültiges Ergebnis.

Das Screening im ersten Schwangerschaftsdrittel (Ersttrimester-Screening) wird zwischen der 10. und 13. Woche angesetzt und besteht aus einem Bluttest und einer Nackenfaltenmessung. Bei der Nackenfaltenmessung wird per Ultraschall die Hautdicke des Nackens des Babys (Nackenfalte) gemessen. Bei Babys mit Down-Syndrom ist die Hautfalte dicker.

Beim Bluttest werden die Hormone PAPP-A (Schwangerschafts-assoziiertes Plasmaprotein A) und HCG (Human Chorionic Gonadotropin) bestimmt. Auf der Grundlage der Bluttestergebnisse, Ihres Alters und der Nackenfaltenmessung kann der Arzt das Risiko einschätzen, dass Ihr Baby am Down-Syndrom leidet. Sie erhalten die Ergebnisse einige Tage nach der Untersuchung. Ihr persönliches Risiko wird mit dem Risiko verglichen, das eine Frau Ihres Alters durchschnittlich für Chromosomenanomalien hat. Ihr Risiko kann höher, niedriger oder genauso hoch sein wie das rein

Eine Ultraschalluntersuchung *im ersten Trimester kann bestätigen, dass mit Ihrem Baby alles in Ordnung ist.*

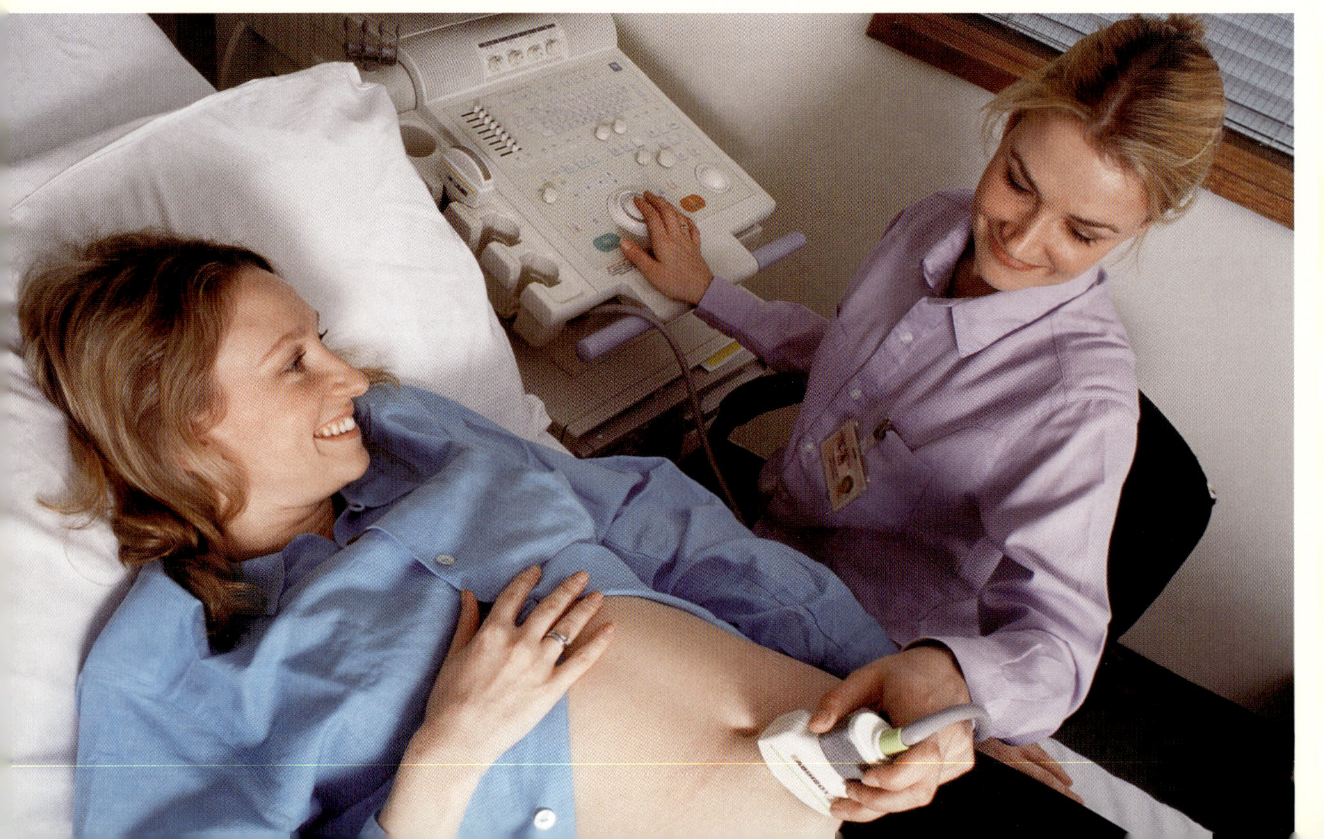

Nackenfaltenmessung

Dieser Test wird meist zwischen der 11. und 14. Schwangerschaftswoche durchgeführt. Dabei wird eine Ultraschallsonde auf Ihren Bauch platziert und nach einer Stelle am Nacken des Babys gesucht, an der die so genannte Nackentransparenz untersucht wird.

Der Arzt markiert zwei Punkte und misst die Hautdicke zwischen diesen Punkten. Falls die Hautfalte dünn ist, ist das Down-Syndrom-Risiko gering (die exakte Messung hängt von der Größe des Babys ab). Ist sie an dieser Stelle dicker, weist dies auf ein erhöhtes Risiko für das Down-Syndrom hin.

Die Ergebnisse der Nackenfaltenmessung müssen zusammen mit dem Ergebnis der Blutuntersuchung betrachtet werden, damit das Risiko Ihres Babys für das Down-Syndrom möglichst genau beurteilt werden kann.

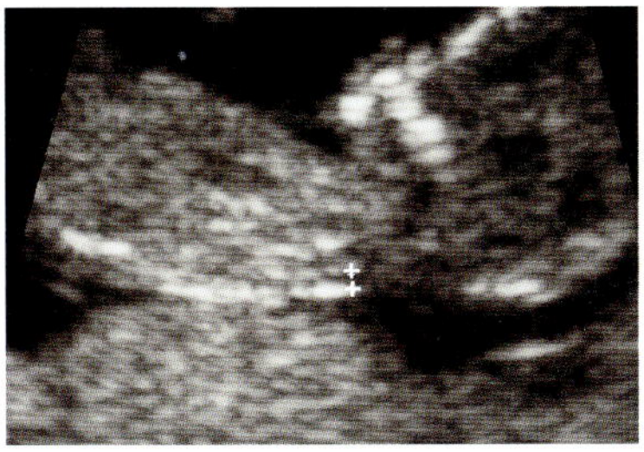

***Nackenfaltenmessung** Der geringe Abstand zwischen den Kreuzen (dem Nacken des Babys) lässt auf ein geringes Down-Syndrom-Risiko schließen.*

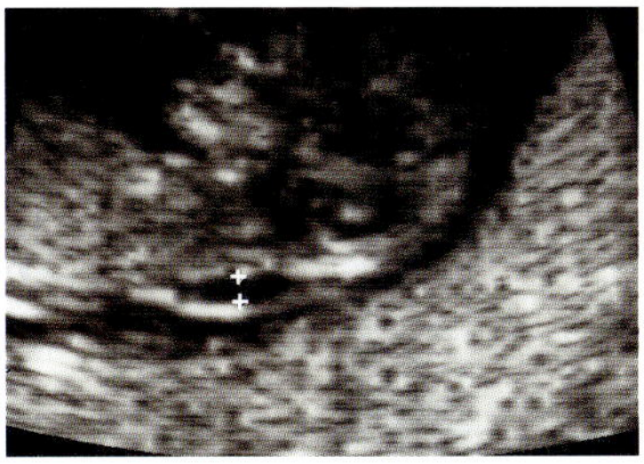

***Nicht normal ist das Ergebnis** wenn eine Verdickung am Nacken zu sehen ist. Je dicker die Haut, desto größer ist das Down-Syndrom-Risiko.*

Ein erfahrener Arzt sollte den Test durchführen. Andernfalls kann das Down-Syndrom übersehen werden oder das Ergebnis ist falsch-positiv.

altersbezogene Risiko. Das Testergebnis wird »positiv« genannt, wenn Ihr Risiko, ein Baby mit Down-Syndrom zu bekommen, höher ist als eine vorgegebene Wahrscheinlichkeit, normalerweise 1 zu 250. Ein positives Testergebnis bedeutet aber nicht, dass Ihr Baby tatsächlich das Down-Syndrom hat, es heißt nur, dass die Wahrscheinlichkeit dafür erhöht ist. Beim Screening im ersten Trimester werden auch die meisten Fälle von Trisomie 18 entdeckt.

TESTGENAUIGKEIT

Bei Frauen über 35 werden bei diesem Screening 85 bis 95 Prozent der Babys mit Down-Syndrom entdeckt. Es kann aber fälschlich ein negatives Ergebnis liefern (man nimmt an, dass das Baby ein geringes Down-Syndrom-Risiko hat, es in Wirklichkeit aber doch betroffen ist). 5 bis 15 Prozent der Down-Syndrom-Fälle werden bei diesem Screening nicht aufgespürt.

EINFLUSS DES ALTERS

Bei Frauen über 35 ergibt sich bei einem Viertel der Tests ein positives Ergebnis. Die meisten dieser Mütter bringen zwar trotzdem ein gesundes Baby zur Welt, aber in diesen Fällen kann es doch angebracht sein, sich für eine Chorionzottenbiopsie oder eine Fruchtwasseruntersuchung zu entscheiden. Bei 75 Prozent der Frauen ist das Ergebnis negativ.

ERGEBNISSE

Positives Ergebnis Auch hier ist das Risiko, dass Ihr Baby das Down-Syndrom hat, noch sehr gering. Man wird Ihnen das ermittelte Risiko nennen; Sie können dieses dann mit dem Fehlgeburtsrisiko bei der Chorionzottenbiopsie oder der Fruchtwasseruntersuchung vergleichen. Nur einer dieser Tests kann ein sicheres Ergebnis liefern.

Negatives Ergebnis Hier besteht nur noch ein ganz geringes Risiko, dass Ihr Baby das Down-Syndrom hat. Wenn Sie sich nach der Untersuchung trotzdem noch Sorgen machen, können Sie eine Chorionzottenbiopsie oder eine Fruchtwasseruntersuchung vornehmen lassen. Diese Tests können ein eindeutiges Ergebnis liefern.

Chorionzottenbiopsie

Viele Frauen nutzen heute die Möglichkeit, frühzeitig feststellen zu lassen, ob ihr Baby das Down-Syndrom hat. Bei der Chorionzottenbiopsie wird der Plazenta eine Gewebeprobe für eine Chromosomenanalyse entnommen. Dieser Test kann fünf Wochen früher vorgenommen werden als eine Fruchtwasseruntersuchung.

Eine Chorionzottenbiopsie wird normalerweise zwischen der 10. und 14. Schwangerschaftswoche durchgeführt.

WELCHE VORTEILE HAT SIE?

Bei der Biopsie wird der Plazenta eine kleine Gewebeprobe zur Analyse entnommen. Weil sich die Plazenta aus der befruchteten Eizelle entwickelt, sind die Chromosomen in den Zellen der Plazenta dieselben wie die Chromosomen des Babys.

Mit einer Chorionzottenbiopsie wird ermittelt, ob Ihr Baby eine Chromosomenanomalie wie z.B. das Down-Syndrom hat. Man kann keinen Neuralrohrdefekt feststellen; dieser Defekt kann erst bei einem Bluttest (AFP, S. 76–77) in der 16. bis 18. Schwangerschaftswoche oder bei einer Ultraschalluntersuchung entdeckt werden.

Wenn Sie mit einer speziellen genetisch bedingten Krankheit vorbelastet sind (wie z.B. zystische Fibrose), kann die Gewebeprobe, die bei der Chorionzottenbiopsie entnommen wird, häufig auch daraufhin getestet werden, ob Ihr Baby das Gen für diese Krankheit in sich trägt.

DIE ENTSCHEIDUNG TREFFEN

Ein großer Vorteil ist, dass die Biopsie fünf Wochen früher als eine Fruchtwasseruntersuchung vorgenommen werden kann; dies ist günstig für Frauen, die einen Schwangerschaftsabbruch planen, falls eine Anomalie entdeckt wird.

Weil bei einer Chorionzottenbiopsie mehr genetisches Material entnommen wird als bei einer Fruchtwasseruntersuchung, sind die Ergebnisse schneller erhältlich (etwa drei bis sieben Tage nach der Chorionzottenbiopsie; etwa zwei Wochen nach einer Fruchtwasseruntersuchung). Wenn Ihnen die Vorstellung nicht behagt, dass eine Nadel durch Ihre Bauchdecke eingeführt wird, können Sie die transzervikale Choriottenbiopsie wählen, bei der ein Katheter durch die Vagina eingeführt wird.

Der Nachteil der Chorionzottenbiopsie ist, dass Sie ein geringes Risiko in Kauf nehmen müssen, Ihr Baby zu verlieren. Die Erfahrung des Arztes, der die Untersuchung vornimmt, ist dabei sehr wichtig. In erfahrenen Händen liegt das Risiko eines Aborts bei etwa 1 zu 100 bis 1 zu 300. Das Risiko ist geringfügig höher als bei einer Fruchtwasseruntersuchung (1 zu 200 bis 1 zu 400). Die Fehlgeburtenrate ist bei einer transabdominalen Chrorionzottenbiopsie nicht größer als bei einer transzervikalen. Vor einigen Jahren wurden Berichte bekannt,

ERGEBNISSE

- **Was sagen sie über die Gesundheit des Babys aus?**
  Der Test ermittelt, ob Ihr Baby Chromosomenanomalien wie das Down-Syndrom, Trisomie 18 oder Trisomie 13 aufweist. Die Gewebeprobe kann verwendet werden, um eine Disposition für genetische Krankheiten wie zystische Fibrose zu untersuchen.
- **Was zeigen sie sonst noch?**
  Der Test kann auch das Geschlecht des Babys feststellen, falls Sie das vor der Geburt wissen wollen.
- **Wie lange dauert es, bis die Ergebnisse vorliegen?**
  Die Ergebnisse der Biopsie liegen normalerweise nach drei bis sieben Tagen vor.

nach denen ein geringes Risiko besteht, dass das Baby mit einer Gliedmaßendeformation geboren werden kann, z.B. mit fehlenden Fingern oder Zehen. Die meisten dieser Fälle traten nach Biopsien auf, die vor der 10. Schwangerschaftswoche vorgenommen worden waren; deshalb wird die Biopsie heutzutage meist nicht vor der 10. Schwangerschaftswoche durchgeführt. Normalerweise liegt das Risiko, ein Baby mit Deformationen an den Gliedmaßen zu bekommen, bei etwa 1 zu 1700. Nach der Chorionzottenbiopsie kann es leicht erhöht sein (ungefähr 1 zu 1000).

So funktioniert der Test

Die Chorionzottenbiopsie wird ambulant in der Klinik vorgenommen. Rechnen Sie mit ein bis zwei Stunden Aufenthalt, einschließlich Beratung, Ultraschalluntersuchung und der eigentlichen Untersuchung.

Sie Der Test erfolgt unter Ultraschallanwendung, sodass der Arzt sieht, wo die Plazenta liegt. Die Untersuchung kann durch die Bauchdecke (transabdominal) oder durch die Vagina und den Gebärmutterhals (transzervikal) vorgenommen werden. Bei der transabdominalen Untersuchung wird die Nadel, mit der das Plazentagewebe entnommen wird, durch die Bauchdecke eingeführt. Bei der transzervikalen Methode wird ein dünner Katheter durch den Gebärmutterhals eingeführt. Normalerweise entscheidet der Arzt, welche Methode gewählt wird. In sehr wenigen Fällen kann die Untersuchung wegen der Lage der Plazenta nicht durchgeführt werden, In diesem Fall können Sie ab der 15. Schwangerschaftswoche eine Fruchtwasseruntersuchung vornehmen lassen. Die Chorionzottenbiopsie ist in den meisten Fällen nicht schmerzhaft. Eventuell bekommen Sie Krämpfe, die Menstruationsschmerzen ähneln. Die Biopsie ist normalerweise nicht unangenehmer als eine Blutentnahme. Einige Ärzte verabreichen vor der transabdominalen Untersuchung eine geringfügige lokale Betäubung. Wenn Sie einen negativen Rhesusfaktor haben, bekommen Sie im Anschluss eine Anti-D-Prophylaxe, damit keinerlei Schwangerschaftskomplikationen auftreten.

Ihr Baby Die Nadel bzw. der Katheter berührt Ihr Baby nicht. Die Untersuchung erfolgt unter Ultraschallüberwachung. Der Arzt weiß immer, wo sich die Nadel befindet. Ihr Baby wird durch die Untersuchung normalerweise nicht beeinträchtigt.

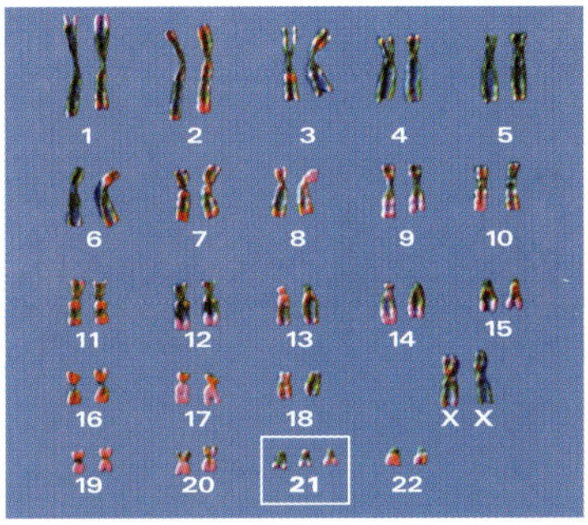

Der Chromosomensatz *eines Babys mit Down-Syndrom weist ein zusätzliches 21. Chromosom auf. Normalerweise hat jede Zelle 23 Chromosomenpaare.*

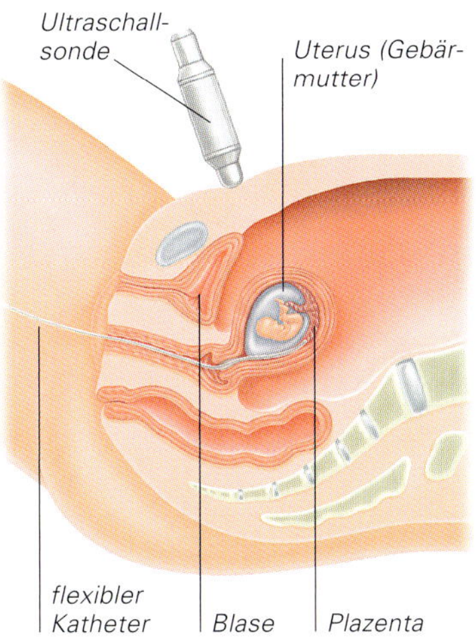

Transzervikale Chorionzottenbiopsie *Plazentagewebe wird mithilfe eines dünnen Katheters entnommen.*

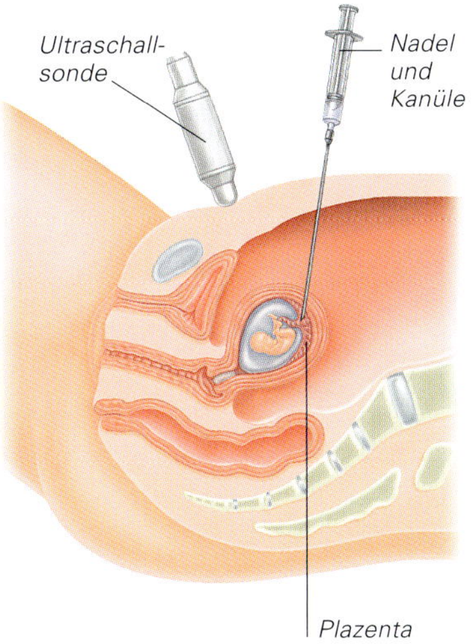

Transabdominale Chorionzottenbiopsie *Eine Nadel wird durch die Bauchdecke eingeführt, um Gewebe zu entnehmen.*

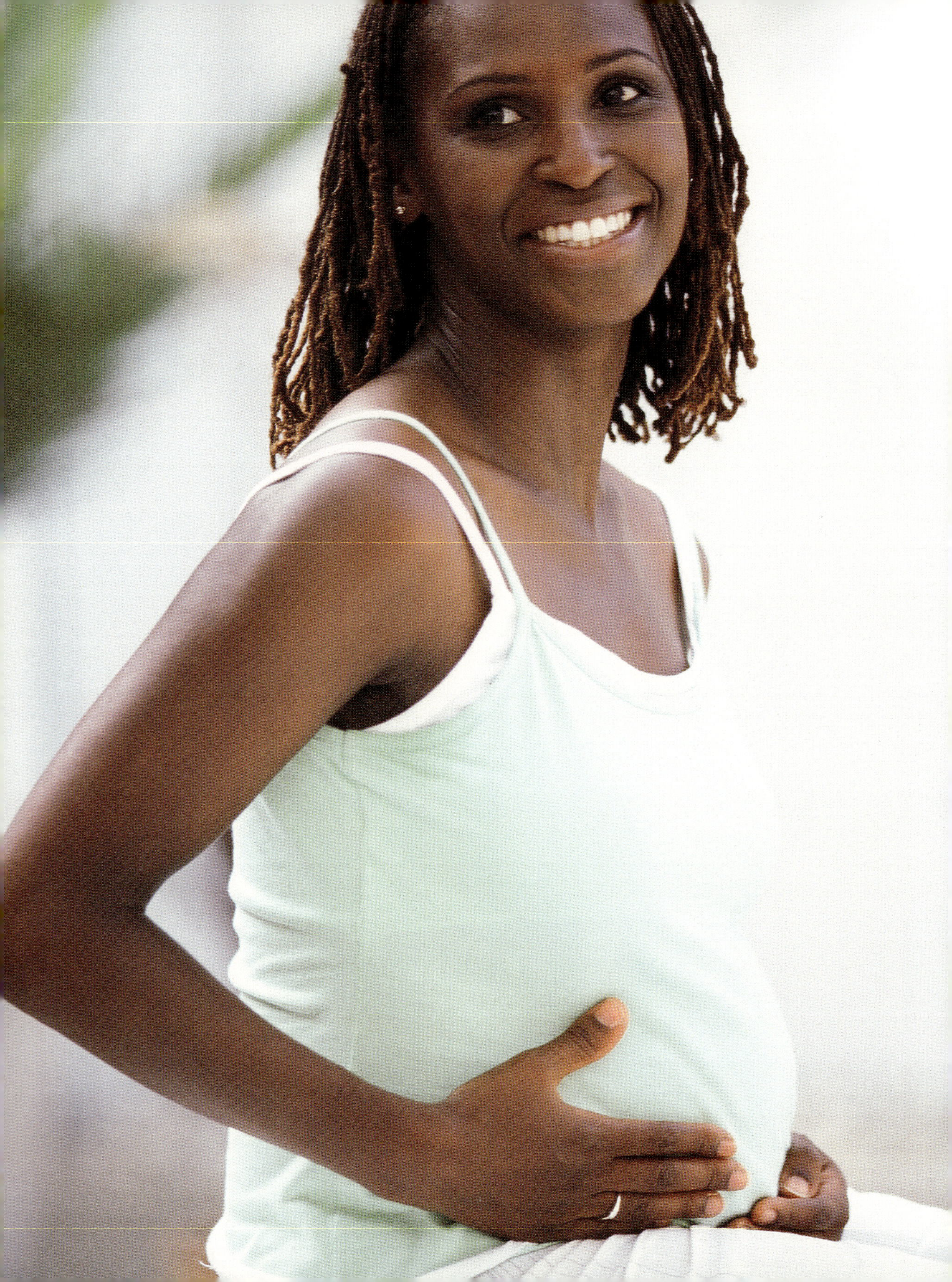

DAS ZWEITE TRIMESTER

Jetzt kehrt Ihre Kraft zurück und meist klingt auch die Übelkeit ab. Ihr Bauch wächst – man sieht Ihnen allmählich an, dass Sie schwanger sind. Für viele Frauen sind diese Monate die schönsten der Schwangerschaft.

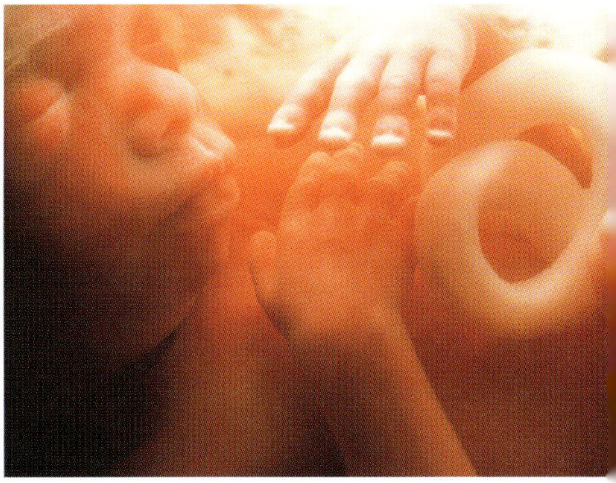

Dieser fünf Monate alte Fetus *sieht schon voll entwickelt aus, er hat ausgeprägte Gesichtszüge und winzige Finger. Auf dem Bauch ist die zusammengerollte Nabelschnur zu erkennen.*

IHRE GEFÜHLE

Jetzt können Sie die Zeit mit Ihrem Partner wieder genießen und Dinge unternehmen, zu denen Sie sich in den letzten drei Monaten nicht in der Lage fühlten. Sobald Ihr Appetit und Ihre Energie wiederkehren, wollen Sie wieder mehr Zeit mit Freunden und der Familie verbringen.

Ihre Kleidung wird Ihnen allmählich zu eng. Auch wenn Sie möglichst lange auf Umstandskleidung verzichten wollten, merken Sie vielleicht, dass Ihnen keine andere Wahl bleibt.

Im Beruf haben Sie jetzt wahrscheinlich genug Antrieb, um all das nachzuarbeiten, was in den letzten Monaten liegen blieb. Sie sind noch nicht bereit, alles langsamer anzugehen.

Wahrscheinlich werden keine Komplikationen auftreten, aufgrund derer Sie sich krankschreiben lassen müssen. Trotzdem sollten Sie Ihre Arbeit gut organisieren und darauf vorbereitet sein, Verantwortlichkeiten abzugeben, falls das in der zweiten Hälfte dieses Trimesters nötig sein sollte. Dies betrifft vor allem Frauen, die Zwillinge oder Drillinge erwarten. Das zweite Schwangerschaftsdrittel ist eine gute Zeit für alle möglichen Aktivitäten. Sie haben genug Kraft für lange Spaziergänge oder um Tanzen zu gehen.

In dieser Zeit machen Sie sich häufiger Gedanken über die Gesundheit Ihres Babys, z. B. wenn Sie auf die Ergebnisse des Blutserum-Screenings und der Fruchtwasseruntersuchung warten.

IHR BABY

Zu Beginn dieses Trimesters ist Ihr Baby schon weit entwickelt. Es wächst schnell und seine Bewegungen werden nun so heftig, dass Sie sie spüren können. Das Baby beginnt, Fruchtwasser zu »atmen«, was zur Entwicklung der Lunge beiträgt. Es wird in Form von Urin ausgeschieden. Am Ende dieses Trimesters hat sich das Gehör Ihres Babys soweit entwickelt, dass es Musik und Ihre Stimme hören kann. Die äußeren Genitalien sind ausgebildet. Bei einer Ultraschalluntersuchung kann man das Geschlecht des Babys feststellen.

Sobald Ihre **Energie zurückkehrt,** können Sie **es genießen,** wieder mehr Zeit mit Freunden, der Familie und **Ihrem Partner** zu verbringen.

Ihr Körper

Ihr Körper hat sich auf die hormonellen Veränderungen eingestellt, die Sie in der frühen Schwangerschaft erlebten. Erschöpfung und Übelkeit klingen allmählich ab. Ihre Brüste nehmen weiter an Umfang zu. Sie müssen nach wie vor mit Kurzatmigkeit und Heißhungerattacken rechnen. In diesem Trimester wächst Ihre Gebärmutter so stark, dass sie in der 20. Woche die Höhe des Nabels erreicht.

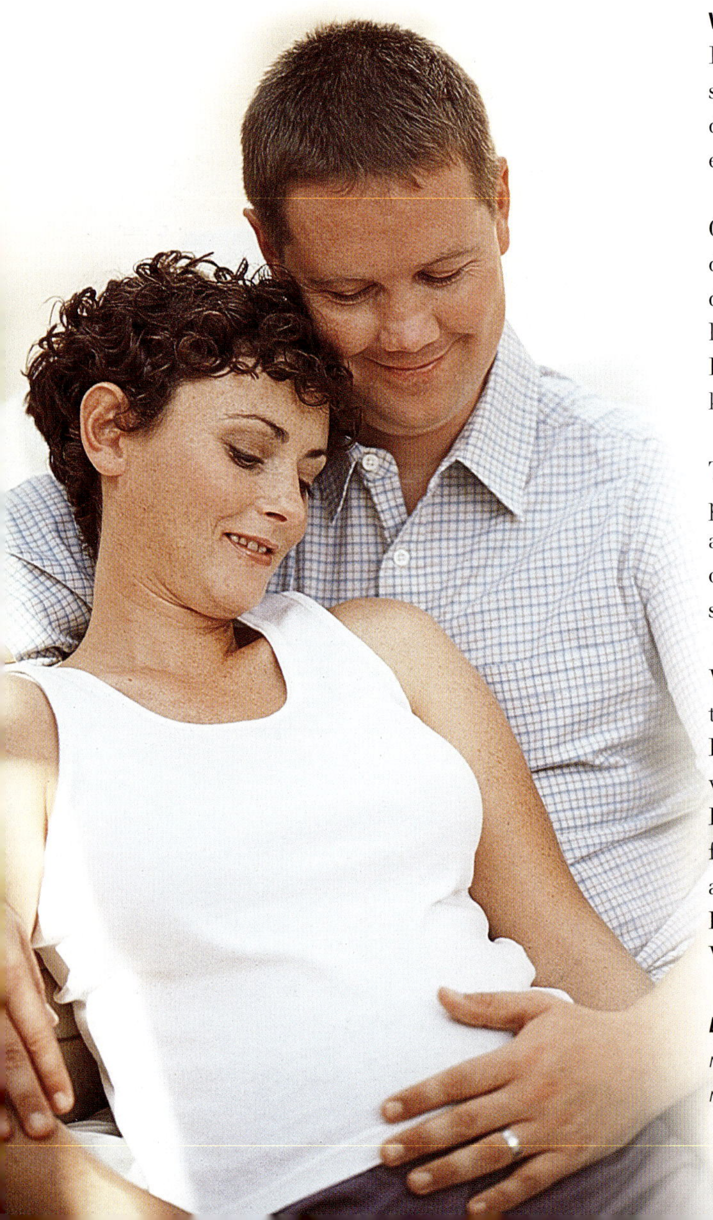

WIE SICH IHR KÖRPER VERÄNDERT

Ihre Brüste nehmen weiter an Umfang zu, damit sie später Nahrung für das Baby bereitstellen können, doch sie sind nun nicht mehr so empfindlich wie im ersten Trimester.

Ihr Appetit ist nun vermutlich sehr groß, weil Ihre Gebärmutter noch nicht auf Magen und Brustkorb drückt. Die Übelkeit, die Sie im ersten Trimester davor bewahrte, stark zuzunehmen, ist wahrscheinlich abgeklungen. Rechnen Sie damit, nicht nur am Bauch zuzunehmen, sondern z.B. auch an Oberschenkeln und Hüften.

Falls Sie im ersten Trimester noch nicht mit einem Training begonnen haben, ist nun der perfekte Zeitpunkt, ein Fitnessprogramm anzufangen oder wieder aufzunehmen (S. 70–71). Betreiben Sie jede Aktivität ohne allzu große Anstrengung, damit Sie Ihre elastischer gewordenen Bänder und Gelenke schützen.

Weit verbreitete Probleme Gegen Ende des zweiten Trimesters können rund um die Gebärmutter Bänderschmerzen auftreten. Mit steigendem Gewicht wird auch das Risiko für Rückenschmerzen größer. Da Rückenschmerzen mit zunehmendem Alter häufiger sind, sollten Frauen über 35 besonders darauf achten, Ihren Rücken vor Belastung zu schützen. Probleme mit Harninkontinenz (dem unwillkürlichen Verlust von Urin) setzen oft im zweiten Trimester ein

Die Aufregung, *die Bewegungen Ihres Babys zu spüren, können Sie nun mit Ihrem Partner teilen. Die meisten Frauen beginnen Ihr Baby etwa um die 20. Woche herum wahrzunehmen.*

Wie viel Gewichtszunahme ist gesund?

Die Gewichtszunahme während der Schwangerschaft sollte kontrolliert werden. Die Empfehlungen, wie viel Sie in der Schwangerschaft zunehmen sollten, lauten wie folgt: Frauen, die vor der Schwangerschaft normalgewichtig sind, sollten 11 bis 16 kg zunehmen; 16 kg, falls sie Zwillinge erwarten. Untergewichtige Frauen sollten 13 bis 18 kg zunehmen, und übergewichtige Frauen sollten anstreben, nur zwischen 7 und 11 kg mehr auf die Waage zu bringen.

und sind bei Frauen über 35 stärker verbreitet als bei jüngeren Frauen (S. 103).

DIE BEWEGUNGEN DES BABYS SPÜREN

Es ist eine unglaubliche Erfahrung, wenn Sie zum ersten Mal bewusst Ihr Baby wahrnehmen. Dies ist der Beginn der emotionalen Verbindung zwischen Ihnen beiden.

Wann nehmen Sie Ihr Baby wahr? Dies hängt von Ihrer Erfahrung mit Schwangerschaften, Ihrem Körpergewicht und der Lage der Plazenta ab. Frauen, die bereits schwanger waren, nehmen die Bewegungen Ihres Babys ein bis zwei Wochen früher wahr als Erstgebärende. Falls die Plazenta an der Vorderwand der Gebärmutter liegt, wirkt sie wie ein Kissen zwischen Ihnen und dem Baby. Daher ist es unwahrscheinlich, dass Sie früh in der Schwangerschaft bemerken, wie sich Ihr Baby bewegt. Auch Ihr Gewicht spielt eine Rolle: Das Fettgewebe der Unterhaut wirkt wie eine Isolierung zwischen Ihnen und Ihrem Kind.

Wenn Sie schon ein Kind geboren haben, sehr schlank sind und Ihre Plazenta an der Rückwand der Gebärmutter liegt, können Sie die Bewegungen Ihres Babys eventuell schon in der 14. bis 16. Woche wahrnehmen. Falls Sie eine Erstgebärende sind, die Plazenta vor der Gebärmutter liegt und/oder Ihr Körpergewicht etwas höher ist, kann es sein, dass Sie bis zur 22. bis 24. Woche keine Bewegungen spüren. Ihr Arzt fragt Sie zwischen der 18. und 20. Woche, ob Sie Bewegungen wahrnehmen. Falls Sie bis dahin noch nichts gespürt haben, brauchen Sie nicht nervös zu werden. Die meisten Frauen haben um die 20. Woche herum eine Ultraschalluntersuchung, bei der sich zeigen wird, dass sich Ihr Baby bewegt, auch wenn Sie davon noch nichts bemerken.

ANHALTENDE ÜBELKEIT

Bei den meisten Frauen klingt die Übelkeit gegen Ende des ersten Trimesters ab. Wenn Sie im ersten Trimester stark von Übelkeit geplagt wurden, haben Sie ein Risiko von 25 Prozent, dass Ihnen noch in der 20. Woche manchmal schlecht ist. Die Übelkeit nimmt aber mit Fortschreiten der Schwangerschaft langsam ab. Nur ein kleiner Prozentsatz an Frauen hat die ganze Schwangerschaft über gegen Übelkeit zu kämpfen. Mit Medikamenten (S. 39) und anderen Maßnahmen können Sie das Risiko für eine anhaltende Übelkeit verringern. Bei einigen Frauen ist die Übelkeit die Folge von Rückfluss des sauren Mageninhalts in die Speiseröhre (Reflux), der sich während der Schwangerschaft verschlimmert. Falls die Übelkeit nach einem brennenden Schmerz im Brustkorb (Sodbrennen) auftritt oder wenn sie von Aufstoßen begleitet wird, kann eine Behandlung mit einem Säure bindenden Medikament (Antazidum) helfen.

Inzwischen wissen Sie bestimmt, welche Gerüche oder Lebensmittel bei Ihnen Übelkeit verursachen. Meiden Sie diese Auslöser. Auch lockere Kleidung kann dazu beitragen, Übelkeit zu verringern.

Wenn Sie **schon einmal schwanger waren, spüren** Sie die Bewegungen Ihres Babys wahrscheinlich **früher** als **Erstgebärende.**

Ihre Gefühle

Das zweite Trimester bringt viele willkommene Veränderungen mit sich. Die Hormonspiegel stabilisieren sich und Sie fühlen sich besser. Sie haben wieder mehr Energie und die morgendliche Übelkeit klingt ab. Ihre Gefühle werden wieder berechenbarer, und Sie bekommen eine positivere Einstellung. Jetzt können Sie die Schwangerschaft normalerweise richtig genießen.

DIE BEWEGUNGEN IHRES BABYS SPÜREN

Die meisten Frauen nehmen irgendwann im zweiten Trimester erstmals die Bewegungen ihres Babys wahr. Zunächst sind sie allerdings kaum zu spüren. Vielleicht fällt Ihnen gar nichts auf, vor allem, wenn Sie viel zu tun haben, und deshalb abgelenkt sind. Doch je mehr Ihr Baby wächst, desto offenkundiger werden auch seine Bewegungen, und Sie stellen vielleicht einen Zusammenhang zwischen Ihren Aktivitäten und den Bewegungen Ihres Babys her. Die meisten Mütter berührt es sehr, wenn sie erleben, wie sich ihr Baby zum ersten Mal bewegt.

Nehmen Sie sich Zeit, um sich auf Ihr Baby zu konzentrieren. Gut geeignet dafür ist der späte Abend, wenn Sie zu Bett gegangen sind – Ihr Baby braucht vielleicht etwas länger als Sie, um zur Ruhe zu kommen, und bietet Ihnen so eine gute Gelegenheit, seine Bewegungen zu spüren. Dadurch kann sich ein Zusammengehörigkeitsgefühl entwickeln, das sehr hilfreich ist, wenn Sie der Mutterschaft zunächst mit gemischten Gefühle entgegengesehen haben.

UNERWÜNSCHTE AUFMERKSAMKEIT

In diesem Trimester wird es offenkundig, dass Sie schwanger sind. Die meisten Frauen können sich nicht vorstellen, warum so viele Menschen – sogar Fremde – nicht widerstehen können, ungebeten ihren Bauch zu berühren. Jede Frau empfindet dies anders. Einige Frauen genießen die physische Aufmerksamkeit. Wenn Sie es jedoch nicht mögen, sollten Sie Grenzen setzen. Ganz gleich, ob Sie schwanger sind oder nicht, niemand darf Sie ohne Ihre Erlaubnis anfassen.

In dieser Phase der Schwangerschaft erhalten Sie eventuell ungebetene Ratschläge von allen Seiten – von Fremden, Ihrer Mutter, Ihrer Schwiegermutter, Kolleginnen, Nachbarinnen und anderen. Häufig sind diejenigen, die die Ratschläge erteilen, nicht auf dem neuesten Stand der Dinge, sondern geben das veraltete Wissen weiter, das gültig war, als sie selbst schwanger waren. Dies kann das Gegenteil von dem sein, was Sie glauben, und sogar völlig falsch sein.

Versuchen Sie, ungebetene Ratschläge, die dem gesunden Menschenverstand widersprechen, zu vergessen. Denken Sie daran, dass dies Ihre Schwangerschaft ist – was richtig für Sie und Ihr Baby ist, ist Ihre Sache und die Ihres Partners. Falls Sie etwas von dem, was man Ihnen gesagt hat, interessant oder beunruhigend finden, besprechen Sie es mit Ihrem Arzt oder Ihrer Hebamme.

Erstmals zu spüren, wie sich das Baby bewegt, löst oft **starke Gefühle** aus.

ANGST VOR TESTERGEBNISSEN

Schwangeren Frauen über 35 werden häufig mehr medizinische Tests angeboten als jüngeren, und tatsächlich gibt es bei Frauen in dieser Altersgruppe ein höheres Komplikationsrisiko. Über dieser Tatsache vergisst man jedoch leicht, dass die überwiegende Mehrheit der Frauen über 35 problemlose Schwangerschaften erlebt und gesunde Babys zur Welt bringt.

Wenn es keine speziellen medizinischen Probleme gibt, die eine größere Besorgnis rechtfertigen, sollten Sie davon ausgehen, dass Sie und Ihr Baby völlig gesund sind.

Falls Sie wegen der Tests und der Testergebnisse Befürchtungen haben, kann es hilfreich sein, sich die Ängste einzugestehen, um sie in den Griff zu bekommen. Das Sammeln von medizinischen Informationen, insbesondere über den geplanten Test – z.B. im Internet oder in einer Bibliothek – kann dazu beitragen Ängste abzubauen. Geben Sie Ihrer Hebamme bzw. Ihrem Arzt die Gelegenheit, Ihnen zu erklären, wie jeder Test funktioniert, warum er notwendig sein kann, ob es andere Optionen gibt und wie verlässlich der Test ist. Eine fähige Hebamme bzw. ein fähiger Arzt freut sich über Schwangere, die sich aktiv beteiligen. Sorgen Sie deshalb dafür, dass Sie sich in den Händen eines kompetenten und Sie unterstützenden Teams befinden.

Es ist ganz normal, sich wegen besorgniserregender Testergebnisse Sorgen zu machen. Schließlich kann sich Ihr Leben drastisch verändern, falls man bei Ihnen oder Ihrem Baby ernsthafe Gesundheitsprobleme feststellt. Sicherlich ist es hilfreich, im Vorhinein alle Optionen zu betrachten und darüber nachzudenken, was Sie tun würden, falls ein Testergebnis ungünstig ausfallen sollte, und mit Ihrem Partner darüber zu sprechen. Einige Frauen haben das Gefühl, die Situation besser unter Kontrolle zu haben, wenn sie glauben, auf das Schlimmste vorbereitet zu sein. Denken Sie immer daran: Egal wie viele oder wie wenige Tests vorgenommen werden, das Warten auf die Ergebnisse kann überaus zermürbend sein, aber in den meisten Fällen gibt es keinen Grund, weswegen man sich Sorgen machen müsste.

Unterstützung bekommen Wenn Sie Ihre Ängste zum Ausdruck bringen können, kann das schon reichen, damit Ihre Nervosität geringer wird und Sie die Sache von einem realistischen Blickwinkel aus betrachten. Sprechen Sie mit Ihrem Partner, mit Familienangehörigen und mit Freundinnen, die bereits eine Schwangerschaft hinter sich gebracht haben, insbesondere, wenn sie dabei auch über 35 waren. Eine derartige Unterstützung kann das Warten auf die Testergebnisse erleichtern.

Umstandskleidung

Ihre normale Kleidung wird Ihnen nun zu eng – Sie müssen sich Umstandskleidung zulegen. Viele Frauen verabscheuen Umstandskleidung, weil viele Kleider für Schwangere ziemlich unmodisch sind. In der Schwangerschaft gut auszusehen, hebt Ihre Stimmung und hilft Ihnen, zuversichtlich zu sein, während Sie sich auf die vielen Veränderungen in Ihrem Leben einstellen. Kaufen Sie deshalb Ihre Schwangerschaftsgarderobe überlegt ein. Die folgenden Tipps sind hilfreich:

- Denken Sie bei der Anprobe von Umstandskleidung daran, dass Sie wahrscheinlich bis zum Ende der Schwangerschaft noch weiter zunehmen und dass die Gewichtszunahme nicht auf Ihren Bauch beschränkt bleibt.
- Denken Sie an den Wechsel der Jahreszeiten während Ihrer Schwangerschaft und kaufen Sie entsprechend ein.
- Falls Ihre Finanzen begrenzt sind, investieren Sie in einige Stücke von hoher Qualität und suchen Sie in Second-Hand-Läden nach weiteren Teilen. Fragen Sie Freundinnen, die schon Kinder haben, nach abgelegten Kleidungsstücken. Man kann viel Geld sparen, wenn man untereinander Umstandskleidung austauscht.
- Einige dunkle Röcke und Hosen aus verschiedenen Stoffen, eine Jeans für Schwangere und zwei oder drei bequeme Blusen und T-Shirts bilden eine gute Grundausstattung, die bei Bedarf erweitert werden kann.
- Eventuell schwitzen Sie während der Schwangerschaft mehr. Kaufen Sie Kleidung, die sich mit der Maschine waschen lässt, besonders, wenn Ihre Garderobe nicht so umfangreich ist.

Partner und Freunde

In den körperlich weniger anstrengenden Monaten des zweiten Schwangerschaftsdrittels wird auch die Beziehung zu Ihrem Partner wieder sorgenfreier, und Sie können es genießen, werdende Eltern zu sein. Wahrscheinlich möchten Sie jetzt auch wieder mehr mit Freunden unternehmen.

MEHR ZEIT MIT IHREM PARTNER VERBRINGEN

Da Ihre Kräfte zurückgekehrt sind und die morgendliche Übelkeit nachlässt, ist der Stress der ersten Monate schnell vergessen. Nutzen Sie diese Phase – nehmen Sie sich Zeit füreinander. Falls Sie Ihr erstes Kind erwarten, denken Sie daran, dass die Geburt des Babys Ihrer beider Leben für immer verändern wird. Genießen Sie deshalb die letzte Zeit der jetzigen Lebensphase und bereiten Sie sich auf die folgende vor.

Mit Ihren Kindern sprechen

Nach dem schwierigen ersten Trimester sollten Sie nun wieder mehr Zeit mit Ihren Kindern verbringen. Kleine Kinder brauchen das Gefühl, dass es Ihnen wieder gut geht, und die Bestätigung, dass sie den Stress nicht verursacht haben. Dies ist auch die Gelegenheit, ihnen mitzuteilen, dass sie ein Geschwisterchen bekommen.

Wenn Sie Ihr Kind ermutigen, die Bewegungen des Babys zu ertasten, merkt es, dass es mit einbezogen wird. Kleine Kinder wollen eine Bestätigung, dass sie der erfahrene große Bruder oder die große Schwester des Babys werden.

Auch ältere Kinder profitieren davon, wenn sie wieder mehr Zeit mit Ihnen verbringen können. Mit fortschreitender Schwangerschaft genieren sie sich vielleicht, dass jeder sehen kann, dass ihre Eltern sexuell aktiv sind. Sie befürchten eventuell auch, ständig als Babysitter eingesetzt zu werden.

Ermuntern Sie Ihr Kind, über seine Gefühle in Bezug auf das Baby zu sprechen. Tun Sie alles, was Sie können, um Ihr Kind auf die Veränderung vorzubereiten.

Sex Er macht mehr Spaß denn je. Die körperlichen Veränderungen der Schwangerschaft betreffen nicht nur den wachsenden Bauch. Ihre Brüste werden größer und Ihre Brustwarzen dunkler – Ihr Partner wird diese Veränderungen vielleicht besonders genießen. Ihre Brustwarzen werden empfindlicher, sodass die Berührung Ihres Partners noch angenehmer für Sie ist. Außerdem schwellen Ihre Schamlippen und Ihre Klitoris leicht an und sie sind leichter erregbar.

> Die gemeinsame Vorbereitung auf Ihr Baby ist das Erste, was Sie **zusammen als Eltern** erleben.

Frauen sind häufig stärker erregt und erreichen ihren Höhepunkt in der Schwangerschaft schneller. Sie sind empfänglicher für ihre Partner. Durch die vermehrte Scheidenfeuchtigkeit ist sicher gestellt, dass die Penetration ein besonders lustvolles Erlebnis ist.

Sich unattraktiv fühlen Manchen Frauen fällt es schwer, sich an ihren wachsenden Bauchumfang zu gewöhnen, und sie fühlen sich in Umstandskleidung unattraktiv. Versuchen Sie einfach, Ihre größere Üppigkeit zu genießen. Denken Sie daran, dass eine Schwangerschaft äußerst weiblich ist und viele Männer dies sehr erregend finden. Ihr Vertrauen in Ihre eigene Sexualität kann viel dazu beitragen, auch Ihren Partner zu erregen.

Bei so vielen neuen Möglichkeiten, um mehr Spaß am Sex zu haben, wäre es schade, wenn Sie sich auf negative Gefühle konzentrieren würden. Versuchen Sie, die Intimität zu genießen. Vergessen Sie Ihren Bauchumfang, legen Sie die Umstandskleider ab und konzentrieren Sie sich auf Ihre sexuellen Vorzüge.

SICH DARAUF FREUEN, ELTERN ZU WERDEN

Sie erhalten die Testergebnisse und stellen höchstwahrscheinlich fest, dass sich Ihr Baby gut entwickelt. Sie spüren zudem die ersten Bewegungen Ihres Kindes. Jetzt fühlen Sie sich wahrscheinlich endlich so frei, sich von ganzem Herzen darauf zu freuen, Mutter zu werden. Die Schwangerschaft wird auch für Ihren Partner real, wenn er fühlen kann, wie sich das Baby im Bauch bewegt.

Jetzt ist der richtige Zeitpunkt gekommen, um Pläne für Ihr Baby zu schmieden, denn im letzten Schwangerschaftsdrittel wird Ihre Energie wieder abnehmen und die Tage werden mit Untersuchungen und den Vorbereitungen für das Ausscheiden aus dem Beruf ausgefüllt sein. Sie können sich jetzt Namen für Ihr Baby überlegen, die Kinderbetreuung planen und die ersten Ausstattungsstücke für das Baby kaufen. Manchmal haben Verwandte alte Babymöbel aufbewahrt, die noch restauriert werden müssen. Alle Arbeiten, bei denen Substanzen wie Verdünner, Abbeizmittel und Farbe verwendet werden, sollte allerdings Ihr Partner übernehmen. Das gemeinsame Planen und Vorbereiten für das Kind wird Ihrem Partner helfen sich einbezogen zu fühlen.

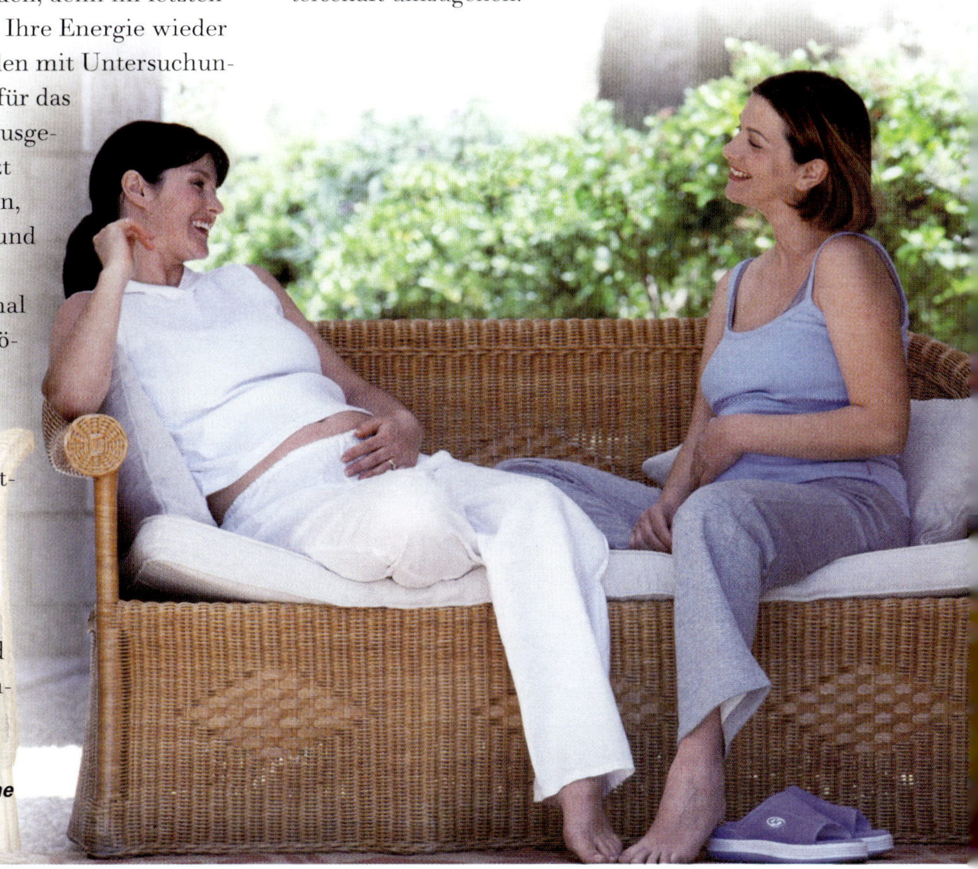

Nutzen Sie Ihre wiedergewonnene Energie, *um sich wieder öfter mit Freunden zu treffen.*

ZEIT MIT FREUNDEN VERBRINGEN

Weil Sie jetzt wieder mehr Energie haben, können Sie auch wieder mehr Zeit mit Freunden und Familienangehörigen verbringen. Nun ist vielleicht der richtige Zeitpunkt gekommen, sie über Ihre Schwangerschaft zu informieren. Viele dieser Beziehungen werden sich mit der Geburt Ihres Babys ändern. Nutzen Sie deshalb die Gelegenheit, Ihre sozialen Kontakte zu pflegen.

Möglicherweise stellen Sie fest, dass sich Ihre Beziehungen zu Freundinnen, die schon Kinder haben, vertiefen, weil Sie nun mehr Gemeinsamkeiten haben. Es ist außerordentlich hilfreich, jemanden zu haben, mit dem Sie Ihre Aufregung und Ihre Ängste teilen können. Wenn Sie praktische Ratschläge erhalten und andere Mütter mit ihren Kindern beobachten, wird Ihnen das helfen, entspannter mit Ihrer eigenen Mutterschaft umzugehen.

Ihr Beruf

Für viele Frauen ist die Arbeit im zweiten Drittel der Schwangerschaft am angenehmsten. Sie haben wieder mehr Energie als in den ersten Monaten, und Sie fühlen sich vielleicht eher geneigt, auch größere Herausforderungen in Angriff zu nehmen. Sie können den Lohn dafür ernten, wenn Sie später Ihre Arbeit wieder aufnehmen, aber achten Sie darauf, sich nicht zu überanstrengen.

IHRE ENERGIE BEWAHREN

Nach der enormen Müdigkeit im ersten Trimester fühlen Sie sich jetzt vermutlich befreit, weil Sie sich wieder leichter bewegen und besser konzentrieren können. Sie sind eventuell versucht, alles, was Sie zu Beginn Ihrer Schwangerschaft nicht bewältigen konnten, nun in Angriff zu nehmen.

Nutzen Sie diesen Energieschub, so lange er im Rahmen bleibt – wenn Sie jetzt viel arbeiten, wird dies bei Ihrem Arbeitgeber einen guten Eindruck machen. Das erleichtert es ihm, auf Ihre Bedürfnisse einzugehen, wenn Sie gegen Ende der Schwangerschaft nicht mehr ganz so leistungsfähig sind oder wenn Sie später wieder in den Beruf zurückkehren. Doch achten Sie auf die Signale Ihres Körpers und übertreiben Sie nicht. Setzen Sie Prioritäten, erledigen Sie die wichtigsten Dinge zuerst.

AUF DAS WOHLBEFINDEN ACHTEN

Achten Sie darauf, dass Ihr Bürostuhl Ihren Rücken gut abstützt und dass Ihr Schreibtisch richtig aufgestellt ist. Wenn Sie am Computer arbeiten, prüfen Sie, ob die Höhe Ihres Stuhls in Relation zum Bildschirm richtig eingestellt ist, damit Sie keine Nacken- und Rückenschmerzen bekommen. Ein Handgelenkschoner erleichtert die Handhabung der Computertastatur. Wenn Sie bei der Arbeit viel stehen müssen, machen Sie regelmäßig Pausen und erkundigen Sie sich, ob Sie im Sitzen arbeiten dürfen. Tragen Sie bequeme Kleidung und Schuhe.

Reisen Falls Ihr Beruf mit Reisetätigkeit verbunden ist, fällt Ihnen das im zweiten Drittel der Schwangerschaft am leichtesten, besonders zwischen der 18. und 24. Woche, wenn das Komplikationsrisiko außerordentlich gering ist. Es ist sehr wichtig, dass Sie viel Wasser trinken, um eine Dehydrierung zu vermeiden, die die Durchblutung bei Ihrem Baby beeinträchtigen kann und Sie dem Risiko aussetzt, eine Thrombose (Blutgerinnsel) in den Beinen zu bekommen. Stehen Sie regelmäßig auf, um die Beine zu strecken. Falls Sie mit dem Auto unterwegs sind, halten Sie regelmäßig an, um die Blase zu entleeren, und gehen Sie auch kurz bevor Sie ein Flugzeug besteigen noch einmal auf die Toilette.

Damit das Reisen per Flugzeug etwas bequemer ist, fragen Sie beim Check-in nach einem Sitzplatz mit größerer Beinfreiheit und bitten Sie um ein zusätzliches Kissen, damit Ihr Rücken während des Flugs abgestützt ist. Machen Sie sich wegen der Röntgenstrahlen bei der Sicherheitskontrolle keine Sorgen. Sie sind für Ihr Baby nicht schädlich.

Planungen für die **Elternzeit** oder Ihr **Leben, nachdem Sie mit der Arbeit aufgehört haben,** können **sehr aufregend** sein.

DIE ELTERNZEIT PLANEN

Wenn Sie vorhaben, später wieder an Ihre Arbeitsstelle zurückzukehren, müssen Sie über die Dauer der Elternzeit nachdenken. In Deutschland gibt es die Möglichkeit im Anschluss an den Mutterschutz bis zu drei Jahre Elternzeit in Anspruch zu nehmen (S. 15).

Die Mutterschutzfrist in Anspruch nehmen

Die Mutterschutzfrist beträgt insgesamt ungefähr 14 Wochen. In Deutschland ist es nicht möglich, vor der Entbindung länger zu arbeiten, um sich danach länger um das Baby kümmern zu können: Die Mutterschutzfrist ist in einen Zeitraum vor dem errechneten Geburtstermin (sechs Wochen) und in einen nach der Entbindung (acht Wochen) aufgeteilt. Wenn Sie feiwillig auf einen Teil der sechs Wochen verzichten, können Sie diesen nicht hinten anhängen. Sind Sie unsicher, ob Sie nach der Mutterschutzfrist sofort wieder arbeiten oder sich weiter ganz um Ihr Baby kümmern wollen, haben Sie nach der Entbindung zwei Wochen Zeit, sich das zu überlegen.

DIE ARBEIT AUFGEBEN

Den Beruf nach der Geburt eines Kindes aufzugeben, ist eine Entscheidung, die Ihr Leben verändern wird.

Was man beachten muss Falls Sie darüber nachdenken, Ihre Arbeit aufzugeben, beziehen Sie die folgenden Punkte in Ihre Überlegungen ein: Sie werden keinen Umgang mit Ihren Kollegen mehr haben, Sie werden die finanzielle Sicherheit und Freiheit, die Ihr Einkommen bietet, verlieren und keinen regelmäßigen Tagesablauf haben. Falls Sie Ihre Identität stark über Ihren Beruf definieren, werden Sie möglicherweise damit zu kämpfen haben. Darüber hinaus stellen Sie vielleicht fest, dass Sie keine Vollzeitmutter sein möchten, und auf lange Sicht sind Sie vielleicht glücklicher, wenn Sie weiterarbeiten – Sie können auch Teilzeit arbeiten. Warten Sie mit der endgültigen Entscheidung, bis Sie in der Mutterschutzfrist bzw. in der Elternzeit sind. So können Sie ausprobieren, ob das Leben zu Hause mit einem Baby, um das Sie sich rund um die Uhr kümmern, wirklich das Richtige für Sie ist.

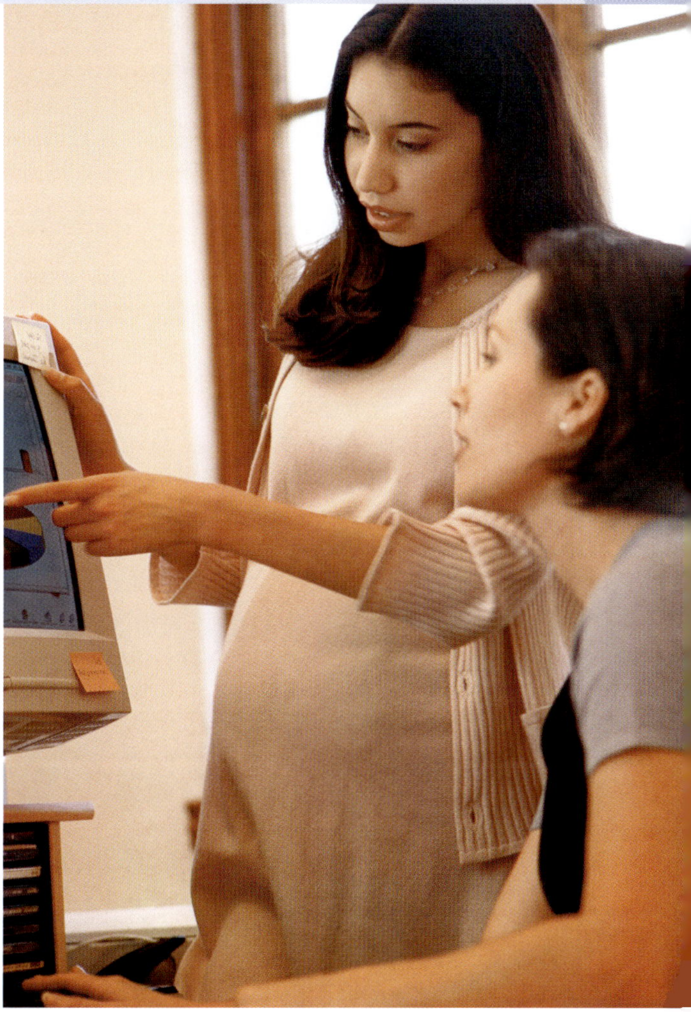

***Bequeme Kleidung und Schuhe** helfen Ihnen, bei der Arbeit konzentriert zu bleiben und Ihre Energie zu bewahren. Die Ausgaben für eine angemessene Umstandskleidung lohnen sich.*

Es ist Ihre Entscheidung Manchmal wird die Entscheidung, die Arbeit aufzugeben oder weiterzuarbeiten, unter einem enormen äußeren Druck getroffen. Manche Männer ermutigen ihre schwangeren Frauen, ihre Arbeit aufzugeben, damit sie sich selbst ganz auf ihre eigene Karriere konzentrieren können, ohne Kompromisse wegen der Kinderbetreuung machen zu müssen. Umgekehrt gelangen aber auch manche Frauen, die lieber zu Hause bei ihren Kindern bleiben möchten, zu dem Entschluss, ihre Arbeit aus finanziellen Gründen wieder aufzunehmen.

Fitness

Oft kann man erst, wenn Übelkeit und Müdigkeit nachgelassen haben ein Trainingsprogramm beginnen bzw. eines fortsetzen, das man vor der Schwangerschaft gewohnt war. Die Übelkeit nimmt im zweiten Trimester ab – dies ist der ideale Zeitraum, um zu trainieren.

EMPFOHLENE SPORTARTEN

Wählen Sie Ausdauersportarten mit minimalem Verletzungsrisiko, wie Walking oder Training auf dem Fahrradergometer. Achten Sie auf die richtige Pulsfrequenz (S. 47). Trainieren Sie mit mäßiger Intensität. Je größer Ihr Baby wird, desto mehr spüren Sie seine Bewegungen während des Trainings und direkt danach. Babys haben oft Lieblingsaktivitäten, planen Sie deshalb häufiger Sportarten ein, die Ihrem Baby Spaß machen!

IHRE SICHERHEIT

Während des zweiten Trimesters fühlen sich wahrscheinlich viel leistungsfähiger, doch denken Sie daran, dass körperliche Aktivität Ihren Körper anstrengt und übertriebenes Training Ihrem Baby schaden kann. Wenn Sie trainieren, stehen Ihre Bedürfnisse mehr im Mittelpunkt als die Ihres Babys. Der Blutfluss wird zu den Muskeln geleitet, die am meisten arbeiten, und das kann die Blutzufuhr für Ihr Baby verringern. Wenn Sie sehr intensiv Sport treiben und sich sehr anstrengen, kann es sein, dass Ihr Baby nicht mehr mit ausreichend Blut versorgt wird. Empfehlenswert ist es, mit mäßiger Intensität zu trainieren – so, dass es Sie etwas anstrengt.

IDEALE AKTIVITÄTEN FÜR DAS ZWEITE SCHWANGERSCHAFTSDRITTEL

	Vorteile und Empfehlungen	Häufigkeit und Dauer
Wandern und flottes Walking	Wandern hält ihr Herz gesund. Wenn Sie in der Natur wandern, tanken Sie Energie. Auch ein flotter Spaziergang während der Mittagspause ist ein gutes Training; er gibt Ihnen Kraft für den Nachmittag.	Mindestens viermal pro Woche. Setzen Sie sich eine Dauer von 30 Minuten als Ziel.
Fahrradergometer	Der Wechsel vom Fahrrad auf ein Fahrradergometer kann Sie vor Stürzen schützen, wenn Ihr Gleichgewichtssinn unzuverlässiger wird. Zudem können Sie die Dauer des Trainings besser kontrollieren.	Vier- oder fünfmal pro Woche, falls es Ihr einziges Training ist. Zwischen 30 und 45 Minuten.
Crosstrainer	Wenn Sie statt zu Joggen auf einem Crosstrainer trainieren, entlasten Sie Bauch, Lendenwirbelsäule und Beckenbodenmuskeln.	Vier- bis fünfmal pro Woche, falls es Ihr einziges Training ist. Zwischen 30 und 45 Minuten.
Abgeändertes Bauchmuskeltraining	Verzichten Sie auf Bauchpressen. Trainieren Sie in Seitenlage oder gehen Sie mit Händen und Knien auf den Boden und machen Sie einen Katzenbuckel. Verwenden Sie einen Gymnastikball (siehe rechte Seite).	Drei Übungsblöcke mit je acht bis zehn Wiederholungen zwei- bis dreimal pro Woche.

Im Gleichgewicht bleiben
Ihr Schwerpunkt verschiebt sich während der Schwangerschaft. Meiden Sie Aktivitäten, für die man ein stabiles Gleichgewicht braucht, vor allem gegen Ende des zweiten Trimesters.

Hitze vermeiden Training im Freien bei heißem Wetter oder ein Entspannungsbad in heißem Wasser kann Ihre Körpertemperatur auf 39° C erhöhen – das kann sich schädlich auf die Entwicklung des Zentralnervensystems Ihres Babys auswirken. Legen Sie im Sommer Aktivitäten an frischer Luft in die kühleren Morgen- oder Abendstunden und tragen Sie Sportkleidung, die für die jeweilige Jahreszeit geeignet ist. Auf ein heißes Bad nach dem Training sollten Sie in der Schwangerschaft verzichten.

Umweltverschmutzung meiden
An verkehrsreichen Orten zu trainieren, kann die Bleimenge, die Sie einatmen, auf ein für Ihr Baby schädliches Niveau erhöhen. Meiden Sie auch unsaubere Schwimmbecken – sie erhöhen Ihr Risiko, sich eine Harnwegs- oder Pilzinfektion zuzuziehen.

Nicht auf dem Rücken liegen
Flach auf dem Rücken zu liegen verringert das Blutvolumen, dass Ihr Herz pumpt, um neun Prozent, weil das Gewicht Ihres Babys den Blutfluss von Ihren Beinen zurück zum Herzen behindert. Drehen Sie sich beim Training auf die Seite.

Vorteile eines moderaten Trainings

Regelmäßiges Training kann helfen, Schwangerschaftsbeschwerden zu lindern oder zu vermeiden.

Schutz vor Verletzungen Wenn sich Ihr Schwerpunkt verschiebt und Ihre Bänder sich entspannen, sind Sie für Gleichgewichtsprobleme und Verletzungen anfällig. Krafttraining kann dem entgegenwirken.

Verbessertes Körperbild Untersuchungen, Erschöpfung und Übelkeit können dazu führen, dass Sie sich krank fühlen. Das Training hilft Ihnen, darauf zu vertrauen, dass Ihr Körper die Schwangerschaft bewältigen kann.

Kontrollierte Gewichtszunahme Das Training hilft Ihnen, innerhalb der empfohlenen Grenzen zuzunehmen.

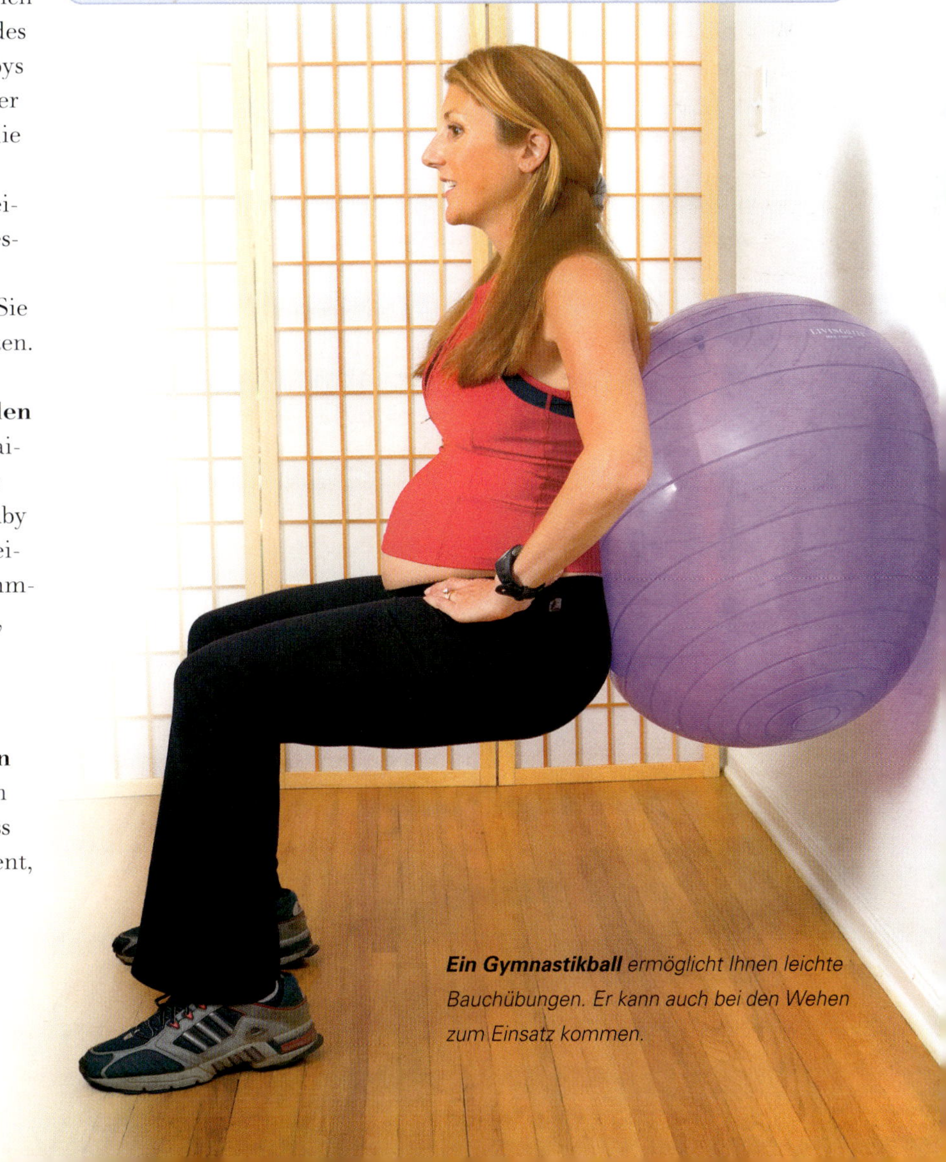

***Ein Gymnastikball** ermöglicht Ihnen leichte Bauchübungen. Er kann auch bei den Wehen zum Einsatz kommen.*

Ernährung

Vielen Frauen bringt diese Zeit die Linderung der morgendlichen Übelkeit – das Essen schmeckt ihnen wieder. Wenn sich die Veränderung nicht zu Beginn des zweiten Schwangerschaftsdrittels einstellt, haben Sie Geduld. Meist werden Sie im Lauf der nächsten Wochen eine allmähliche Verbesserungfeststellen.

Wenn Sie das Essen wieder genießen können, sollten Sie auf eine Ernährung achten, die Ihren Nährstoffbedarf deckt. Eine ausgewogene Ernährung, die auf frischen Produkten basiert, liefert eine große Bandbreite an Nährstoffen, die gut für Sie und die Entwicklung Ihres Babys sind.

Ihr Vitamin- und Mineralstoffbedarf ist in der Schwangerschaft höher als vorher, Sie sollten aber zu hohe Dosen vermeiden, insbesondere an Vitamin A und Vitamin D (S. 48).

Vitamin-C-Quellen

Ihr Vitamin-C-Bedarf verdoppelt sich in der Schwangerschaft. Die besten Quellen für Vitamin C sind die folgenden.

- Zitrusfrüchte und Beeren wie Himbeeren und Erdbeeren
- Zitrusfruchtsäfte wie Orangen- und Grapefruitsaft (ein Glas angereicherter Orangensaft liefert den Tagesbedarf an Vitamin C)
- Papaya, Guave und Kiwi
- grünes Blattgemüse wie Blumenkohl, Brokkoli, Kohl und Spinat

IHR NÄHRSTOFFBEDARF

Wenn Sie nun die Grundlage dafür schaffen, dass Sie und Ihr Baby in einem gesunden Maß an Gewicht zunehmen, ermöglichen Sie Ihrem Kind den bestmöglichen Start ins Leben und tun auch etwas Gutes für Ihre eigene Gesundheit.

Für zwei essen Sie müssen jetzt zwar mehr, aber nicht doppelt so viel wie vor der Schwangerschaft essen. Sie brauchen während der Schwangerschaft 300 kcal zusätzlich am Tag, damit das optimale Wachstum Ihres Babys gewährleistet ist. Alle zusätzlichen Kalorien werden als Fett gespeichert.

Etwa zwei bis vier zusätzliche Portionen täglich decken Ihren erhöhten Energiebedarf. 100 g fettarmer Hüttenkäse hat z. B. 90 kcal, 100 g Hühnerbrust ohne Haut 140 kcal. Berücksichtigen Sie, dass Sie eventuell den ganzen Tag über Kleinigkeiten zu sich nehmen. Eine kleine Hand voll Erdnüsse liefert 160 kcal, Müsliriegel können 160 bis 300 kcal oder mehr enthalten.

Die Menge der benötigten zusätzlichen Nahrung wird oft überschätzt. Finden Sie den Kaloriengehalt Ihrer Lieblingsnahrungsmittel und -snacks heraus und ermitteln Sie die Zahl der Portionen, die Ihren Extrabedarf decken. Nur 2 bis 4 kg des Gewichts, das in der Schwangerschaft dazukommt, sind eine tatsächliche Zunahme an Körpergewicht. Der Rest besteht aus dem Gewicht des Babys und seines Unterstützungssystems (Fruchtwasser, vergrößerte Gebärmutter, Plazenta und größere Brüste).

Die durchschnittliche Gewichtszunahme liegt bei 1 bis 2 kg im ersten Trimester, 5,5 bis 6 kg im zweiten Schwangerschaftsdrittel und 3,5 bis 4,5 kg in der letzten Phase der Schwangerschaft.

Eine ausreichende Gewichtszunahme während der Schwangerschaft verringert Ihr Risiko, ein Baby mit niedrigem Geburtsgewicht (unter 2,5 kg) auf die Welt zu bringen. Doch zu viel zuzunehmen kann das Risiko erhöhen, Schwangerschaftsdiabetes (S. 110) zu entwickeln und ein großes Baby zu bekommen. Eine übermäßige Gewichtszunahme ist oft die Ursache dafür, dass Frauen nach der Geburt übergewichtig bleiben. Je älter Sie sind, desto schwieriger ist es, das Übergewicht loszuwerden.

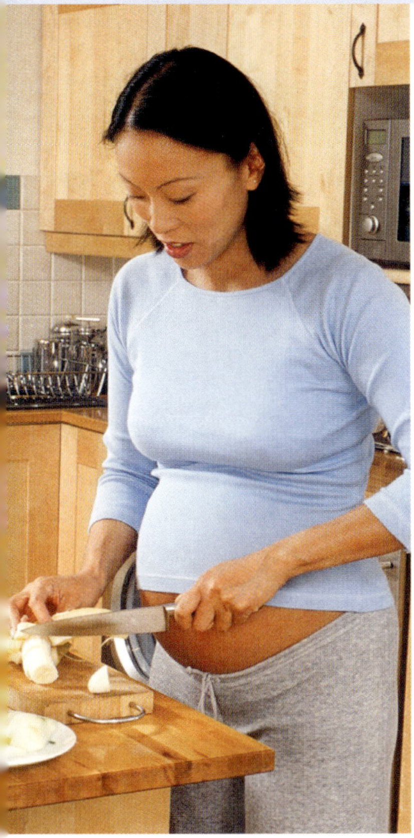

Ihre Ernährung sollte ausgewogen sein *und viele frische Produkte enthalten. Meiden Sie Fertiggerichte.*

Vitamin C Die empfohlene tägliche Vitamin-C-Zufuhr für Frauen in der Schwangerschaft beträgt 110 mg. Ein Teil davon kann über Vitaminpräparate für Schwangere aufgenommen werden, aber auch die Ernährung sollte genug Vitamin C enthalten.

Vitamin C fördert die Aufnahme von Eisen und Kalzium; beides ist für Sie und Ihr Baby außerordentlich wichtig. Man braucht es auch für viele weitere Prozesse, die im Körper ablaufen. Die besten Vitamin-C-Quellen sind Obst und Gemüse (S. 72).

HEISSHUNGERATTACKEN

Viele Frauen haben während der Schwangerschaft Heißhungerattacken. Schokolade und andere Süßigkeiten, Eiscreme, kräftig gewürzte Nahrungsmittel, Früchte und Fisch rangieren oben auf der Liste der Begehrlichkeiten, oft in ungewöhnlichen Kombinationen.

Einige Experten meinen, dass Heißhunger eine psychologische Ursache hat. Andere denken, dass die hormonellen Veränderungen, insbesondere der erhöhte Progesteronspiegel, den Heißhunger verursachen. Diese Meinung wird dadurch unterstützt, dass bei Frauen in den Wechseljahren ähnliche Erscheinungen auftreten. Das erklärt aber nicht, warum sich der Heißhunger auf so viele verschiedene Nahrungsmittel richtet. Einige nehmen an, dass das Verlangen nach einem bestimmten Lebensmittel ein Zeichen dafür ist, dass die Schwangere einen Bedarf an darin enthaltenen Nährstoffen hat. Das kann richtig sein, aber bei Süßigkeiten ist es fraglich, da sie fast nur aus Zucker bestehen.

Noch eine weitere Erklärung ist, dass emotionale Faktoren zu Heißhungerattacken beitragen. Eine Schwangerschaft hat erhebliche Auswirkungen auf Ihr Leben, und einem Verlangen nachzugeben ist emotional befriedigend.

Am wahrscheinlichsten ist es, dass ein kompliziertes Zusammenspiel von körperlichen Veränderungen, angelerntem Verhalten und emotionalen Bedürfnissen die Ursache für Heißhunger ist.

Mit Heißhungerattacken umgehen Sicher fühlen Sie sich besser, wenn Sie dem Verlangen nach bestimmten Lebensmitteln nachgeben. Doch wenn die begehrten Nahrungsmittel kalorienreich sind und schädliche Fette und Zucker enthalten, sollten Sie sich Grenzen setzen:

- Ersetzen Sie die betroffenen Nahrungsmittel durch gesündere, zumindest manchmal. Essen Sie z.B. fettarmen gefrorenen Joghurt statt Eiscreme.
- Frühstücken Sie jeden Tag. Es gibt Anhaltspunkte dafür, dass Heißhungerattacken häufiger auftreten, wenn man das Frühstück ausfallen lässt.
- Treiben Sie regelmäßig Sport. Körperliche Aktivität kontrolliert Ihren Appetit, indem sie den Blutzuckerspiegel anhebt. Das Training lenkt zudem Ihre Gedanken vom Essen ab.
- Sorgen Sie für emotionale Unterstützung. Die Schwangerschaft strapaziert Ihre emotionalen Reserven. Sie suchen nach einem Seelentröster in Form von Nahrung, obwohl Sie eigentlich nur eine Umarmung brauchen.

Ungewöhnliche Essgelüste

Einige Frauen haben ein Verlangen nach nicht Essbarem, wie Schmutz, Farbe, Kaffeesatz, Kreide, Stärkemehl, Zigarettenasche, Seife und Zahnpasta. Dieses Phänomen wird mit Eisenmangel in Verbindung gebracht. Wenn Sie daran leiden, sollten Sie sofort Ihren Arzt informieren.

Vorsorgeuntersuchungen

Glücklicherweise kommt es im zweiten Trimester selten zu Komplikationen. Trotzdem haben Sie bei Ihrem Arzt (oder Ihrer Hebamme) bei einer normal verlaufenden Schwangerschaft alle vier Wochen einen Termin. Dieser Abstand kann lang sein, daher ist es sinnvoll, die Anzeichen für potenzielle Probleme, wie vorzeitige Wehen, zu kennen. So wissen Sie, wann Sie den Arzt rufen sollten.

Bei jeder Vorsorgeuntersuchung misst der Arzt Ihren Blutdruck. Sie müssen eine Urinprobe abgeben, die auf Eiweiß und Zucker untersucht wird. Eiweiß wird in dieser Phase der Schwangerschaft selten entdeckt – falls doch, kann es ein Anzeichen für eine Präeklampsie sein (S. 113). Zucker im Urin kann auf Schwangerschaftsdiabetes hinweisen (S. 110).

Bei jedem Arztbesuch nach der 12. Woche können die Herztöne Ihres Babys mit einem Ultraschalldoppler-Gerät abgehört werden. Nach der 20. Woche misst Ihr Arzt, die Größe Ihrer Gebärmutter von außen. Zu Beginn dieses Trimesters haben Sie die Möglichkeit, Tests auf das Down-Syndrom oder andere Chromosomenanomalien vornehmen zu lassen. Falls Sie sich im ersten Trimester für das Screening (S. 56) oder eine Chorionzottenbiopsie (S. 58) entschieden hatten, bietet der Arzt Ihnen eine separate Untersuchung auf Neuralrohrdefekte (Spina bifida) an. Das ist ein Blutserumtest, bei dem der Gehalt an Alpha-Fetoprotein (AFP) im Blut bestimmt wird. Zwischen der 19. und 22. Woche findet zudem die zweite große Ultraschalluntersuchung statt, um sicher zu gehen, dass Ihr Baby sich gut entwickelt.

DEN ARZT RUFEN

Obwohl die meisten Frauen ein normales zweites Trimester erleben, sollten Sie wissen, wann Sie Ihren Arzt rufen müssen.

TESTS IM ZWEITEN SCHWANGERSCHAFTSDRITTEL

Bezeichnung des Tests	Was die Ergebnisse zeigen	Wie der Test funktioniert
Amniozentese (S. 80–81)	Definitive Diagnose von Down-Syndrom, Trisomie 18 und anderen Chromosomenanomalien	Eine Fruchtwasserprobe wird mit einer Nadel unter Ultraschallsicht entnommen. Zellen aus der Probe werden angezüchtet und die Chromosomen analysiert (15. bis 18. Woche).
Triple-Test (S. 76–77)	Geschätztes Risiko für Down-Syndrom und Trisomie 18	Eine Blutprobe wird auf drei bzw. vier Substanzen hin untersucht. Das Risiko für Down-Syndrom oder Trisomie 18 wird berechnet, indem die Testergebnisse mit dem Alter der Mutter und dem errechneten Geburtstermin in Verbindung gebracht werden (15. bis 18. Woche).
Ultraschalluntersuchung (S. 78–79)	Dabei werden verschiedene Anomalien entdeckt, wie Neuralrohrdefekte und Herzfehler.	Die Ultraschallsonde wird über den Bauch geführt. Im Normalfall finden während der Schwangerschaft drei Untersuchungen statt, bei Bedarf auch mehr.

Vaginale Blutungen Vaginale Blutungen stammen oft vom Gebärmutterhals (Zervix) und sind meist nichts Ernstes. Minimale Blutungen treten häufig nach dem Sex auf, weil der Gebärmutterhals an der Oberfläche empfindliche Blutgefäße hat. Bei jeder Blutung aus der Scheide, die über eine minimale Blutung hinausgeht, sollten Sie sofort Ihren Arzt bzw. das Krankenhaus anrufen. Vielleicht haben Sie eine Plazenta praevia (bei der die Plazenta vor dem Gebärmutterhals liegt) oder eine vorzeitige Plazentalösung (bei der sich die Plazenta von der Gebärmutterwand ablöst). Falls Sie nach der 24. Woche eine hellrote Blutung bemerken, rufen Sie Ihren Arzt oder suchen Sie sofort ein Krankenhaus auf.

Verstärkter Ausfluss Der Scheidenausfluss verstärkt sich häufig in der Schwangerschaft. Falls der Ausfluss bei Ihnen plötzlich stärker wird und vor allem, wenn er dünnflüssig und schleimig ist, sollten Sie den Arzt rufen. Manchmal tritt verstärkter Ausfluss als Folge einer Zervixinsuffizienz (S. 111) auf.

Plötzliches Druckgefühl in der Scheide Ein allmählicher Anstieg des Drucks ist normal, je größer Ihr Baby wird. Doch wenn Sie ein plötzliches Druckgefühl verspüren oder das ständige Gefühl haben, dass Sie den Darm entleeren müssen, rufen Sie sofort das Krankenhaus an, weil dies ein Zeichen für vorzeitige Wehen sein kann.

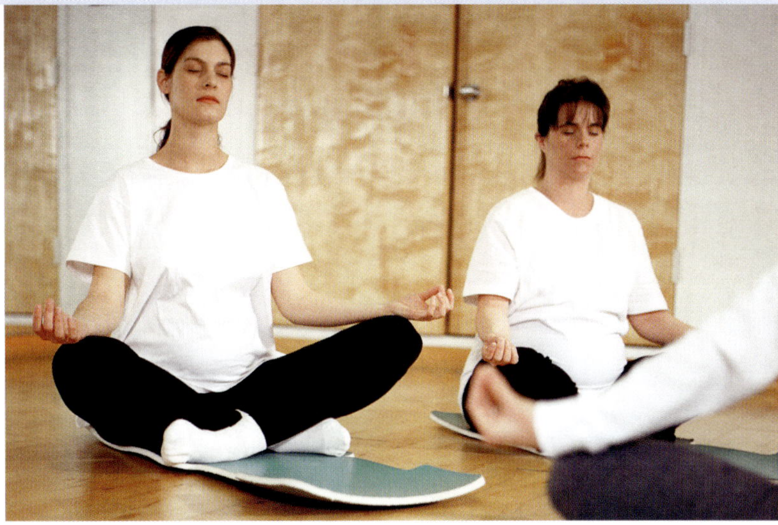

***Geburtsvorbereitungskurse** bieten zum Teil auch Yogaübungen an, mit deren Hilfe man sich besser entspannen kann.*

Ein Schwall klarer Flüssigkeit Falls Sie einen großen Schwall klarer Flüssigkeit verlieren, der Ihre Kleidung durchnässt, rufen Sie sofort das Krankenhaus an; manchmal ist dies ein Symptom für einen vorzeitigen Blasensprung.

Durchfall mit Bauchschmerzen Falls Sie Durchfall und gleichzeitig starke Bauchschmerzen haben, sollten Sie eventuell Ihren Arzt benachrichtigen; möglicherweise haben Sie vorzeitige Wehen.

GEBURTSVORBEREITUNG

In der Mitte bis gegen Ende des zweiten Schwangerschaftsdrittels können Sie mit einem Geburtsvorbereitungskurs beginnen. Ob Sie an einem Kurs teilnehmen wollen, hängt von Ihren persönlichen Vorlieben ab; die Kurse sind nicht obligatorisch. Manche Frauen ziehen es vor, Informationen zu Geburt und Schwangerschaft per Lektüre zu erwerben und Ihrem Arzt alle anfallenden Fragen zu stellen. Andere Frauen nehmen lieber an einem Geburtsvorbereitungskurs bei einer Hebamme teil und schätzen es, ihre Fragen sofort stellen zu können.

Geburtsvorbereitungskurse für Paare sind auch für die Partner hilfreich, denn hier haben sie die Möglichkeit, ihre Ängste auszusprechen und Fragen zu stellen. Die Kurse werden oft auch von der Klinik angeboten, in der Sie entbinden wollen. Einige Frauen ziehen aber einen unabhängigen Kurs vor. Manche dieser Kurse gehen von einem speziellen Ansatz aus, mit den Geburtsschmerzen umzugehen. Manche Kursleiter sind gegen Schmerzmedikation bei der Geburt voreingenommen.

Welche Wahl Sie treffen, ist Ihre Entscheidung. Der Kurs sollte aber auf jeden Fall Ihren Vorstellungen enstsprechen und Sie mit sachlichen Informationen über die Geburt versorgen.

Triple-Test

Das Blutserum-Screening im zweiten Schwangerschaftsdrittel ist ein einfacher Bluttest, der eine Aussage liefert, ob Ihr Baby ein erhöhtes Risiko für das Down-Syndrom, Trisomie 18 oder Neuralrohrdefekte wie Spina bifida hat. Wie bei jedem Screening in der Schwangerschaft ist die Teilnahme freiwillig – es ist Ihre persönliche Entscheidung, ob Sie diesen Test vornehmen lassen.

WIE FUNKTIONIERT DER TEST?

Der Test basiert auf einer Blutprobe, die zwischen der 15. und 18. Schwangerschaftswoche entnommen wird. Die Probe wird auf drei (Triple-Test) oder vier Substanzen (Quadrupel-Test) untersucht. Beim Triple-Test sind dies Alpha-Fetoprotein (AFP), Human Chorionic Gonadotropin (HCG) und unkonjugiertes Östriol. Beim Quadrupel-Test kommt noch ein vierter Marker namens Inhibin A dazu.

Die ermittelten Werte und Ihr Alter werden in eine Formel eingesetzt, mit deren Hilfe man das individuelle Risiko Ihres Babys für das Down-Syndrom oder Trisomie 18 errechnet. Ihr Risiko kann höher oder niedriger liegen als Ihr rein altersbezogenes Risiko oder es kann gleich hoch sein.

Ein »positives« Testergebnis bedeutet nicht, dass Ihr Baby das Down-Syndrom hat, es besagt lediglich, dass Ihr Risiko höher ist als das Durchschnittsrisiko einer 35-jährigen Frau.

Wenn der Test ergibt, dass Ihr AFP-Spiegel hoch ist, kann das bedeuten, dass Ihr Baby ein höheres Risiko für einen Neuralrohrdefekt wie Spina bifida (S. 77) oder andere Probleme hat. Sie können die Blutprobe auch nur auf AFP testen lassen, falls Sie schon das Screening im ersten Trimester (S. 56 – 57) oder eine Chorionzot-

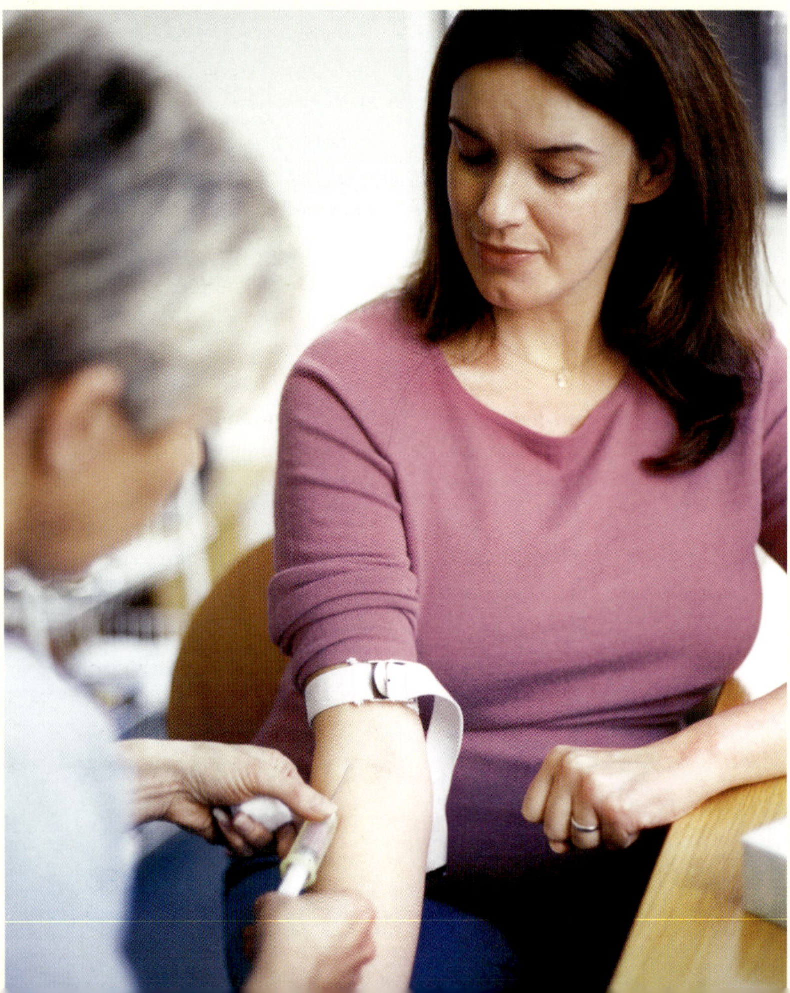

***Eine Blutprobe** wird in der 15. bis 18. Woche entnommen und im Labor untersucht. So kann das Down-Syndrom-Risiko errechnet werden.*

Neuralrohrdefekte

Eine der Substanzen, die beim Triple-Test bestimmt werden, ist Alpha-Fetoprotein (AFP). Ein hoher AFP-Spiegel kann darauf hinweisen, dass Ihr Baby einen Neuralrohrdefekt wie Spina bifida hat. Dann hat sich die Wirbelsäule in einem frühen Entwicklungsstadium nicht richtig ausgebildet, sodass das Rückenmark ungeschützt dem Fruchtwasser ausgesetzt ist. Je näher am Kopf der Defekt auftritt, desto größere Probleme hat das Baby. Betroffene Kinder können zusätzliche Flüssigkeit im Gehirn haben, an Lähmungen und mangelnder Kontrolle über Blase und Darm leiden. Ein hoher AFP-Spiegel tritt aber auch auf, wenn Sie mit Zwillingen schwanger sind oder wenn Ihre Schwangerschaft schon weiter fortgeschritten ist. Bei einem hohen AFP-Spiegel folgt eine detaillierte Ultraschalluntersuchung (S. 78–79). Etwa 95 Prozent der Babys, die einen Neuralrohrdefekt haben, werden so entdeckt.

tenbiopsie (S. 58–59) hinter sich haben, bei denen kein Neuralrohrdefekt entdeckt werden kann. Neuralrohrdefekte können aber auch bei einer Ultraschalluntersuchung festgestellt werden.

TEST – JA ODER NEIN?

Aus verschiedenen Gründen kann ein Triple-Test das Richtige für Sie sein. Möglicherweise haben Sie das Screening im ersten Trimester ausgelassen, vielleicht, weil die erste Vorsorgeuntersuchung zu spät stattgefunden hat. Eventuell haben Sie aber auch schon das Screening oder eine Chorionzottenbiopsie hinter sich und möchten nun zusätzlich eine Untersuchung auf Neuralrohrdefekte vornehmen lassen, die bei keiner dieser Untersuchungen entdeckt werden können. Bedenken Sie, dass dieser Bluttest gegenüber einer Fruchtwasseruntersuchung zwar den Vorteil hat, Ihr Baby keinem Risiko auszusetzen, dass er aber kein genaues Ergebnis liefert.

Testgenauigkeit Bei Frauen über 35 werden beim Triple-Test mehr als 80 Prozent aller Babys entdeckt, die das Down-Syndrom haben; 20 Prozent bleiben unentdeckt. Die Rate hängt von Ihrem Alter ab und davon, ob Sie den Triple-Test oder den Quadrupel-Test vornehmen lassen. Beim Quadrupel-Test ist ein falsch-positives Ergebnis weniger wahrscheinlich als beim Triple-Test. Falls Sie die Wahl haben: Der Triple-Test ist der geeignetste Test, wenn Sie unter 40 sind. Wenn Sie unbedingt genau wissen wollen, ob Ihr Baby das Down-Syndrom hat, sollten Sie auf diesen Test verzichten und eine Fruchtwasseruntersuchung vornehmen lassen.

MIT DEM ERGEBNIS UMGEHEN

Selbst wenn der Test ein positives Ergebnis liefert, ist das Risiko immer noch recht gering, dass Ihr Baby das Down-Syndrom hat. Sie können dieses Risiko gegen das Fehlgeburtsrisiko bei einer Amniozentese abwägen. Sie müssen sich keiner Amniozentese unterziehen, nur weil Ihr Testergebnis positiv ist. Falls Ihr Bluttest negativ ausfällt, bleibt ein sehr geringes Risiko für Ihr Baby, am Down-Syndrom zu leiden. Ihnen wird keine Amniozentese angeboten.

ERGEBNISSE

- **Was sagen sie über die Gesundheit des Babys aus?**
  Die Ergebnisse liefern nur eine Aussage, ob ein hohes oder niedriges Risiko für Ihr Baby besteht, am Down-Syndrom oder einer anderen Chromosomenanomalie zu leiden. Die Ergebnisse können Ihnen auch sagen, ob Ihr Baby ein erhöhtes Risiko für einen Neuralrohrdefekt hat. Da Ihre Schwangerschaftsdauer Teil der Berechnung ist, kann der Test ungenau sein, falls Sie den Zeitpunkt Ihrer letzten Periode falsch in Erinnerung haben. Auch bei Zwillingen ist er ungenauer.

- **Wann liegen die Ergebnisse vor?**
  Sie erhalten die Ergebnisse etwa eine Woche nach dem Test.

Ultraschalluntersuchung

In Deutschland gehören zu den Vorsorgeuntersuchungen in der Schwangerschaft drei Ultraschalluntersuchungen in der 9. bis 12., der 19. bis 22. und der 29. bis 32. Woche. Eine Ultraschalluntersuchung dient drei Zwecken: zu überprüfen, ob die Größe des Babys zum errechneten Geburtsdatum passt, das Baby genau zu betrachten und zu ermitteln, ob Plazenta und Fruchtwasser in Ordnung sind.

Bei der Ultraschalluntersuchung werden mithilfe von Schallwellen Bilder des in der Gebärmutter liegenden Babys gemacht. Die Wellen werden von einem Schallkopf ausgesandt, vom Baby reflektiert und zu einem Bild verarbeitet, das auf einem Monitor betrachtet werden kann. Die Ultraschalluntersuchung liefert Ihrem Arzt Informationen über die Entwicklung und das Wohlbefinden Ihres Babys.

DIE UNTERSUCHUNG

Sie liegen mit entblößtem Bauch auf dem Rücken. Ein Gel wird auf Ihre Haut aufgetragen. Der Arzt führt eine Sonde über Ihren Bauch, und das Bild Ihres Babys erscheint auf dem Bildschirm.

Eine Ultraschalluntersuchung dauert im Regelfall maximal 15 Minuten bzw. bis zu 90 Minuten (bei einer detaillierten Untersuchung). Eine detaillierte Untersuchung kommt infrage, wenn eine vorhergehende Ultraschalluntersuchung oder eine andere Untersuchung Anlass zu Besorgnis gegeben hat.

Was auf dem Ultraschallbild zu sehen ist

Viele Ärzte veranlassen eine detaillierte Ultraschalluntersuchung, wenn sie den Verdacht haben, dass ein Problem existieren könnte.

- **Größe des Babys**
  Man misst den Kopf, den Bauch und den Oberschenkelknochen des Babys, um dessen Größe zu ermitteln und um zu prüfen, ob es die richtige Größe in Relation zur Schwangerschaftsdauer hat.

- **Gehirn, Herz und andere Organe**
  Man kann Anomalien wie zusätzliche Flüssigkeit im Gehirn und schwere Herzfehler erkennen. Selbst wenn keine gravierenden Anomalien zu sehen sind, sind einige Befunde wichtig, weil sie Zeichen für ein leicht erhöhtes Down-Syndrom-Risiko sind. Wenn Sie eine Chorionzottenbiopsie oder eine Amniozentese hinter sich haben, können deren Ergebnisse bestätigt werden. Andere Befunde können auf ein erhöhtes Risiko für kleinere Gesundheitsprobleme hinweisen. Ein Beispiel ist überschüssige Flüssigkeit in den Nieren, die ein Zeichen dafür sein könnte, dass die Nieren Ihres Babys Flüssigkeit nicht richtig ableiten. Dieses Problem, das Harnreflux genannt wird, ist bei Jungen häufiger, wird direkt nach der Geburt diagnostiziert und klingt meist mit der Zeit von selbst ab.

- **Neuralrohrdefekte**
  Mithilfe von Ultraschall kann man 95 Prozent aller Neuralrohrdefekte wie Spina bifida entdecken (S. 77).

- **Hände, Füße, Gliedmaßen und Gesichtsmerkmale**
  Körperliche Fehlbildungen wie eine Lippenspalte und ein Klumpfuß kann man auf dem Ultraschall erkennen.

- **Plazenta und Fruchtwasser**
  Bei der Ultraschalluntersuchung wird überprüft, ob die Plazenta den Gebärmutterhals blockiert (Placenta praevia, S. 113). Bei der Untersuchung wird zudem die Menge des Fruchtwassers geschätzt.

ERRECHNETER GEBURTSTERMIN

Der Geburtstermin wird auf der Grundlage Ihrer letzten Periode berechnet. Bei einer Ultraschalluntersuchung wird geprüft, ob dieses Datum bestätigt werden kann. Falls das Ultraschallbild zeigt, dass Ihr Baby größer oder kleiner ist als erwartet, muss der Geburtstermin vielleicht korrigiert werden.

UNTERSUCHUNG DES BABYS

Mithilfe des Ultraschalls werden die Flüssigkeit im Gehirn des Babys, die Form des Hinterkopfs, Wirbelsäule, Oberlippe, Herz, Magen, Nieren, Blase, Arme, Beine, Hände und Füße betrachtet. Bei der Untersuchung überprüft man auch, ob das Baby schwerwiegende Gesundheitsprobleme wie Neuralrohrdefekte, Lippenspalte, Klumpfuß, Herzfehler oder Gehirnanomalien hat (Kasten S. 78).

Bei der Ultraschalluntersuchung kann man die Umrisse und Formen von Gliedmaßen und Organen erkennen, nicht aber wie bestimmte Organe funktionieren. Die Untersuchung gibt also keine Aussage beispielsweise über die Intelligenz oder die Funktion der Leber des Babys.

Down-Syndrom Die Ultraschalluntersuchung allein reicht nicht aus, um das Down-Syndrom auszuschließen. Aber sie kann so genannte Soft-Marker für ein leicht erhöhtes Down-Syndrom-Risiko ausmachen. Die folgenden Auffälligkeiten können weitere Untersuchungen veranlassen.

- Kurze Bein- oder Armknochen
- Nicht vorhandenes oder kurzes Nasenbein
- Verdickte Haut am Nacken
- Ein heller Fleck im Herzen (echogener Focus) ist ein Zeichen für ein leicht erhöhtes Risiko. Die meisten Babys, die einen echogenen Focus aufweisen, haben ein gesundes Herz.
- Zusätzliche Flüssigkeit in einer oder beiden Nieren (Pyelektasie) Dieser Befund kann auch ein Zeichen für Harnreflux sein, ein leichtes Problem, das nach der Geburt mit der Zeit von selbst abklingt (Kasten S. 78).
- Plexuszysten – winzige blasenähnliche Gebilde in den Hirnkammern. Diese Gebilde sind nicht ungewöhnlich. Mehr als 99 Prozent verschwinden vor der Geburt.
- Ein gekrümmter kleiner Finger, der bei etwa einem von 100 normalen Babys entdeckt wird, aber bei Babys mit Down-Syndrom häufiger auftritt.

Falls das Screening im ersten Trimester oder der Triple-Test Ihnen ein beruhigendes Ergebnis geliefert hat, besteht kein Grund zur Besorgnis, wenn nur ein einziges dieser Anzeichen festgestellt wurde. Falls Sie aber kein Screening hatten oder wenn ein Screening ein positives Testergebnis geliefert hat und zwei oder mehr Anzeichen zu erkennen sind, werden Sie eventuell an ein Zentrum für Fehlbildungsdiagnostik überwiesen, um eine zweite Meinung einzuholen. Das Risiko, dass Ihr Baby das Down-Syndrom hat, ist zwar noch immer recht gering, doch diese Befunde können dazu führen, dass Sie Ihre Meinung über die Amniozentese oder die Cordozentese (Nabelschnurpunktion) ändern.

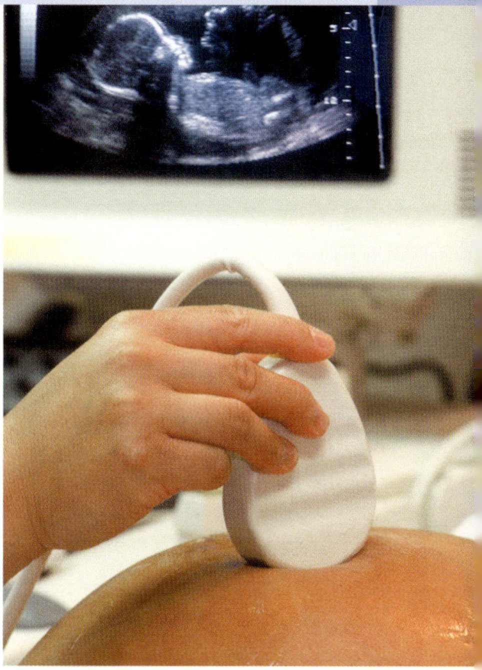

Bei einer Ultraschalluntersuchung *etwa in der 20. Woche erhält man zahlreiche Informationen über die Entwicklung des Babys.*

JUNGE ODER MÄDCHEN?

Wenn das Baby nicht zusammengerollt ist oder die Beine fest geschlossen hat, sollte es möglich sein, festzustellen, ob Sie einen Jungen oder ein Mädchen bekommen. Falls Sie das Geschlecht Ihres Babys noch nicht wissen wollen, sagen Sie es dem Arzt vorher.

Amniozentese

Eine Amniozentese (Fruchtwasseruntersuchung) gibt Antwort auf die Frage, ob Ihr Baby ein Risiko für Chromosomenanomalien wie das Down-Syndrom oder Trisomie 18 und Neuralrohrdefekte hat. Der Test wird Schwangeren über 35 angeboten, weil ab diesem Alter das Risiko hierfür erhöht ist. Man führt ihn zwischen der 15. und 18. Schwangerschaftswoche durch.

Ihr Baby ist in der Gebärmutter durch das Fruchtwasser in der Fruchtblase geschützt. Im Fruchtwasser finden sich auch der Urin Ihres Babys und einige Zellen seiner Haut und des Harntrakts. Bei der Amniozentese wird etwas Fruchtwasser abgesaugt; ihm werden Zellen entnommen und im Labor angezüchtet. Wenn eine ausreichende Menge an Zellen vorhanden ist, werden deren Chromosomen analysiert. Dies kann bis zu drei Wochen dauern.

DIE ENTSCHEIDUNG TREFFEN

Ihr Arzt bespricht mit Ihnen eventuell die Möglichkeit, eine Amniozentese durchführen zu lassen, nachdem er die Ergebnisse Ihres Screenings im ersten Schwangerschaftsdrittel einschließlich einer Nackenfaltenmessung (S. 56–57) erhalten hat. Es kann aber auch der Fall eintreten, dass Sie eine Fruchtwasseruntersuchung in Erwägung ziehen, weil Sie wissen möchten, ob Ihr Baby das Down-Syndrom hat.

ERGEBNISSE

- **Wann liegen die Ergebnisse vor?**
  Sie können innerhalb weniger Tage vorläufige Ergebnisse erhalten. Die Ergebnisse müssen durch das eigentliche Testergebnis bestätigt werden, was bis zu drei Wochen dauert.

- **Was sagen sie über die Gesundheit des Babys aus?**
  Letztlich besteht der Zweck einer Amniozentese darin, auszuschließen, dass Ihr Baby das Down-Syndrom oder eine andere Chromosomenanomalie hat.

- **Welche weiteren Informationen kann man gewinnen?**
  Bei einer Amniozentese kann Ihr Baby auch auf andere Chromosomenanomalien als das Down-Syndrom untersucht werden. Das Verfahren kann auch eingesetzt werden, falls ein Risiko für eine Erbkrankheit wie zystische Fibrose (Mukiviszidose) besteht; dies wird aber nicht routinemäßig ermittelt. Eine Amniozentese gibt auch Aufschluss über das Geschlecht Ihres Babys, falls Sie das wissen möchten.

Die Ergebnisse liefern Ihnen konkrete Informationen, aber der Test birgt ein geringes Risiko für eine Fehlgeburt. Dieses Risiko beträgt rund 0,25 bis 0,5 Prozent (d.h., eine von 200 bis eine von 400 Frauen erleidet nach einer Amniozentese eine Fehlgeburt). Einige Frauen sind so fest entschlossen, Ihr Baby ungeachtet möglicher Probleme zu bekommen, dass sie den Test für ein unnötiges Risiko halten. Andere hadern damit, dass ihr Kind eine eingeschränkte Lebensqualität haben könnte, und wollen Gewissheit haben. Ob man sich trotz des Risikos zu dem Test entschließt, ist eine Entscheidung, die jedes Paar selbst treffen muss.

Falls der Test positiv ausfällt, muss das Paar überlegen, ob ein Schwangerschaftsabbruch infrage kommt. Ihr Arzt kann dies mit Ihnen besprechen. Vielleicht finden Sie es hilfreich, mit Freunden, Familienangehörigen oder einem Psychologen darüber zu reden.

IHRE BEFINDLICHKEIT

Viele Frauen, die eine Amniozentese hinter sich haben, sagen, dass es hilft, wenn man sich die Prozedur als Hürdenlauf mit drei Hürden vorstellt und sich immer nur auf eine Hürde konzentriert. Die erste ist der Test selbst; die zweite sind die Stunden danach, wenn das Risiko für eine Fehlgeburt am größten ist; und die dritte Hürde ist das Ergebnis, das bis zu drei Wochen auf sich warten lassen kann. Lassen Sie sich zur Untersuchung begleiten.

WELCHE RISIKEN GIBT ES?
Das Risiko einer Fehlgeburt sinkt mit jeder Stunde. Rufen Sie einen Arzt, wenn vaginale Blutungen oder Bauchkrämpfe auftreten oder Sie klare Flüssigkeit verlieren.

Die Untersuchung

Die Amniozentese erfolgt ambulant und dauert etwa 20 bis 40 Minuten. Nach der Untersuchung sollten Sie sich für den Rest des Tages schonen.

Sie Die Untersuchung wird von einem Arzt durchgeführt, dem ein Ultraschallspezialist assistiert. Dieser sorgt dafür, dass das Innere Ihrer Gebärmutter gut erkennbar ist. Ihr Bauch wird mit einem Antiseptikum eingerieben, bevor der Arzt eine lange, dünne Hohlnadel durch die Bauchdecke in die Fruchtblase in Ihrer Gebärmutter einführt; das geschieht unter ständiger Ultraschallkontrolle. Sie bemerken vielleicht ein krampfartiges Gefühl, wenn die Nadel durch die Gebärmutterwand dringt, etwa wie bei Menstruationskrämpfen. Frauen, die die Untersuchung haben vornehmen lassen, berichten, dass sie eher unangenehm als schmerzhaft ist. Der Arzt wird Ihnen alles erklären und wird Sie auf alles aufmerksam machen, was auf dem Monitor zu sehen ist. Wenn die Amniozentese abgeschlossen ist, werden Sie noch eine Zeit lang überwacht, um sicher zu gehen, dass es Ihnen und dem Baby gut geht.

Ihr Baby Dass eine Nadel in die Nähe Ihres Babys in die Gebärmutter eingeführt wird, klingt beängstigend. Aber es wird alle erdenkliche Vorsicht aufgewendet, um die Sicherheit des Babys zu gewährleisten. Der Ultraschall ermöglicht es dem Arzt, einen Bereich mit Fruchtwasser zu finden, der sich in sicherem Abstand vom Baby befindet. Sobald die Nadel an ihrem Platz ist, wird die Spitze zurückgezogen, sodass dem Baby nichts passieren kann, selbst wenn es die Nadel berühren sollte.

Das Risiko für eine Fehlgeburt ist erhöht, falls es während der Untersuchung selbst zu Problemen kommt. Falls es keine offensichtlichen Probleme gibt, ist das Risiko sehr gering, als Folge der Untersuchung das Baby zu verlieren.

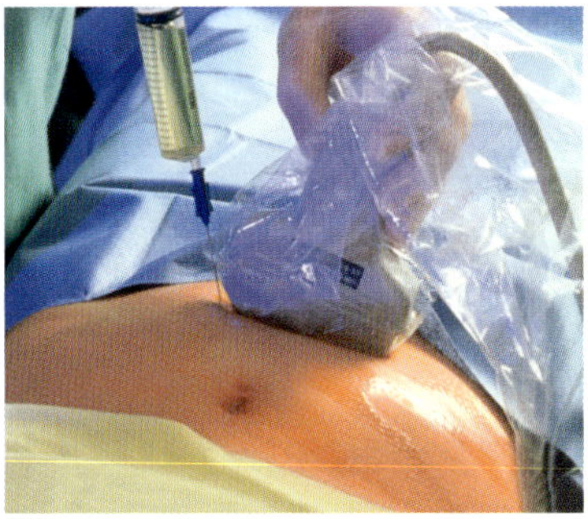

Der Spezialist führt eine Nadel in Ihren Bauch. *Dies verursacht normalerweise keine Schmerzen.*

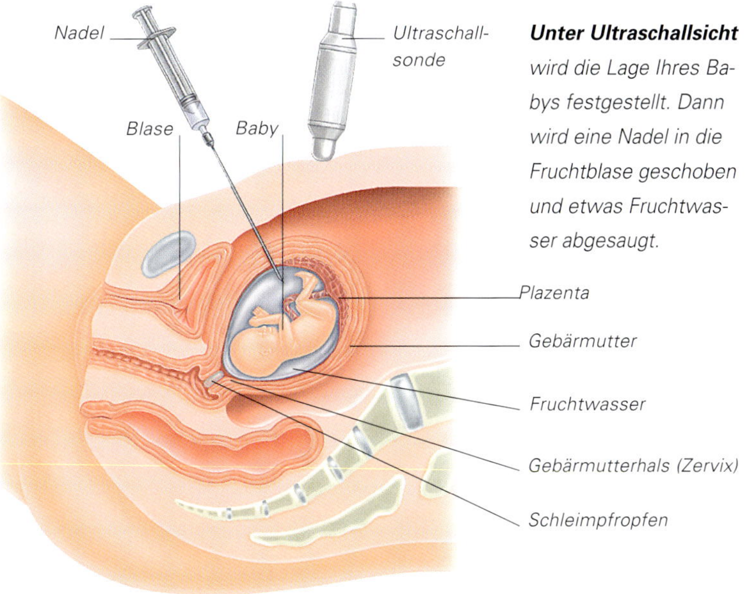

Unter Ultraschallsicht *wird die Lage Ihres Babys festgestellt. Dann wird eine Nadel in die Fruchtblase geschoben und etwas Fruchtwasser abgesaugt.*

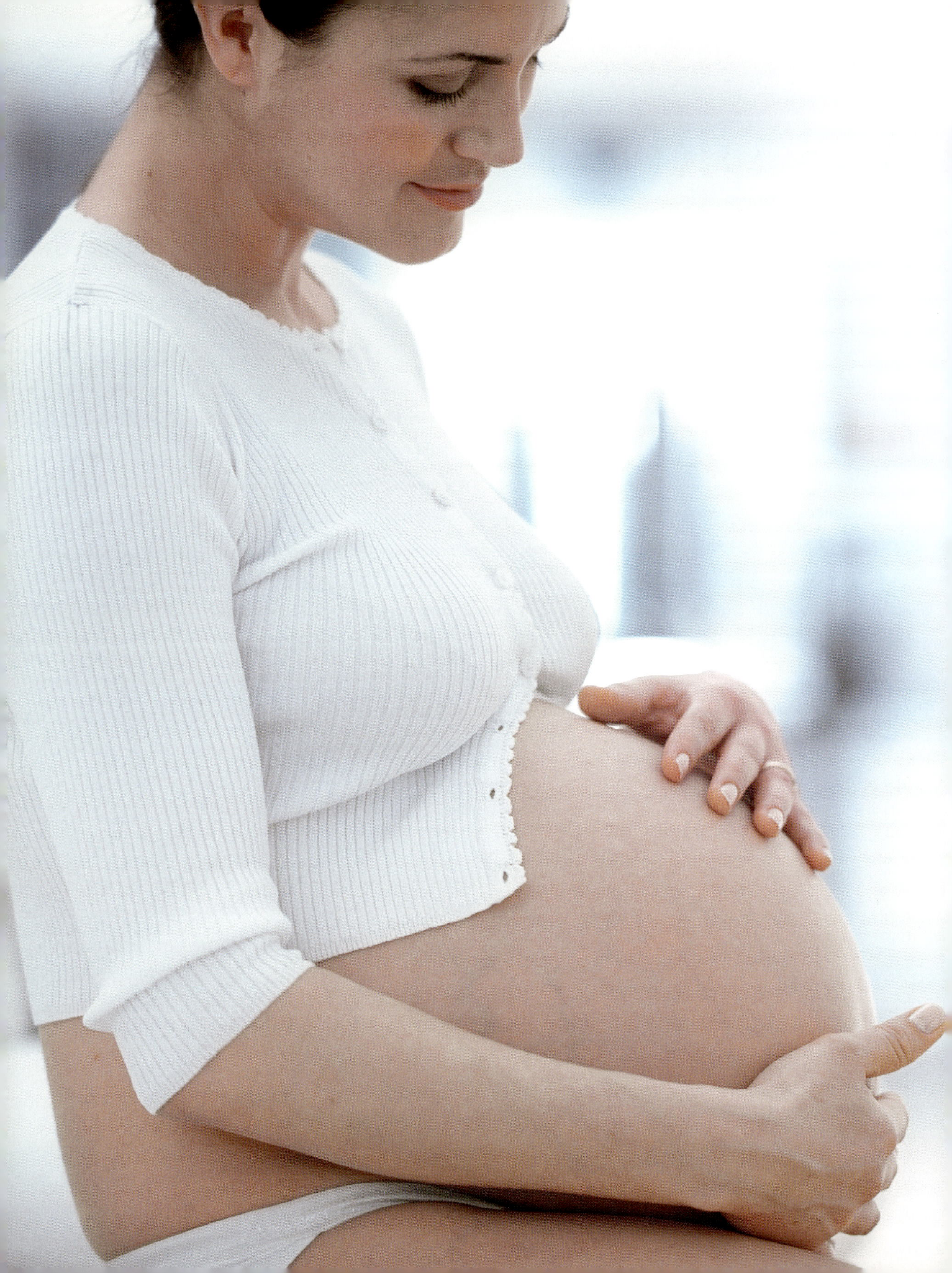

DAS DRITTE TRIMESTER

Die Schlussphase Ihrer Schwangerschaft kann sehr ermüdend sein. Gönnen Sie sich viel Ruhe und sparen Sie Ihre Kräfte für die Geburt auf.

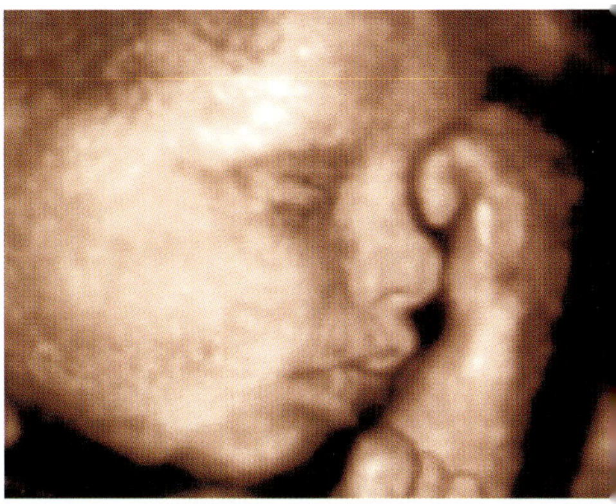

Die vollständig ausgebildeten *Gesichtszüge des Babys im letzten Trimester sind in der dreidimensionalen Ultraschallaufnahme zu sehen.*

PHYSISCHE VERÄNDERUNGEN

Rückenschmerzen, Magenprobleme, geschwollene Beine, Schlafstörungen und das Bedürfnis, in kürzesten Abständen Wasser zu lassen – angesichts dieser Beschwerden in den letzten Wochen der Schwangerschaft sehnen die meisten Frauen die Geburt herbei.

Um mit diesen Unpässlichkeiten fertig zu werden, versuchen Sie, Ihren Tagesablauf an das langsamere Tempo der letzten Monate anzupassen. Spätestens jetzt ist es an der Zeit, mit Ihrem Partner zu besprechen, wie Kinderpflege und Hausarbeit nach der Geburt aufgeteilt werden sollen.

Wenn Sie sich bis zum letzten Tag am Arbeitsplatz bewähren und Ihrem Arbeitgeber Ihre Pläne für die Elternzeit mitteilen, wird dies den Weg für den späteren Wiedereinstieg in den Beruf ebnen. Sofern möglich, sollten Sie Ihr Pensum nach und nach reduzieren und regelmäßig kleine Pausen einlegen. Körperliche Aktivität und eine gesunde Ernährung halten Sie bis zur Geburt fit und gewährleisten eine schnellere Erholung danach. Während dieser letzten Schwangerschaftsmonate werden u.a. Ihre Glukosewerte untersucht, um eine Schwangerschaftsdiabetes auszuschließen. Wenn Sie einer Risikogruppe angehören, wird die fetale Herzfrequenz kontrolliert, um sicher zu gehen, dass Ihr Baby gesund ist.

IHR BABY

In dieser Zeit nimmt Ihr Baby schnell an Gewicht zu (im letzten Monat bis zu 250 g wöchentlich). Seine wichtigsten Organe reifen weiterhin, und die Knochen werden durch die vermehrte Einlagerung von Kalzium kräftiger.

Ihr Baby wird noch über das Fruchtwasser versorgt, doch allmählich bereitet sich seine Lunge darauf vor, Sauerstoff zu atmen. Das Gehirn wächst und bildet immer komplexere Schaltstellen. Das Gehör wird schärfer, und gegen Ende dieser Phase fängt das Baby an zu träumen. Möglicherweise hat es einen vollen Haarschopf, und es ist von einer wachsähnlichen Schutzschicht, der Käseschmiere (Vernix), bedeckt.

Das letzte Drittel ist der **Countdown für die Geburt.** Passen Sie Ihre Aktivitäten Ihrem Zustand an, damit Sie genügend **Kraft** haben.

Ihr Körper

In den letzten drei Monaten der Schwangerschaft sind die wichtigsten körperlichen Veränderungen auf das Wachstum des Babys zurückzuführen. Viele Frauen erleben dieses Stadium als sehr beschwerlich. Die letzten Wochen vor der Niederkunft erscheinen ihnen wie eine Ewigkeit. Das Baby drückt auf die Blase, und es kommt zu Magenverstimmungen, Kurzatmigkeit und anderen Beschwerden.

DIE LETZTEN WOCHEN ÜBERSTEHEN

Die Schlussphase der Schwangerschaft wird von den werdenden Müttern allgemein als beschwerliche Zeit empfunden. Viele Unpässlichkeiten sind lediglich lästig; andere körperliche Veränderungen sind gravierender und müssen untersucht werden.

Warnzeichen In den letzten Wochen schwellen Ihre Füße und Knöchel stark an (S. 105). Die Schwellungen sind nur dann ernst zu nehmen, wenn sie an unerwarteten Stellen auftreten, z.B. an Händen oder im Gesicht, oder wenn ein Bein plötzlich stärker anschwillt als das andere. Bei derartigen Symptomen wenden Sie sich umgehend an Ihren Arzt oder Ihre Hebamme. Eine rasche Gewichtszunahme innerhalb weniger Tage ist meist ein Zeichen dafür, dass Sie Flüssigkeit einlagern; wenden Sie sich auch dann an Ihren Arzt oder Ihre Hebamme.

APPETIT

Viele Frauen haben im letzten Schwangerschaftsdrittel kaum Appetit. Die Gründe dafür sind verschieden. Zunächst einmal wird das Baby größer und drückt auf den Magen, sodass es immer schwieriger wird, eine normale Portion zu essen. Außerdem kommt Sodbrennen (Magenbeschwerden, S. 101) in der späten Phase des Schwangerschaft am häufigsten vor, weil durch die erhöhte Menge des Gelbkörperhormons (Progesteron) im Körper sich die Öffnung zwischen Magen und Speiseröhre entspannt, und weil die wachsende Gebärmutter mehr Druck ausübt. In diesem Stadium weniger zu essen schadet Ihrem Baby nicht.

Kleine Mahlzeiten in regelmäßigen Abständen versorgen Sie mit genügend Kalorien, um die normale Gewichtszunahme Ihres Babys zu gewährleisten. Versuchen Sie, Ihre Mahlzeiten tagsüber über einen längeren Zeitraum zu verteilen. Behandeln Sie etwaige Symptome von Magenverstimmungen mit Säure hemmenden Mitteln.

SCHLAFEN

Im späten Stadium der Schwangerschaft haben Sie wahrscheinlich Schwierigkeiten zu schlafen. Es ist aber wichtig, möglichst ausgeruht zu sein, um die Strapazen der Geburt besser zu überstehen. Viele Frauen stellen jetzt fest, dass sie zurückgelehnt in einem bequemen Sessel besser schlafen als im Bett.

In Seitenlage, *das obere Bein auf Kissen gestützt, können Sie meist besser schlafen.*

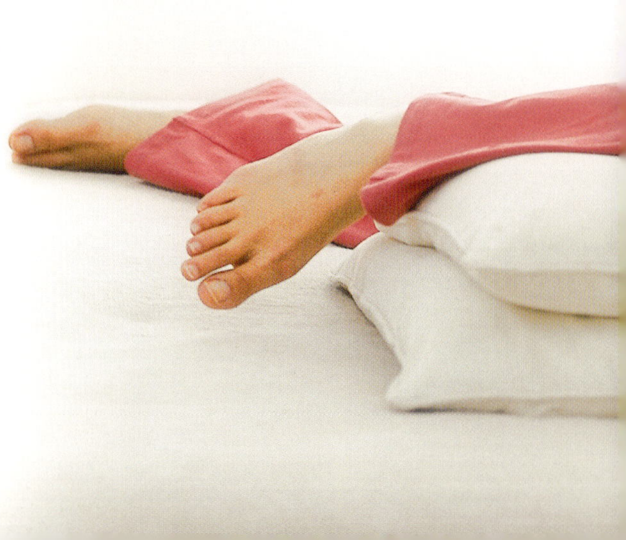

Was tun nach einem Sturz?

Da die Bewegungen im letzten Schwangerschaftsdrittel immer schwerfälliger werden, kommen Stürze relativ häufig vor. Nach einem Sturz sollten Sie sich auf jeden Fall untersuchen lassen, selbst wenn Sie nicht direkt auf den Bauch gefallen sind. Durch den Aufprall kann sich die Plazenta von der Gebärmutter lösen. Der Arzt oder die Hebamme wird Sie einige Stunden lang beobachten, um sicher zu gehen, dass Sie keine Wehen bekommen. Eventuell prüft man Ihre Blutwerte, um Blutungen in der Plazenta festzustellen. Wenn die Werte normal sind, keine Kontraktionen auftreten und die fetale Herzfrequenz keine Auffälligkeiten zeigt, ist davon auszugehen, dass der Sturz Ihrem Baby nicht geschadet hat.

Kissen aufhäufen Alle Kissen in der Wohnung zusammenzusuchen und mit ihnen ein Nest im Bett zu bauen, kann dem Schlaf zuträglich sein. Versuchen Sie es – auch wenn für Ihren Partner kaum mehr Platz bleibt. Probieren Sie mit den Kissen aus, was Ihnen einfällt, und sorgen Sie dafür, dass Sodbrennen Sie nicht vom Schlafen abhält. Leisten Sie sich gegebenenfalls ein spezielles Schwangerschaftskissen. Versuchen Sie darüber hinaus, Ihr Schlafbedürfnis mit kurzen, über den Tag verteilten Nickerchen zu stillen, wenn Ihr Tagesablauf das erlaubt.

PROBLEME BEIM GEHEN

Im letzten Schwangerschaftsdrittel fällt vielen Frauen das Gehen zunehmend schwerer. Kein Wunder, denn sie tragen nicht nur zusätzliches Gewicht, auch die Stellung ihres Beckens verändert sich. Zur Vorbereitung auf die Wehen lockert sich die Schambeinfuge, und das Becken wird immer instabiler. Einige Frauen registrieren auch Veränderungen und Schmerzen an der Schambeinfuge, in dem Bereich unter den Schamhaaren. Bei Frauen, die schon Kinder haben, sind diese Schmerzen meist etwas stärker.

Gehen Sie während dieser schwierigen Zeit langsam und lassen Sie sich beim Hinsetzen und Aufstehen helfen. Zwingen Sie sich nicht dazu, akrobatische Verrenkungen auszuführen, etwa, um die Fußnägel zu schneiden; lassen Sie sich helfen – eventuell auch von einer Fußpflegerin.

Alle anderen Gelenke werden ebenfalls lockerer und dies erhöht, zusammen mit der nachlassenden Beweglichkeit, in der späten Phase der Schwangerschaft das Verletzungsrisiko. Seien Sie also noch etwas vorsichtiger als bisher.

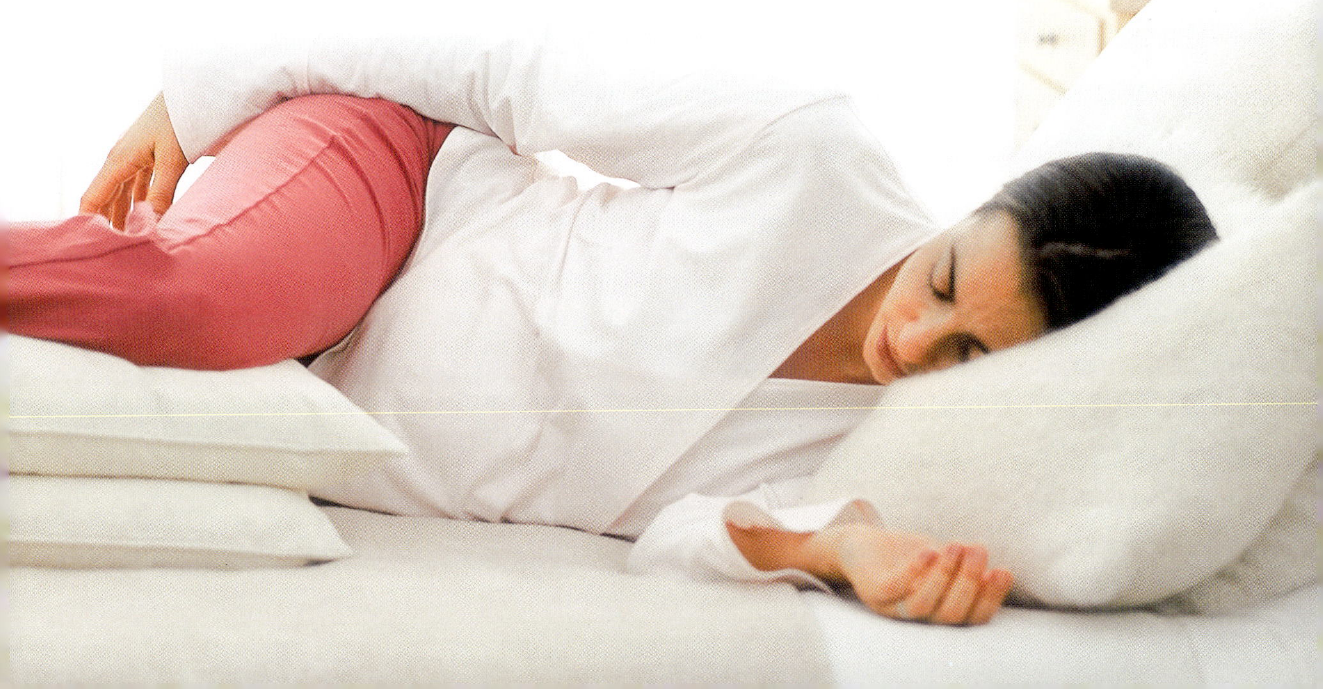

Ihre Gefühle

Die Anstrengungen des letzten Trimesters können Ihre seelische Stabilität ins Wanken bringen. Ihre Gefühle sind widersprüchlich – freudige Erregung über die Aussicht, Ihr Baby in den Armen zu halten, Angst vor den Wehen und Sorgen darüber, wie Sie mit der neuen Herausforderung fertig werden. Konzentrieren Sie sich auf die Geburt, damit Sie körperlich und seelisch vorbereitet sind.

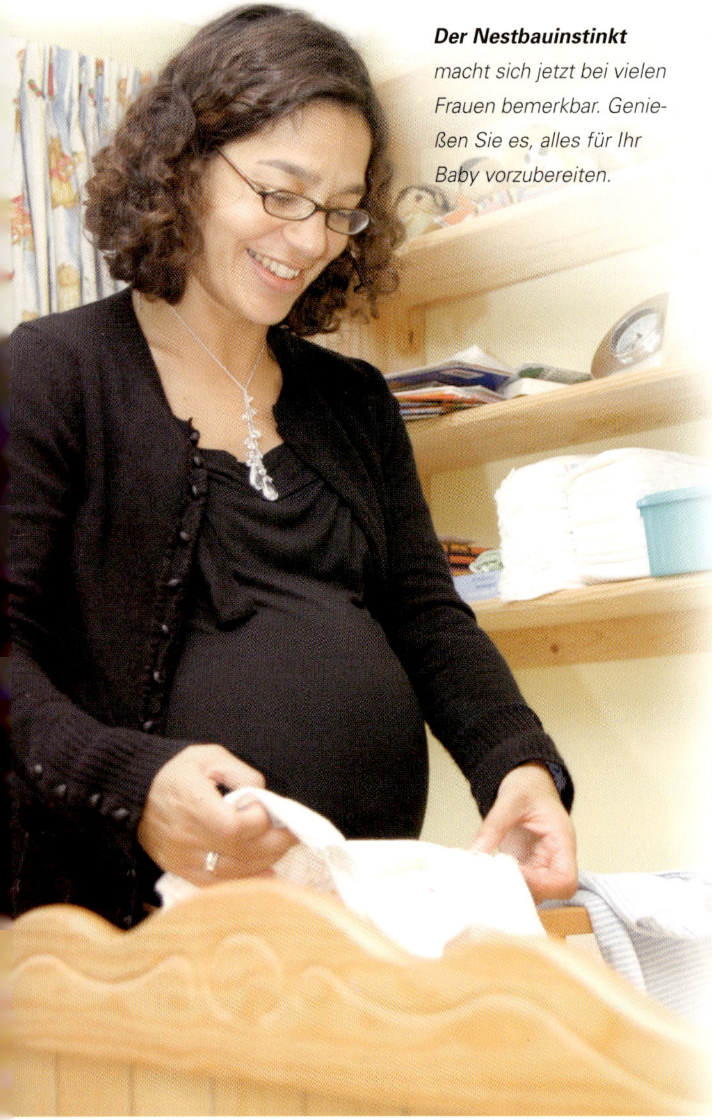

Der Nestbauinstinkt *macht sich jetzt bei vielen Frauen bemerkbar. Genießen Sie es, alles für Ihr Baby vorzubereiten.*

ACHTEN SIE AUF IHRE BEDÜRFNISSE

Während Ihr Baby rasch an Gewicht zunimmt und Ihr Körper sich verändert, um sich auf die Geburt vorzubereiten, haben Sie sicher körperliche Beschwerden, selbst wenn Ihre Schwangerschaft normal und problemlos verläuft. Rückenschmerzen, geschwollene Beine und Füße, Magenverstimmungen, unruhige Nächte, und Schwerfälligkeit lassen selbst einfache Aufgaben mühsam werden.

Obwohl Sie sich ausgelaugt fühlen, müssen Sie vor der Geburt bestimmt noch einiges erledigen, sind aber wegen Ihrer zunehmenden Schwerfälligkeit frustriert. Versuchen Sie Ihre Erwartungen an sich selbst auf ein realistisches Maß zu senken. Dass Sie zurzeit nicht auf der Höhe Ihrer Leistungsfähigkeit sind und nicht so viel Kraft haben, ist normal. Setzen Sie sich nicht unter Druck.

Prioritäten setzen Erstellen Sie eine Prioritätenliste. Konzentrieren Sie sich auf die Dinge, die vor der Geburt Ihres Babys unbedingt erledigt werden müssen: Vorsorgeuntersuchungen wahrnehmen und Geburtsvorbereitungskurse besuchen, Ihre Tasche fürs Krankenhaus packen und die Versorgung Ihrer anderen Kinder während Ihrer Abwesenheit sicherstellen. Wieder zu Hause, benötigen Sie einige Dinge sofort – wie einen Babysitz fürs Auto, Windeln, einige Garnituren Babykleidung und eine Babytragetasche.

Konzentrieren Sie sich auf Tätigkeiten, die Ihnen Freude bereiten. Babykleidung oder Spielzeug einkaufen macht Spaß, und das Kinderzimmer einzurichten ist ebenfalls eine schöne Aufgabe. Dies alles kann

Vorbereitungen für Alleinerziehende

Die letzten Monate der Schwangerschaft können für Alleinerziehende emotional besonders schwierig sein. Die Geburtsvorbereitungskurse und Ihre Erschöpfung verdeutlichen Ihnen, dass Sie alles allein erledigen müssen – von medizinischen Entscheidungen über die Babyausstattung bis zu finanziellen und beruflichen Fragen.

Spätestens jetzt sollten Sie eine Vertrauensperson finden, die Sie in den letzten Wochen der Schwangerschaft und bei der Geburt unterstützt. Achten Sie darauf, Ihre täglichen Verpflichtungen auf ein Minimum zu reduzieren und Ihre Ruhezeiten einzuhalten.

Sie auch von Ihren Beschwerden ablenken. Aber wie immer gilt: Lassen Sie sich Zeit.

Ruhe Sie werden diese Phase – und wohl auch die Geburt – viel positiver erleben, wenn Sie für viel körperliche und seelische Ruhe und Entspannung sorgen. Eine Geburt ist harte Arbeit: Ihr Körper spürt diese Belastung sicher schneller als der einer jüngeren Frau, vor allem wenn Sie vor der Schwangerschaft nicht sehr fit waren. Doch nur wenige Frauen können sich den Luxus leisten, sich vor der Geburt ihres Babys ausgiebig auszuruhen. Wenn Sie also keine Zeit haben, jeden Tag ausgiebig zu entspannen, machen Sie sich keine Sorgen. Dem Baby schadet es nicht.

PASSENDE KLEIDUNG KAUFEN

In dieser Phase ist es normal, sich auf die Geburt zu konzentrieren. Ängste und Sorgen wegen der großen Veränderung, die Ihnen bevorsteht, sind verständlich, selbst wenn diese Schwangerschaft nicht Ihre erste ist. Sie werden kontrollierter und selbstsicherer sein, wenn Sie emotional und geistig auf die Wehen vorbereitet sind. Lesen Sie möglichst viel über den Geburtsablauf, sodass Ihnen die verschieden Phasen vertraut sind (S. 124 – 125) und Sie wissen, was auf Sie zukommt. Probieren Sie auch verschiedene Körperstellungen aus, die Ihnen bequem sind, und machen Sie Atemübungen, die bei den Wehen helfen.

Sorgen Sie dafür, dass die Personen Ihres Vertrauens bei der Geburt Ihre Wünsche kennen. Teilen Sie ihnen mit, mit welchen medizinischen Eingriffen Sie einverstanden sind, welche Sie möglichst vermeiden möchten, und wo und wie Sie gebären wollen. Machen Sie Vorschläge, wie man zu Ihrem Wohlbefinden beitragen kann. So können Sie sich darauf verlassen, die optimale Unterstützung zu bekommen.

Vertrauen Sie auf Ihren Körper Denken Sie immer daran: Sie sind nicht die erste Frau, die ein Baby bekommt. Milliarden anderer Frauen haben über die Jahrhunderte genau das erlebt, was für Sie jetzt immer näher rückt, konnten sich aber dabei auf viel weniger ärztliches Können und fachliche Unterstützung verlassen.

Der weibliche Körper ist darauf eingestellt, Kinder zu gebären. Ihre Instinkte können Ihnen weiterhelfen, wenn der Verstand versagt. Biologisch sind Sie auf die Geburt vorbereitet, selbst wenn Sie es nicht so empfinden. Vertrauen Sie auf Ihren Körper und auf seine angeborenen Fähigkeiten.

Passen Sie auf sich auf Ihre Gefühle sind jetzt möglicherweise vielschichtig und wechselhaft. Nehmen Sie sich Zeit, um sich zu verwöhnen und überlegen Sie sich, was Ihnen wirklich gut tut – vielleicht möchten Sie mehr Zeit alleine verbringen, um zu lesen oder über Ihr Baby nachzudenken, oder aber Sie wollen mehr Zeit mit Freunden verbringen.

Angst und **Aufregung** wechseln sich ab. **Die Geburt** naht – und damit die erste **Begegnung mit Ihrem Baby.**

Ihre Familie

Wenn Sie noch kein Kind haben, sind die letzten drei Monate der Schwangerschaft auch die letzten Monate zu zweit. Genießen Sie diese Zeit, ehe ein neues Kapitel in Ihrem Leben beginnt. Jetzt bereiten Sie sich besonders intensiv auf die Ankunft des Babys vor: Sie besuchen Geburtsvorbereitungskurse, kaufen Babyausstattung und planen für die Geburt selbst.

Nach der Geburt des Kindes müssen Sie und Ihr Partner die Bedürfnisse eines weiteren Familienmitglieds berücksichtigen. Ihr Tagesablauf wird sich dramatisch verändern, vor allem in den ersten Monaten, wenn Ihr Baby Sie voll in Anspruch nimmt und Sie lernen müssen, es zu versorgen.

Daher möchten Sie vielleicht noch möglichst viel Zeit ungestört mir Ihrem Partner verbringen. Unternehmen Sie Dinge, die Sie gern zusammen tun und zu denen Sie seltener die Gelegenheit haben werden, solange das Baby sehr klein ist. Gehen Sie essen, besuchen Sie Museen, gönnen Sie sich ein romantisches Wochenende in einem Hotel, gehen Sie ins Kino, und verbringen Sie viel Zeit damit, sich zu unterhalten, denn bald werden sich die meisten Ihrer Gespräche um das Baby drehen. Denken Sie daran, wie stark Ihre Partnerschaft Ihr Leben verändert hat und wie die Ankunft des Babys erneut alles verändern wird.

GEMEINSAME GEBURTSVORBEREITUNG

Der Gedanke an die Geburt kann sowohl freudige Erregung als auch Angst verursachen. Die Vorfreude darauf, das Baby endlich in den Armen zu halten, steht in starkem Kontrast zur Unsicherheit über Beginn, Dauer und Schmerzhaftigkeit der Wehen.

Männer fragen sich oft, ob sie wirklich fähig sind, während der Wehen helfen zu können und wie sie reagieren werden, wenn sie die Geburt ihres Babys erleben. Viele Eltern machen sich Gedanken über die Gesundheit des Babys. Ist dies Ihre erste Geburt, ist es wichtig, dass Sie und Ihr Partner Ihre Hoffnungen und Ängste offen miteinander teilen. Reden Sie über Ihre Gefühle, und respektieren Sie auch den Standpunkt Ihres Partners.

Die Teilnahme an Geburtsvorbereitungskursen zusammen mit Ihrem Partner wird Ihnen helfen, eine klarere Vorstellung von dem, was auf Sie zukommt zu gewinnen und Sie auf Ihre Rolle als Eltern vorbereiten. Wenn Sie sich austauschen und die gegenseitigen Bedürfnisse klären, werden Sie einander an diesem Wendepunkt in Ihrem Leben am effektivsten unterstützen können.

Mit Ihrem Partner **die Geburt vorzubereiten** gibt Ihnen Sicherheit.

Die Rolle Ihres Partners Während Sie mehr Kraftreserven aufbringen müssen, damit Ihr Baby weiter an Gewicht zunimmt, ist es wichtig, dass Ihr Partner einige der Vorbereitungen für die Ankunft des Babys übernimmt. Manche Männer investieren hier erstmals Zeit und Mühe in das Kind, was ihnen schwer fallen kann.

Es ist wichtig, dass Ihr Partner sich bereit erklärt, mit für den Neuankömmling zu sorgen. Wenn Sie beide weiter berufstätig sein möchten, ist es unerlässlich, dass Ihr Partner Zeit und Mühe in seine neue Rolle investiert, damit auch Sie genug Zeit und Energie für Ihren Beruf haben. Helfen Sie ihm, sich an die neuen Anforderungen zu gewöhnen. Lassen Sie ihn an den letzten Vorbereitungen für die Geburt teilhaben.

Nach der Geburt des Babys übernehmen einige Männer nicht so viele Aufgaben, wie sie ursprünglich geplant haben. Geben Sie Ihrem Partner klare Anweisungen, was Sie von ihm erwarten. Einigen Sie sich, welche Aufgaben er übernehmen soll und halten Sie Ihre Abmachung schriftlich fest. Bestehen Sie darauf, dass er sich an die Abmachung hält. Niemand liebt die Hausarbeit. Sie werden wohl einige Klagen und kleine Streitereien erleben. Eine klare und gerechte Arbeitsteilung wird Diskussionen jedoch auf ein Minimum reduzieren.

Der Zeitpunkt der Geburt lässt sich nicht genau voraussagen. Selbst Babys, die zwei Wochen vor oder nach dem errechneten Geburtstermin auf die Welt kommen, gelten als pünktlich. Wenn Sie möchten, dass Ihr Partner bei der Geburt dabei ist, sagen Sie ihm, dass seine Anwesenheit und seine Unterstützung zu einem möglichst frühen Zeitpunkt erwünscht sind. Die Zusicherung des Partners, dass er so früh wie nötig anwesend sein wird, verringert die Angst vieler Frauen vor den Wehen. Er sollte Vorkehrungen treffen, um seinen Arbeitsplatz schnell verlassen zu können.

IHRE KINDER EINBEZIEHEN

Die letzten Monate der Schwangerschaft sind ideal, um ältere Geschwister auf die Ankunft des Babys vorzubereiten. Viele Rivalitäten zwischen Geschwistern können vermieden werden, wenn man den älteren Geschwistern die Rolle des Beschützers für den Neuankömmling zuteilt (bei kleineren Kinder muss dies öfter vermittelt werden) und ihnen erlaubt, beim Kauf von Babykleidung, Decken und Spielzeug mit zu entscheiden. Sie können ein Geschenk für das Kind vorbereiten, das es am Tag der Geburt erhält als Dank dafür, dass es ein so lieber großer Bruder oder eine große Schwester ist.

Ihr Kind beruhigen Bedenken Sie, dass sich kleine Kinder vor der Geburt des Babys oft »zurückentwickeln« und so versuchen, Ihre Aufmerksamkeit auf sich zu lenken. In den letzten Monaten wird es Ihnen schwerfallen, das Kind auf den Arm zu nehmen, und es wird mehr Liebkosungen brauchen, um das zu kompensieren. Vermitteln Sie Ihrem Kind ein Gefühl der Sicherheit, und legen Sie in dieser Zeit beispielsweise keinen Wert auf die Sauberkeitserziehung.

Kinder müssen wissen, wie sie versorgt werden, während Sie das Baby bekommen. Ihnen muss klar sein, wer sie in die Schule bringt oder abholt, wer die Mahlzeiten zubereiten wird und ob Sie und das Baby im Krankenhaus besucht werden können. Ihre Kinder müssen auch wissen, wann Sie wieder nach Hause kommen werden. Ältere Kinder können Sie eventuell fragen, wie sie alles organisiert haben möchten, und ihnen erlauben, sich aktiv an der Umsetzung der Pläne zu beteiligen.

Wenn Ihr Kind bei der Geburt anwesend sein soll, klären Sie es darüber auf, was es sehen und hören wird. Sagen Sie ihm, dass Sie Schmerzen haben werden, dass dies jedoch normal und kein Anlass zur Beunruhigung ist.

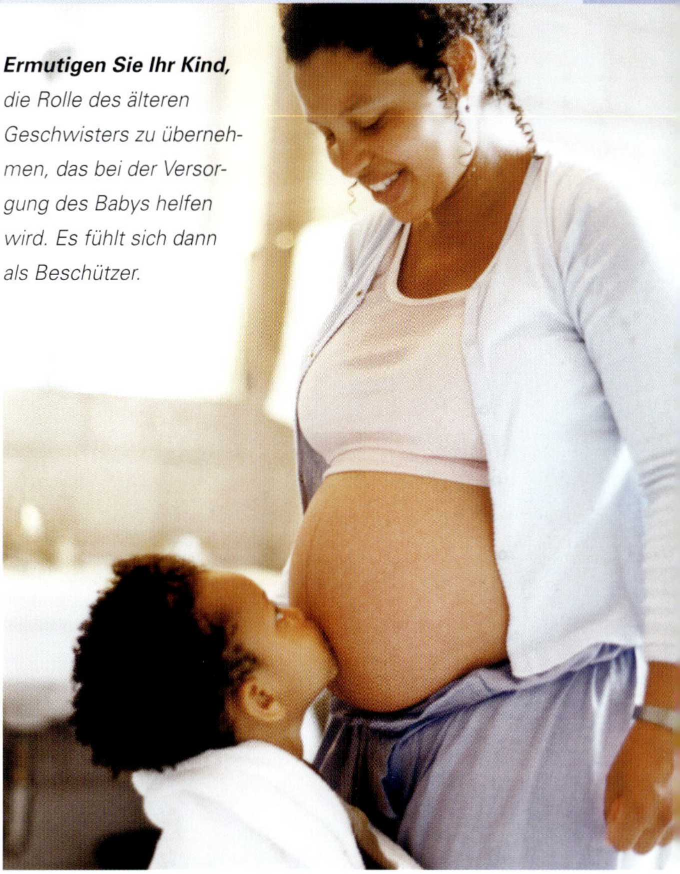

Ermutigen Sie Ihr Kind, *die Rolle des älteren Geschwisters zu übernehmen, das bei der Versorgung des Babys helfen wird. Es fühlt sich dann als Beschützer.*

Ihr Beruf

Abhängig von Ihrem Gesundheitszustand und davon, wie viel Stress Sie haben, empfinden Sie das letzte Trimester als sehr anstrengend oder aber als willkommenen Abschluss einer aufregenden Entwicklung. Ihr körperliches und seelisches Wohlbefinden bestimmt, wie Sie die letzten Monate am Arbeitsplatz bewältigen. Versuchen Sie, Ihr Arbeitspensum zu steuern und für die Elternzeit zu planen.

Egal, ob Sie sich fit fühlen oder sich schwer tun, die Fäden in der Hand zu behalten, verfolgen Sie während der letzten Monate am Arbeitsplatz zwei Ziele: Bemühen Sie sich, gute Arbeit zu leisten und bei Ihrem Ausscheiden keine Probleme zu hinterlassen, damit sich Ihre Kollegen und Vorgesetzten über Ihre Rückkehr freuen. Reduzieren Sie Ihr Arbeitspensum und den Stress, sodass Sie Zeit und Muße haben, sich auf die Ankunft des Babys vorzubereiten.

DIE KONTROLLE BEHALTEN

Versuchen Sie auch während der letzten Monate am Arbeitsplatz, professionell auszusehen und zu handeln. Möglicherweise empfinden Sie die körperliche Anstrengung der letzten Schwangerschaftswochen als aufreibend, und Ihre Gedanken sind häufiger bei der bevorstehenden Geburt als bei der Arbeit, doch der Eindruck, den Sie nun im Beruf machen, ist wichtig für Ihre Rückkehr. Wenn Sie in den letzten Wochen vor dem Mutterschutz souverän bleiben, kann sich das positiv auf Ihre spätere Laufbahn auswirken.

Als Hochschwangerer trauen Ihnen Kollegen und Vorgesetzte die Erledigung mancher Dinge möglicherweise nicht zu. Sind Sie sich nach gründlicher Überlegung sicher, dass Sie zum Projekt beitragen, es eventuell sogar leiten können und es ohnehin in Ihren Zuständigkeitsbereich gehört hätte, bestehen Sie darauf, es auch zu bekommen. Wenn Ihre Schwangerschaft ohne nennenswerte Probleme verläuft, gibt es keinen Grund, Sie zu benachteiligen.

> Geben Sie allmählich **Verantwortung** ab, bevor Sie in den Mutterschutz gehen.

DEN WEGGANG VORBEREITEN

Falls möglich, suchen Sie sich Projekte aus, die Sie mit ziemlicher Sicherheit vor Ihrem Ausscheiden aus dem Job abschließen können. Wenn Sie im Team arbeiten, übernehmen Sie die Teile der Arbeit, die Sie in der verbleibenden Zeit fertig stellen können. Wenn Sie abgeschlossene Aufgaben abliefern, ist die Wahrscheinlichkeit größer, dass Sie die Ihnen dafür zustehende Anerkennung erhalten, auch wenn Sie nicht mehr da sind.

Fehlen am Arbeitsplatz

Wenn Sie aufgrund von Schwangerschaftsbeschwerden nicht zur Arbeit gehen können, gelten dieselben Regeln wie bei einem krankheitsbedingten Ausfall: Um Anspruch auf Lohnfortzahlung zu haben, müssen Sie Ihren Arbeitgeber von Ihrem Fernbleiben in Kenntnis setzen und ein ärztliches Attest vorlegen. Versuchen Sie sicher zu stellen, dass der Arbeitgeber Ihre schwangerschaftsbedingten Fehlzeiten nicht zu den krankheitsbedingten addiert – das könnte sich später negativ auswirken, wenn es um Beförderungen o.ä. geht.

Ihr Arbeitspensum kontrollieren In den Wochen vor der Geburt ist es unerlässlich, ein ausgewogenes Verhältnis zwischen Ihrem Berufsleben und den Erfordernissen der Schwangerschaft herzustellen. Ein Baby zu bekommen ist die größte Herausforderung, die Sie je erleben werden. Sie müssen für körperliche und seelische Reserven sorgen. Ihr Ziel, bis zum letzten Arbeitstag professionell aufzutreten und einwandfreie Arbeit abzuliefern, lässt sich am besten verwirklichen, wenn Sie Ihr Arbeitspensum kontrollieren.

Ihre Pläne für die Elternzeit mitteilen Ihr Vorgesetzter und Ihre Kollegen werden es schätzen, die Details der von Ihnen geplanten Elternzeit frühzeitig zu erfahren, besonders wenn sie während Ihrer Abwesenheit durch Mehrarbeit betroffen sind. Wenn Sie Ihre Kollegen über die Aspekte Ihrer Elternzeit, die sie betreffen, informieren, haben die Kollegen die Möglichkeit, für die kommende Zeit zu planen. So liefern Sie auch einen Zeitrahmen für die ordentliche Übergabe Ihrer Verantwortlichkeiten an andere.

Zeigen Sie Ihre Dankbarkeit Die Schwangerschaft ist ein so allumfassendes Erlebnis, dass man schnell den Blick dafür verliert, wie sie sich auf Ihre Umwelt auswirkt. In vielen Firmen werden die Kollegen gebeten, die Arbeit zu übernehmen, die während Ihrer Abwesenheit anfällt. Wie Sie Ihre Dankbarkeit zeigen wollen, bleibt Ihnen überlassen. Ein Wort des Dankes oder Hilfe bei der Einarbeitung eines Kollegen in eine Ihrer Aufgaben kann viel ausmachen.

DIE FIRMA VERLASSEN

Abhängig von Ihrer beruflichen Stellung können Sie eventuell jemanden bestimmen, der Ihre Projekte weiterführt, während Sie weg sind. Dies kann derjenige sein, der mit Ihren Aufgaben am besten vertraut ist. Stellen Sie sicher, dass der Betreffende umfassend informiert ist und klare Anweisungen für den erfolgreichen Abschluss aller Aufgaben erhält, die Sie begonnen haben.

Teilen Sie nur einer Person mit, wie Sie zu Hause zu erreichen sind. Vor Ihrem Ausscheiden bieten Sie vielleicht aus Kollegialität Ihre telefonische Hilfsbereitschaft an. Aber nach der Geburt werden Sie Zurückgezogenheit und Ruhe schätzen, wenn Sie mit Ihrem Baby zu Hause sind. Anrufe aus der Firma werden Sie dann eher als störend empfinden. Teilen Sie Ihren Kollegen mit, wer die Kontaktperson ist, und stellen Sie sicher, dass Sie nur von dieser Person angerufen werden.

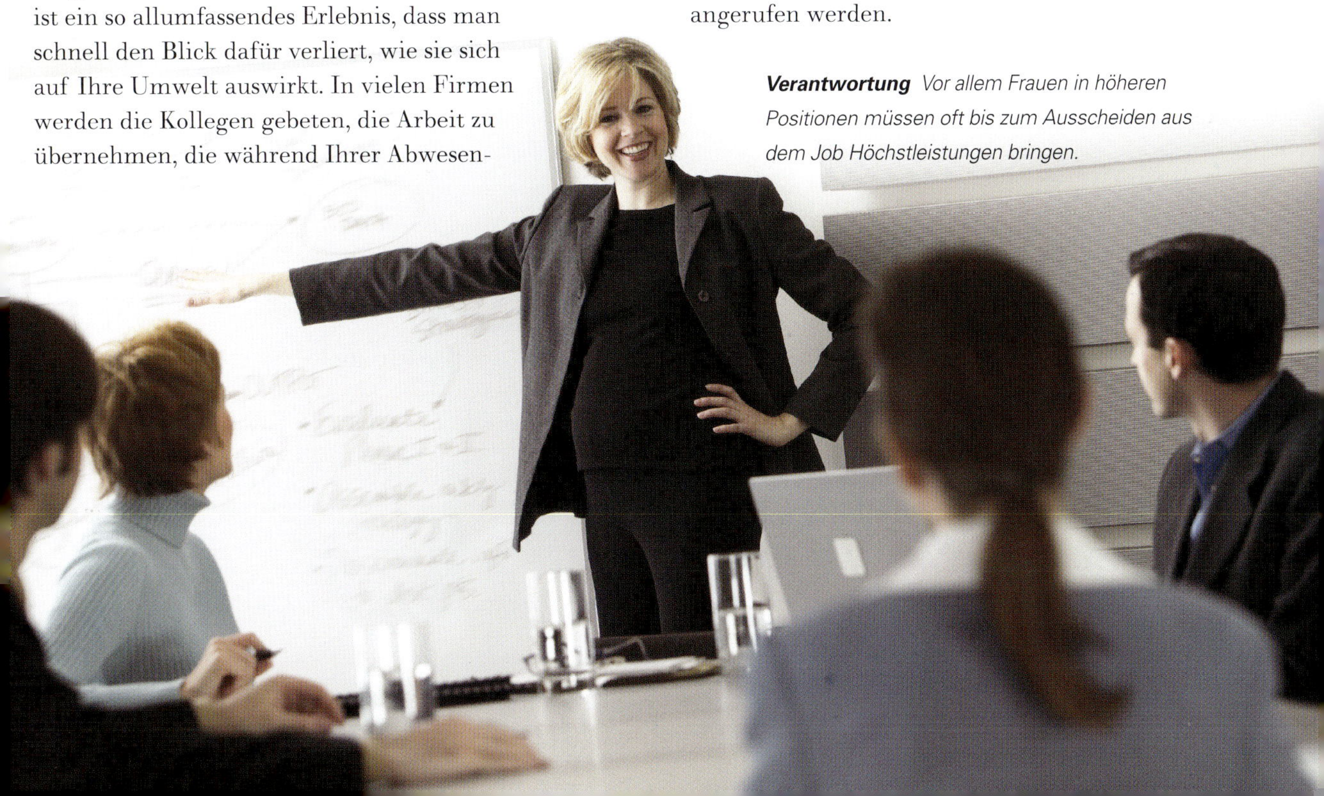

Verantwortung *Vor allem Frauen in höheren Positionen müssen oft bis zum Ausscheiden aus dem Job Höchstleistungen bringen.*

Fitness

Gegen Ende der Schwangerschaft sind Sie schwerfällig und fühlen sich sehr müde. Sobald sich das Baby in die Geburtslage senkt, haben Sie Schwierigkeiten beim Gehen und erst recht bei der Gymnastik. Doch Ihr Körper wird es Ihnen danken, wenn Sie jetzt regelmäßig Schwangerschaftsgymnastik machen.

Zurzeit leistet Ihr Körper viel Mehrarbeit. Gegen Ende der Schwangerschaft pumpt Ihr Herz anderthalb Mal soviel Blut wie zuvor – die Schlagfrequenz steigt um 15 Schläge pro Minute. Da manche Beschwerden sowie Mehrlingsgeburten ein Grund sind, selbst mäßige Aktivität einzustellen, sollte die Gymnastik vom Arzt oder von der Hebamme befürwortet werden.

Vorteile des Trainings

- **Geschwollene Beine und Knöchel** Das Anschwellen von Beinen und Knöcheln ist in den meisten Fällen auf schlechte Durchblutung und einen langsamen Stoffwechsel zurückzuführen. Bewegung, insbesondere Schwimmen, kann Erleichterung bringen.
- **Verstopfung** Bewegung regt den Stoffwechsel an und beschleunigt die Verdauung der Nahrung sowie die Ausscheidung von Restprodukten.
- **Wehen und Erholung nach der Geburt** Frauen, die auf regelmäßige Bewegung achten, haben oft kürzere Wehen und eine schnellere Geburt mit weniger Komplikationen.

EMPFOHLENE ÜBUNGEN

Das Gewicht des Babys und Ihre reduzierte Beweglichkeit können Ihre Möglichkeiten gymnastischer Übungen einschränken. Schwimmen und Aquagymnastik sind ideal, weil Ihr Gewicht vom Wasser getragen und das Blut angeregt wird, zum Herzen zurückzufließen.

VORSICHTSMASSNAHMEN

Einige Vorkehrungen sorgen dafür, dass Ihnen und Ihrem Baby bei den Übungen nichts passiert.

Sichere Aktivitäten wählen Die meisten nicht ruckartigen Bewegungen sind auch im letzten Trimester ungefährlich. Das Gewicht des Babys belastet Ihre Knochen und Muskeln sowie die Muskulatur von Lendenwirbelsäule und

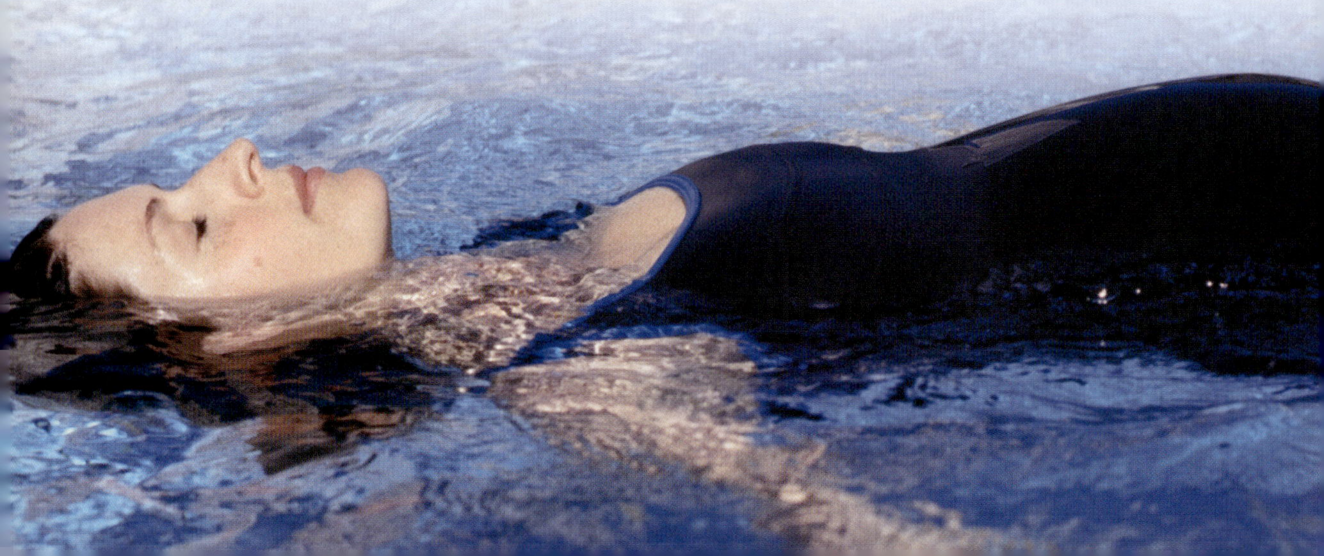

Becken, die sich jetzt als Vorbereitung auf die Wehen entspannt. Die Enzyme, die das Becken lockern, wirken auch auf andere Gelenke, sodass die Verletzungsgefahr größer ist. Vermeiden Sie Jogging oder Aerobic.

Intensität reduzieren Nach körperlicher Aktivität sollten Sie sich gestärkt und erfrischt fühlen. Ist dies nicht der Fall, sind Sie überfordert. Brechen Sie das Training ab, oder lassen Sie es ausfallen, wenn Sie müde sind.

Vermeiden Sie risikoreiche Sportarten Vermeiden Sie also Aktivitäten, bei denen Sie stürzen könnten, Kontakt- und Extremsportarten sowie Ballspiele. Bis zum Ende der Schwangerschaft trägt Ihr Körper eine zusätzliche Last von etwa 16 kg, die größtenteils vorn am Körper sitzt. Beachten Sie, dass sich dadurch Ihr Schwerpunkt verlagert.

***Schwimmen** ist in der Schlussphase der Schwangerschaft ideal. Das Körpergewicht vom Wasser tragen zu lassen kann angenehm und belebend sein.*

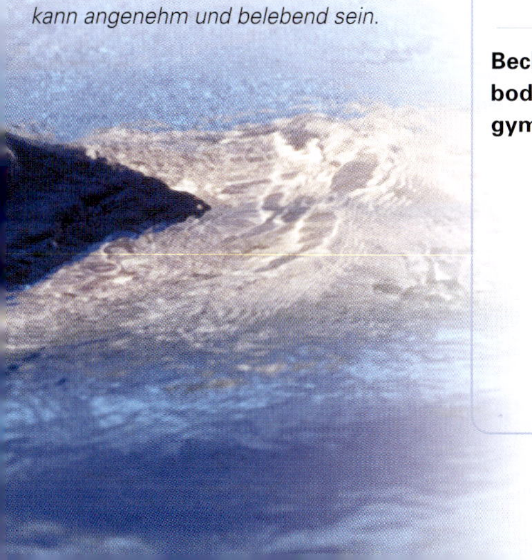

IDEALES TRAINING FÜR DAS LETZTE TRIMESTER

Training	Vorteile und Anregungen	Häufigkeit und Dauer
Schwimmen	Schwimmen Sie mit langen und regelmäßigen Armbewegungen, oder treiben Sie auf dem Rücken. Um für diese entspannende Aktivität vorbereitet zu sein, kaufen Sie schon im Sommer einen Badeanzug; später könnte es schwierig sein, einen zu finden.	Möglichst täglich oder vier- bis fünfmal die Woche. Schwimmen Sie, solange Sie sich wohl fühlen. 20 bis 30 Minuten sind ideal.
Aquagymnastik	Ein Kurs übt einen gewissen Zwang zu körperlicher Aktivität aus. In einer Zeit, in der Sie hinsichtlich Bewegung nicht besonders motiviert sind, kann dies von Vorteil sein.	Drei- bis viermal die Woche, wenn Sie sich dazu in der Lage fühlen. Wenn der Kurs jeweils länger dauert als 30 bis 45 Minuten, hören Sie auf, bevor Sie müde werden.
Liege-Ergometer	Während Ihr Bauch einen letzten Wachstumsschub durchmacht, ist Radfahren in halb liegender Position eventuell bequemer als aufrecht zu sitzen. Hören Sie auf, wenn Ihnen schwindelig wird.	Mehrmals wöchentlich, wenn Sie sich dazu in der Lage fühlen. Wenn dies Ihr einziges Training ist, sollten Sie je 20 bis 30 Minuten trainieren.
Tai Chi	Die langsamen, fließenden Bewegungen des Tai Chi sind im letzten Schwangerschaftsdrittel ideal. Sie werden Ihnen helfen, sich zu entspannen, und Ihre Energie für die Geburt aufzusparen.	Täglich 10 bis 30 Minuten sind ideal. Schon zwei- bis dreimal Training in der Woche zeigt erkennbare Wirkungen.
Beckenbodengymnastik	Übungen zur Kräftigung der Beckenbodenmuskulatur sorgen dafür, dass sich diese während der Geburt lockern und danach vollständig zusammenziehen kann. Um festzustellen, welche Muskeln Sie anspannen müssen, versuchen Sie, den Urinstrahl beim Wasserlassen anzuhalten. Diese Übungen können Sie überall machen.	Üben Sie mehrmals täglich, beispielsweise wenn Sie vor einer roten Ampel warten. Versuchen Sie fünf Übungseinheiten mit je zehn Wiederholungen zu erreichen.

Ernährung

Da sich der Nahrungsbedarf Ihres Babys während der letzten Wachstumsphase erhöht, ist das Risiko größer, dass Sie unter Nährstoffmangel leiden. Der Bedarf Ihres Babys wird vor Ihrem eigenen gedeckt. Eine ausgewogene Ernährung, welche die zusätzlich benötigten Kalorien liefert, schützt Sie vor Mangelerscheinungen – und auch Ihr Baby bekommt alles, was es braucht.

Im letzten Trimester wird der Nahrungsbedarf Ihres Babys am besten durch eine ausgewogene Ernährung und die Einnahme von entsprechenden Vitaminen gedeckt. Sorgen Sie insbesondere dafür, dass Sie genügend Vitamine aus dem B-Komplex bekommen – zusammen mit anderen Mineralstoffen und Vitaminen, die für Sie und auch für Ihr Baby wichtig sind (S. 48 und S. 72).

Ihr Leben scheint in diesen Wochen noch hektischer zu sein, und Mahlzeiten vorzubereiten verlangt Zeit. Lassen Sie aber keine Mahlzeiten aus, damit Ihre Energiereserven konstant bleiben. Achten Sie darauf, dass alle Nahrungsmittelgruppen auf Ihrem Speiseplan vertreten sind (Milchprodukte, Gemüse, Fleisch und Fisch, Obst und Getreideprodukte). Wenn Sie Sodbrennen oder Blähungen haben, essen Sie kleinere Portionen und regelmäßige Zwischenmahlzeiten. Essen Sie eher Nahrungsmittel mit hohem Nährwert als kalorienreiche. Ein vernünftiger Ernährungsplan und regelmäßige Bewegung bilden die beste Methode, nicht zu viel zuzunehmen. Wenn Sie glauben, dass Sie zu viel wiegen, essen Sie nicht weniger, ohne Ihren Arzt oder Ihre Hebamme zu konsultieren.

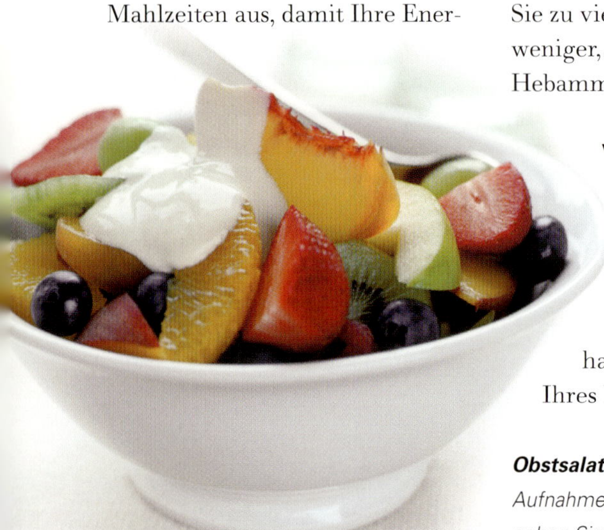

Obstsalat liefert viele Vitamine. Um die Aufnahme von Kalzium sicher zu stellen, geben Sie Joghurt hinzu.

VITAMINE UND MINERALSTOFFE

Eine ausgewogene Ernährung liefert alle Vitamine und Mineralstoffe, um Sie gesund zu halten und das Wachstum Ihres Babys zu gewährleisten.

Im letzten Trimester erreicht das Baby sein Geburtsgewicht und benötigt mehr Vitamine des B-Komplexes und Kalzium. Beide sind unerlässlich für die Entwicklung seiner Blutversorgung und des Skeletts. Diese wichtigen Ernährungsbestandteile können auch Ihre Gesundheit günstig beeinflussen.

Vitamin-B-Komplex Die Vitamine B_1 (Thiamin), B_2 (Riboflavin), B_3 (Niacin), B_6, B_{12}, Pantothensäure und Folsäure (S. 22) gehören zum B-Komplex. Sie kommen in Nahrungsmitteln vor und sichern die Energieverwertung aus der Nahrung. Die Vitamine B_6 und B_{12} sind von besonderer Bedeutung, da sie zur Bildung der roten Blutkörperchen beitragen.

Ihr Baby und Sie brauchen diese Vitamine auch für die Entwicklung des Nervensystems und für die Gesundheit. Um den Bedarf zu decken, essen Sie Vollkornprodukte. Angereicherte Frühstücksflocken und Reis sind ebenfalls gute Quellen. Fleisch, Fisch, Geflügel und Milchprodukte sind die einzigen Vitamin-B_{12}-Lieferanten; Veganer müssen mit Vitaminpräparaten für eine ausreichende Zufuhr sorgen.

Kalzium Dieser Mineralstoff wird in allen Stadien der Schwangerschaft benötigt, doch in den letzten Wochen erhöht sich der Bedarf, damit sich die Zähne und Knochen Ihres Babys ausreichend entwickeln. Kalzium ist auch für Ihre Gesundheit wichtig: Es beugt Knochenschwund vor und schützt vor Osteoporose. Wenn Sie während der Schwangerschaft nicht genug Kalzium zu sich nehmen, wird es Ihren Knochen entzogen, um Ihr Baby damit zu versorgen. Für eine ausreichende Zufuhr essen Sie täglich mindestens drei Portionen Milchprodukte. Auch Vollkornprodukte, grünes Blattgemüse, Eier und Nüsse sind gute Kalziumquellen (siehe rechts).

Nahrungsergänzungsmittel
Die empfohlenen Tagesmengen für B-Vitamine während der Schwangerschaft sind 1,2 mg B_1, 1,5 mg B_2, 15 mg B_3, 1,9 mg B_6, 600 µg Folsäure und 3,5 µg B_{12}. In der Regel enthalten Vitaminpräparate für Schwangere ausreichende Mengen. Die empfohlene Menge Kalzium beträgt 1000 mg täglich. Vitaminpräparate enthalten allerdings nur 40 bis 200 mg Kalzium und selbst Kalziumpräparate liefern weniger als ein Drittel der empfohlenen Menge. Wenn Sie sich für solche Zusätze entscheiden, bedenken Sie, dass Sie dennoch kalziumhaltige Nahrungsmittel essen müssen.

WICHTIGE FLÜSSIGKEITEN
Flüssigkeiten transportieren Nährstoffe für Ihr Baby, schwemmen Restprodukte der Nahrung aus und bauen die Blutversorgung und die Körperzellen Ihres Babys auf. Der beste Flüssigkeitslieferant ist Wasser. Trinken Sie so viel, das Ihr Urin hellgelb ist. Kräftig gelber oder dunkler Urin ist ein Zeichen, dass Sie nicht genug trinken.

PROBLEME ANGEHEN
Durch eine spezielle Kost können einige der Unpässlichkeiten der letzten Monate in Grenzen gehalten werden (S. 100 – 107). Leiden Sie an Verstopfung oder Hämorriden, nehmen Sie ballaststoffreiche Nahrungsmittel wie Kleie oder Trockenpflaumen zu sich. Essen Sie regelmäßig und trinken Sie genügend. Wenn Sie Schwangerschaftsdiabetes haben, folgen Sie den Vorgaben Ihres Arztes.

> Ihre **Ernährung** beeinflusst das **Wachstum** Ihres Babys – und Ihrer beider **Gesundheit.**

B_6 und B_{12}-Lieferanten

Die Vitamine B_6 und B_{12} sind wichtig für die Entwicklung der roten Blutkörperchen. Folgende Nahrungsmittel sind gute B_6-Quellen:

- Rind- und Schweinefleisch
- Fisch und Geflügel
- Brot und Naturreis
- Ofenkartoffeln (mit Schale)
- Eigelb
- Bananen
- Pflaumen- und Karottensaft
- Nüsse und Erdnussbutter
- Kichererbsen

Zu den Vitamin-B_{12}-Lieferanten gehören:

- Schweine- und Rindfleisch, Lamm
- Eier und Milchprodukte
- weißes Fischfleisch und Lachs
- angereicherte Frühstücksflocken

Kalziumlieferanten

Ausreichend Kalzium ist wichtig für den Aufbau der Zähne und des Skeletts Ihres Babys und für Ihre eigene Knochenstruktur. Gute Kalziumquellen sind:

- Milchprodukte
- Sardinen und Lachs
- Sojabohnen und Tofu
- Mandeln, Haselnüsse und Paranüsse
- Sesamsaat
- Kalzium ist in kleineren Mengen in grünem Blattgemüse, Apfelsinen und Trockenfeigen enthalten.

Vorsorgeuntersuchungen

Im letzten Trimester werden Sie häufiger von Ihrem Arzt oder Ihrer Hebamme untersucht als zu Beginn der Schwangerschaft. Vermehrte Kontrolluntersuchungen sind jetzt besonders wichtig, weil verstärkt Komplikationen auftreten können. So können Probleme früh erkannt und behandelt werden und es wird dafür gesorgt, dass es Ihnen und Ihrem Baby gut geht.

Zu Beginn des Trimesters werden Sie alle zwei bis drei Wochen untersucht. Zwischen der 36. Woche und der Geburt werden die Untersuchungen abhängig von Ihrem Gesundheitszustand häufiger.
Die Wahrscheinlichkeit, dass eine Präeklampsie (S. 113) oder Probleme mit der Plazenta auftreten, die das Wachstum des Babys beeinträchtigt, ist jetzt am größten. Es werden aus diesem Grund verschiedene Tests durchgeführt (entweder als Teil Ihres Routinebesuchs oder bei Spezialuntersuchungen).

ROUTINEKONTROLLEN

Blutdruck, Gewicht und Urin werden bei jedem Arztbesuch kontrolliert. In der Schwangerschaft kann sich Bluthochdruck entwickeln, was manchmal auf ein Frühstadium der Präeklampsie hinweist. Ihr Arzt untersucht Ihren Urin auf Eiweiß und Glukose. Hohe Eiweißwerte im Urin können ebenfalls auf Präeklampsie deuten. Erhöhte Glukosewerte im Urin können auf einen Schwangerschaftsdiabetes hinweisen (S. 110).

Gewicht Ihr Arzt bzw. Ihre Hebamme stellt sicher, dass Sie nicht zu viel zunehmen. Dies könnte in der Spätphase der Schwangerschaft zu Komplikationen führen. (Ihre Gewichtszunahme gibt keinen Hinweis auf das Wachstum Ihres Babys.)

UNTERSUCHUNGEN IM LETZTEN SCHWANGERSCHAFTSDRITTEL

Art des Tests	Zeitpunkt	Was das Ergebnis zeigt
Blutwerte	24. bis 28. Woche	Das Blut wird untersucht, um festzustellen, ob Sie anämisch sind. Es wird auch auf Antikörper untersucht, besonders wenn Sie Rhesus-negativ sind. (Dies geschieht eventuell zur selben Zeit wie der Glukose-Toleranztest.)
Urin	Bei jedem Arztbesuch	Die Probe wird auf Eiweiß untersucht, das ein Zeichen von Präeklampsie (S.113) sein kann, und auf Glukose, die auf Diabetes hinweist (S. 110).
Glukose-Intoleranztest	28. Woche, falls indiziert	Die Blutproben werden unmittelbar vor, dann eine und zwei Stunden nach der Einnahme eines stark zuckerhaltigen Getränks entnommen. Das Ergebnis zeigt, ob Sie Schwangerschaftsdiabetes haben (S. 110).
Kardio-tokographie	Beginnend in der 32. Woche, falls nötig	Zwei Elektroden am Bauch registrieren eventuelle Kontraktionen der Gebärmutter und die Herzfrequenz des Babys. (Nur bei Frauen mit Beschwerden, die die Zufuhr des Blutes zur Plazenta beeinträchtigen können oder die aus anderen Gründen Risikofälle sind.)

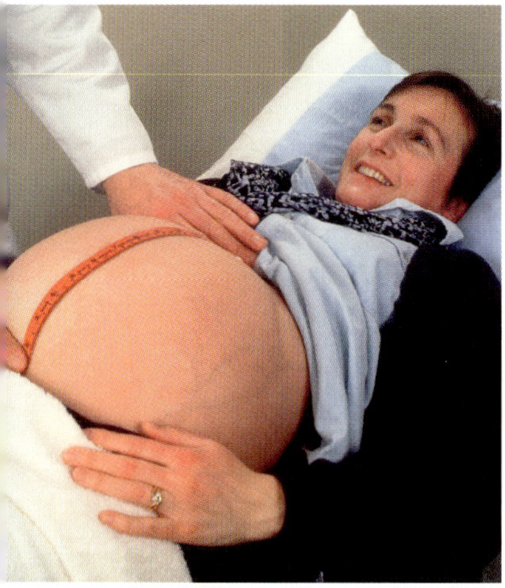

Die Messung des Bauchumfanges *ist eine einfache Methode, um das Wachstum des Babys zu kontrollieren.*

Blutbild Im letzten Trimester werden nur wenige Bluttests gemacht (nicht alle gehören zur Routineuntersuchung). Wenn der Verdacht auf Schwangerschaftsdiabetes besteht, macht man einen Glukose-Toleranztest. Schwangerschaftsdiabetes tritt bei Frauen über 35 häufiger auf.

Sie müssen eine stark zuckerhaltige Flüssigkeit trinken. Eine sowie zwei Stunden später wird das Blut auf Glukose (Blutzucker) untersucht. Ein Wert unter 7,8 g/l gilt als normal. Ein positives Ergebnis deutet auf eine Glukose-Intoleranz hin. In diesem Fall müssen Sie bis zur Geburt Ihre Blutzuckerwerte täglich kontrollieren.

Außerdem wird man das Blut eventuell daraufhin untersuchen, ob Sie sich von der Anämie des zweiten Trimesters erholen. Wenn nicht, müssen Sie ein Eisenpräparat einnehmen.

Schließlich wird man das Blut auf Antikörper untersuchen, die die Blutwerte Ihres Babys beeinträchtigen können; dies ist für Frauen besonders wichtig, die Rhesus-negativ sind.

Wenn Sie Rhesus-negativ sind, sollten Sie um die 28. und die 34. Woche eine Anti-D-Injektion als Schutz gegen die Entwicklung schädlicher Antikörper bekommen.

WACHSTUM DES BABYS

Das Wachstum des Babys wird überprüft, indem man bei jeder Untersuchung den Stand der Gebärmutter (Fundusstand) feststellt. In der Regel sollte das Ergebnis in Zentimetern den Wochen der Schwangerschaft entsprechen (ab der 20. Woche). Wenn es Anlass zur Besorgnis gibt, kann Ihr Arzt eine Ultraschalluntersuchung anordnen.

IHR BABY BEOBACHTEN

Die zuvor beschriebenen Untersuchungen sind für eine gesunde Schwangerschaft wichtig; es gibt aber weitere Untersuchungen.

Bewegungen aufzeichnen

Damit wird kontrolliert, ob sich das Baby richtig bewegt. Wenn Sie seine Bewegungen ständig spüren, müssen Sie keine Aufzeichnungen machen, aber da Frauen auf Kindsbewegungen oft nicht achten, weil sie zu beschäftigt sind, vermitteln die Notizen ihnen ein Gefühl der Sicherheit. Zählen Sie jeden Tag die ersten zehn Kindsbewegungen und notieren Sie, wann sie erfolgten. Dies sollte jeden Tag etwa das gleiche Ergebnis erbringen. Wenn Sie bis zur üblichen Zeit keine Bewegungen gespürt haben, rufen Sie Ihren Arzt.

Aufzeichnung der fetalen Herzfrequenz Die Untersuchung der fetalen Herzfrequenz und ein biophysisches Profil stellen sicher, dass Ihr Baby genug Nährstoffe und Sauerstoff über die Plazenta bekommt. Wenn Sie an einer Krankheit leiden, die die Blutzufuhr zur Plazenta beeinträchtigen könnte, z.B. Bluthochdruck oder systemischer Lupus (S. 18), wird Ihr Arzt nach der 32. Woche eventuell ein- oder zweimal wöchentlich einen dieser Tests anordnen.

Bei der Aufzeichnung der Herzfrequenz (Kardiotokographie, CTG) werden zwei Elektroden am Bauch befestigt. Eine prüft eventuelle Kontraktionen der Gebärmutter, die andere registriert die Herzfrequenz Ihres Babys. Das Ergebnis ist gut, wenn das Herz innerhalb von 20 bis 30 Minuten zweimal schneller schlägt und in dieser Zeit keine auffällige Verlangsamung beobachtet wird. Wenn das Herz nicht schneller wird, kann dies bedeuten, dass das Baby schläft. In diesem Fall wird der Arzt den Test verlängern oder ein biophysisches Profil anordnen. Dies ist eine Ultraschall-Untersuchung kombiniert mit der Kardiotokographie, die vier Kriterien überprüft: Volumen der amniotischen Flüssigkeit, fetale Bewegungen, Tonus und Atmung.

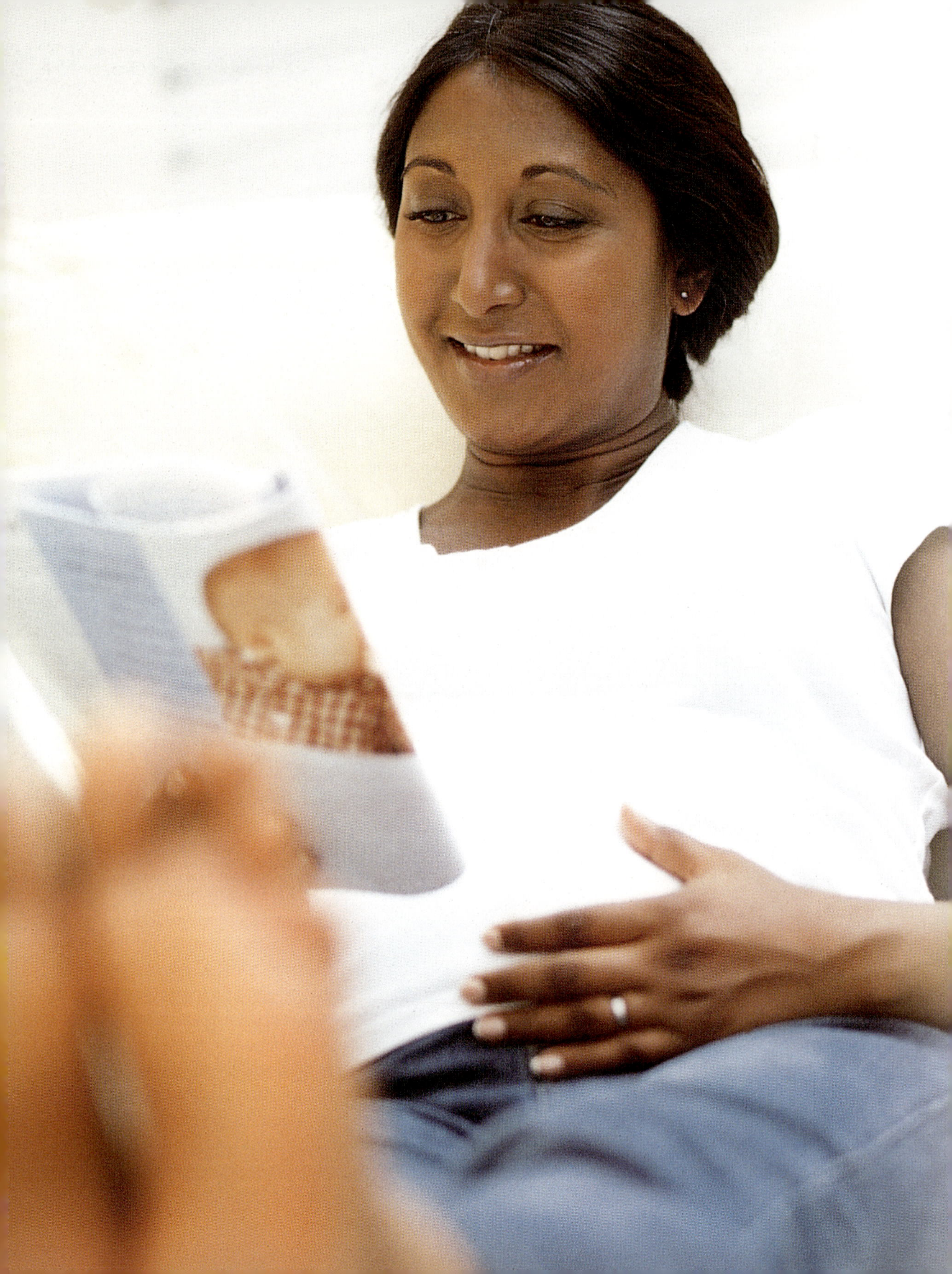

HÄUFIGE BESCHWERDEN

Eine Schwangerschaft bringt körperliche Veränderungen mit sich, die oft unangenehm sein können. Manche Frauen leiden zwar sehr darunter, doch die Beschwerden haben selten einen ernsten Hintergrund.

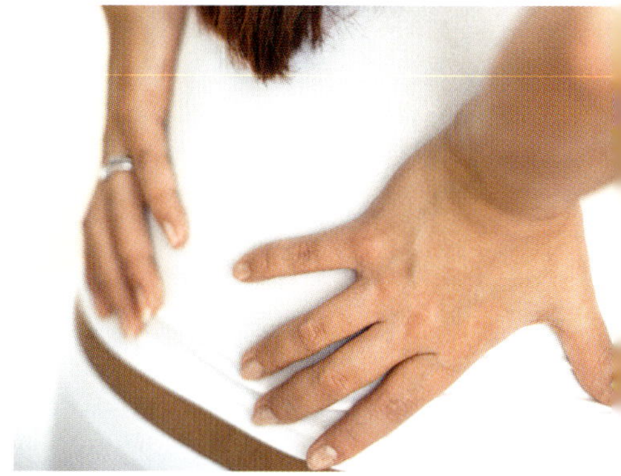

Rückenschmerzen *stellen ein Problem dar, unter dem 50 Prozent aller Schwangeren leiden. Ältere Frauen und solche, die bereits schwanger waren, leiden häufiger darunter.*

Schwangerschaftsbeschwerden wirken sich bei Frauen über 35 stärker aus. Ältere Frauen glauben oft, die Unpässlichkeiten seien aufgrund ihres Alters schlimmer, doch jüngere Frau haben die gleichen Beschwerden und Probleme. In manchen Fällen können sich bei einer älteren Frau jedoch die Symptome verstärken. Die Wahrscheinlichkeit ist größer, dass ein bestimmtes Symptom auftritt.

ALLGEMEINE GESUNDHEIT

Eine Schwangerschaft kann die allgemeinen körperlichen Probleme verschlimmern, die häufiger auftreten, wenn man älter wird. Viele schwangere Frauen leiden unter Rückenschmerzen. Schwangere sollten besonders auf ihren Rücken achten; Rückengymnastik, die richtige Technik beim Heben von Gewichten und ein ergonomische ausgestatteter Arbeitsplatz sind wichtig.

Geschwollene Beine und Gelenke *gehören zu den häufigen Symptomen im letzten Trimester. Legen Sie Ihre Beine möglichst oft hoch.*

Stressinkontinenz, also der unfreiwillige Abgang von einer geringen Menge Urin beim Husten oder Lachen, kann erstmals in der Schwangerschaft auftreten. Aus diesem Grund ist es wichtig, den Beckenboden zu trainieren.

Unsere Haut verliert zunehmend an Elastizität. Daher kann sie für die Belastungen durch die Schwangerschaft anfälliger sein, so auch für Schwangerschaftsstreifen. Wenn Sie schon einmal schwanger waren, stellen Sie nun eventuell fest, dass Sie größere Beckenschmerzen haben, da die Bänder lockerer geworden sind und ihre Lage verändert haben.

PROBLEME BEHANDELN

Ihr Arzt oder Ihre Hebamme kann Ihnen nützliche Hinweise geben, wie Sie die kleineren Beschwerden lindern können. Oft helfen einfache Maßnahmen – beispielsweise die Beine hochlegen, wenn Beine und Knöchel geschwollen sind. Fragen Sie Ihren Arzt, ehe Sie Medikamente einnehmen, selbst wenn es sich nur um rezeptfreie Mittel handelt.

Probleme mit der Schwangerschaft setzen **Frauen über 35** besonders zu, aber meist kann ihnen auf **einfache Weise** geholfen werden.

Kleinere Beschwerden

Die meisten Frauen leiden während der Schwangerschaft unter Unpässlichkeiten, die sich in den letzten Wochen verschlimmern. Es gibt aber fast immer einfache Maßnahmen, um die Beschwerden zu lindern. Bedenken Sie jedoch, dass selbst manche rezeptfreie Medikamente in der Schwangerschaft nicht eingenommen werden sollten. Sprechen Sie vorher mit Ihrem Arzt.

KOPFSCHMERZEN

Manche Frauen klagen über Kopfschmerzen, die sich durch hormonelle Veränderungen im Menstruationszyklus verschlimmern. Manchmal leiden diese Frauen in der Schwangerschaft häufiger unter Kopfschmerzen.

Eventuell können Sie ein Mittel einnehmen, das reines Paracetamol enthält. Aspirin oder Mittel, die nichtsteroide Antiphlogistika (Entzündungshemmer) wie Ibuprofen enthalten, können dem Baby schaden. Wenn Sie unter Migräne leiden, benötigen Sie rezeptpflichtige Mittel. Nehmen Sie keine Serotoninrezeptor-Agonisten wie Sumatriptan ein, da diese die Blutzufuhr zur Plazenta reduzieren können. Notfalls kann eine schwere Migräne ohne Gefahr mit Opioid-Analgetika, etwa Codein, behandelt werden. Betablocker können bei Bedarf weiterhin eingenommen werden, um einer Migräne vorzubeugen.

In der Regel werden die Migräneanfälle in der Schwangerschaft schwächer. Die meisten betroffenen Frauen haben überhaupt keine Kopfschmerzen, oder deutlich schwächere Symptome. Wenn Sie normalerweise nicht unter Kopfschmerzen leiden, aber in den letzten drei Monaten starke Beschwerden bekommen, wenden Sie sich sofort an Ihren Arzt, besonders wenn Sie Sehstörungen mit Lichtblitzen haben oder undeutlich sehen. Diese Symptome könnten auf eine Präeklampsie hindeuten (S. 113).

- **ERLAUBT** Paracetamol; einige Betablocker; Opioid-Analgetika
- **ZU VERMEIDEN** Aspirin; Ibuprofen und andere nichtsteroide Antiphlogistika.

VERSTOPFTE NASE

Viele Frauen haben während der Schwangerschaft häufiger eine verstopfte Nase. Dies liegt an der verstärkten Durchblutung der Nasenschleimhaut. Das Hormon Östrogen verursacht eine vermehrte Schleimabsonderung. Der Blutandrang in den empfindlichen Blutgefäßen der Nase führt zu häufigen Nasenblutungen. Die Verstopfung ist zwar lästig, aber ganz normal und beeinträchtigt die Versorgung Ihres Babys mit Sauerstoff nicht. Verwenden Sie keine Nasensprays (außer reiner Salzlösung). Wenn Sie wegen Ihrer verstopften Nase Schlafprobleme haben, kann ein Luftbefeuchter Erleichterung bringen.

- **ERLAUBT** (Koch-)Salzlösung
- **ZU VERMEIDEN** Nasensprays

SCHWINDEL

Während der Schwangerschaft erweitern sich die meisten Blutgefäße, damit das Blut ungehindert zur Plazenta und zum Baby fließen kann. Dies führt zu einem geringen Blutdruckabfall und kann Schwindelgefühle verursachen. Schwangere reagieren empfindlich auf Veränderungen ihrer Körperlage: Ihnen wird schnell schwindelig, wenn Sie zu rasch aufstehen. Versuchen Sie solche abrupten Bewegungen zu vermeiden und setzen Sie sich bei einem Schwindelanfall sofort wieder hin. Der Schwindel weist aber nicht zwangsläufog auf eine Krankheit hin. Im Verlauf der Schwangerschaft stellen Sie vielleicht fest, dass Ihnen in der Rückenlage schwindelig wird. Dies liegt daran, dass die Gebärmutter nach unten drückt und das Blut von der unteren Körperhälfte daran hindert zum Herzen zurückzufließen. Abhilfe schafft die Seitenlage. Wenn das Schwindelgefühl mit Herzklopfen einhergeht oder in der Seitenlage nicht abklingt, konsultieren Sie Ihren Arzt

ZAHNFLEISCH-BLUTEN

Die meisten Schwangeren klagen über Zahnfleischbluten nach dem Zähneputzen. Das ist normal und resultiert aus der verstärkten Durchblutung des Zahnfleischs. Es ist sehr wichtig, dass Sie Ihre Zähne sorgfältig pflegen. Zahnfleischerkrankungen können beispielsweise mit Problemen wie Frühgeburten in Verbindung stehen. Sie können auch jetzt noch problemlos beim Zahnarzt die Zähne reinigen oder eine Füllung machen lassen, lassen Sie aber nach Möglichkeit keine Röntgenaufnahmen vornehmen.

HERZKLOPFEN

Herzklopfen, das Gefühl, das Herz habe kurz ausgesetzt oder schlage unregelmäßig, scheint in der Schwangerschaft häufiger aufzutreten. Meist ist das Herzklopfen nicht behandlungsbedürftig, wenn es nur gelegentlich auftritt und Sie keine anderen Symptome wie Schwindel verspüren. Falls dies jedoch der Fall sein sollte, konsultieren Sie sofort Ihren Arzt.

EMPFINDLICHKEIT UND VERGRÖSSERUNG DER BRUST

Im Verlauf der Schwangerschaft müssen Sie damit rechnen, dass jede Brust bis zu 500 g an Gewicht zunimmt. Die Brüste können auch äußerst empfindlich sein, besonders in den ersten drei Monaten. Die Veränderungen sind normal, bringen es aber mit sich, dass Sie einen passenden Büstenhalter, der den Busen stützt, tragen sollten. In der frühen Phase der Schwangerschaft können Sie einen Sport-BH tragen, auch im Bett. Im zweiten Trimester empfiehlt es sich einige spezielle Büstenhalter für Schwangere oder für Stillende zu kaufen. Untersuchen Sie Ihre Brust weiterhin monatlich und suchen Sie bei auffälligen Knoten Ihren Arzt auf.

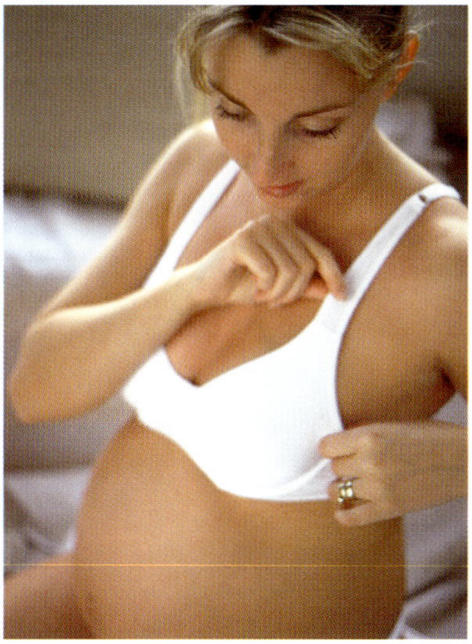

***Ein Stütz-BH** schützt die empfindliche Brust von der Frühschwangerschaft an. Er kann auch im Bett getragen werden.*

KURZATMIGKEIT

Das Hormon Progesteron wirkt sich während der Schwangerschaft auf die Atmung aus, sodass Sie tiefer und schneller atmen als sonst. Eine häufige Nebenwirkung ist ein Gefühl der Kurzatmigkeit, die sich bei Anstrengung verschlimmert, z.B. beim Treppensteigen. Dies ist ganz normal und bedeutet nicht, dass Sie nicht fit sind, um ein Baby zu bekommen, oder dass Sie ein Problem mit dem Herzen oder der Lunge haben. Während die Schwangerschaft fortschreitet, merken Sie vermutlich, dass Sie immer kurzatmiger werden und dass sich die Kurzatmigkeit verschlimmert, wenn Sie flach liegen. Einige Frauen müssen gegen Ende der Schwangerschaft mit aufgerichtetem Oberkörper schlafen.

SODBRENNEN

Das Schwangerschaftshormon Progesteron entspannt die glatte Muskulatur der Gebärmutter, damit der Bauch sich ausdehnen kann. Gleichzeitig entspannen sich aber auch andere glatte Muskeln. Eine der unangenehmen Nebenwirkungen ist die Entspannung der Öffnung zwischen Magen und Speiseröhre, sodass Magensäure nach oben steigen kann. Zusammen mit dem Druck der größer werdenden Gebärmutter auf den Magen kann sich Sodbrennen einstellen. Was Sie essen, spielt nur eine geringe Rolle, obwohl die Symptome nach einer üppigen Mahlzeit stärker sein können. Die Hauptfaktoren, die Sodbrennen verstärken, sind der Säuregehalt des Mageninhalts und Ihre Körperlage (beispielsweise ob Sie liegen oder stehen).

Säurebindende Mittel verringern den Säuregehalt des Magens. Die meisten rezeptfreien Präparate können während der Schwangerschaft eingenommen werden. Solche, die Kalzium enthalten, sind besonders zu empfehlen. Viele Frauen brauchen jedoch stärkere Säurebinder oder Histamin-H_2-Rezeptorenblocker, die rezeptpflichtig sind. Sie können die Beschwerden lindern, wenn Sie sich nach einer Mahlzeit nicht hinlegen und sich nicht bücken.

▸ **ERLAUBT** Histamin-H_2-Rezeptorenblocker; Säurebinder, die Kalziumkarbonat oder Magnesiumkarbonat enthalten

UNTERLEIBS-SCHMERZEN

Fast alle Schwangeren haben ab und zu Unterleibsschmerzen – man sollte aber unterscheiden können, ob die Schmerzen ein Zeichen für eine ernstere Erkrankung sind. Im Frühstadium spüren viele Frauen Gebärmutterkrämpfe, einen Druck im Beckenbereich und diffuse Beschwerden im Unterleib. Dies hat mit der Reaktion der Gebärmutter auf die Schwangerschaft in Verbindung mit den Auswirkungen der steigenden Progesteronwerte auf den Darm zu tun. Im zweiten Drittel treten oft unspezifische Unterleibsschmerzen auf. Die meisten sind durch Blähungen verursacht. Schmerzen seitlich an der Gebärmutter kommen von der Dehnung der Bänder, die die Gebärmutter stützen. Beim Eintritt in das letzte Drittel der Schwangerschaft treten vermehrt Schwangerschaftswehen (Braxton-Hicks-Kontraktionen) auf. Dabei spüren Sie, wie sich Ihre Gebärmutter zusammenzieht, was aber nicht besonders schmerzhaft sein sollte. Wenn es schmerzhaft ist, oder wenn zudem Rückenschmerzen auftreten, die kommen und gehen, wenden Sie sich an Ihren Arzt oder Ihre Hebamme – vor allem wenn Sie noch nicht in der 34. Woche sind.

▸ **ERLAUBT** Paracetamol

Warnzeichen

Wenden Sie sich sofort an Ihren Arzt, wenn im ersten Trimester Unterleibsschmerzen in Verbindung mit einem der folgenden Symptome auftreten:

- Scheidenblutung, die über eine Schmierblutung hinausgeht
- Fieber über 39 °C
- Sie hatten eine ektopische Schwangerschaft oder tragen ein Pessar
- Brennen beim Wasserlassen

Im zweiten Trimester wenden Sie sich an Ihren Arzt, wenn Unterleibsschmerzen auftreten mit:

- Scheidenblutung jeglicher Art, auch Schmierblutungen
- auffallender Zunahme des Scheidenausflusses
- Fieber über 39 °C
- Druck in der Scheide

BLÄHUNGEN

Das Hormon Progesteron verlangsamt die Darmtätigkeit, was zu verstärkter Gasbildung führen kann. Der größte Teil davon ist auf die chemische Umwandlung der Kohlenhydrate in der Nahrung durch die Darmbakterien zurückzuführen; je langsamer der Darm die Nahrung verarbeitet, desto mehr Zeit haben die Bakterien, damit zu reagieren – und desto mehr Gase werden erzeugt. Wenn Sie mit Blähungen Probleme haben, vermeiden Sie blähende Nahrungsmittel wie Bohnen, Blumenkohl, Brokkoli und Weißkohl.

Vermeiden Sie auch mit Kohlensäure versetzte Getränke, die die Gasmenge im Darm erhöhen könneen, und trinken Sie vermehrt Wasser. Ein Spaziergang nach dem Essen hilft, die Darmtätigkeit auf natürliche Weise anzuregen.

▸ **ERLAUBT** Rezeptfreie Mittel, die Simethicon enthalten, gelten als unschädlich.

CANDIDIASIS

Obwohl in der Schwangerschaft Pilzinfektionen in der Scheide nicht vermehrt auftreten, haben Frauen, die von wiederkehrenden Infektionen betroffen sind, Bedenken, in der Schwangerschaft pilzbekämpfende Mittel zu verwenden. Rezeptfreie Präparate und Pessare sind aber unschädlich. Wenn Ihr Arzt Ihnen empfohlen hat, nichts in die Scheide einzuführen, weil Sie an Plazenta praevia leiden, können Sie die Salbe

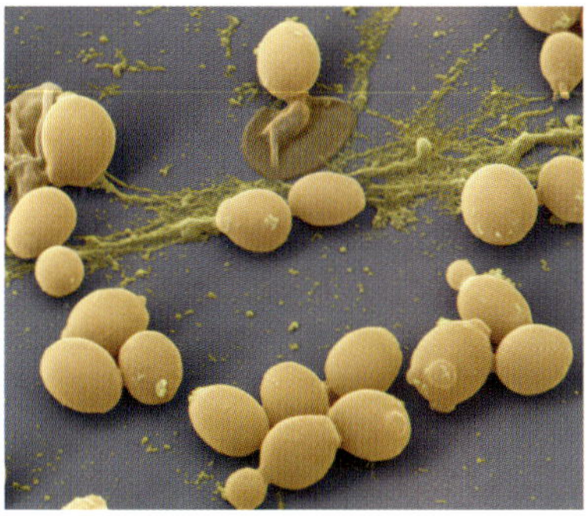

Eine Pilzinfektion *wird durch Candida albicans verursacht, einen Hefepilz, der in feuchten Körperbereichen vorkommt.*

mit den Fingern auf die Schamlippen und den unteren Teil der Scheide auftragen. Wenn die Infektion nicht abheilt, wird Ihr Arzt sie wahrscheinlich mit anderen Medikamenten behandeln.

▸ **ERLAUBT** Rezeptfreie Antimykotika wie Clotrimazol

HARNINKONTINENZ

Bis zu 50 Prozent der Schwangeren haben Probleme mit unfreiwilligem Abgang von Urin. Im ersten Trimester werden Sie feststellen, dass Sie häufiger als bisher Harndrang haben. Dies lässt bis zum zweiten Trimester nach, aber Sie müssen Ihre Blase öfter entleeren als vor der Schwangerschaft. Harninkontinenz tritt am häufigsten im letzten Trimester auf, besonders wenn Sie in der Vergangenheit damit Probleme hatten oder schon einmal schwanger waren. In der Regel handelt es sich nur um eine kleine Menge Urin, und eine Monatsbinde sollte genügen, um »Unfällen« vorzubeugen. Frauen, die in der Schwangerschaft an Harninkontinenz leiden, haben auch später eher Probleme.

Wenn Sie plötzlich anfangen Urin zu verlieren, ohne vorher Schwierigkeiten gehabt zu haben, bitten Sie Ihren Arzt oder Ihre Hebamme, Sie auf eine Harnwegsinfektion zu untersuchen.

Wenn die Symptome drei Monate nach der Geburt noch nicht abgeklungen sind, konsultieren Sie einen Urologen. In einigen Fällen können Medikamente eine überaktive Blase entspannen. Ansonsten ist ein chirurgischer Eingriff oder eine andere Behandlungsmethode, z.B. Physiotherapie, erforderlich.

VERSTOPFUNG UND HÄMORRIDEN

Die verzögernde Wirkung des Progesterons auf die Tätigkeit des Dickdarms führt zur vermehrten Absorption von Wasser – der Stuhl wird härter.

Der Druck der Gebärmutter auf den Darm verlangsamt auch den Blutfluss von den Blutgefäßen um Mastdarm und After und begünstigt die Entstehung von Hämorriden. Beides zusammen führt zu Problemen. Man bekämpft sie am besten, indem man eine Verstopfung vermeidet, denn das Pressen verschlimmert die Hämorriden. Der erste Schritt besteht darin, den Stuhl durch die vermehrte Zufuhr von Flüssigkeit und Ballaststoffen weicher zu machen. Wenn diese sanfte Methode erfolglos bleibt, können Sie Laktose einnehmen; Abführmittel sind schweren Fällen vorbehalten. Wenn sich Hämorriden trotz normaler Stuhlbeschaffenheit entwickeln, reinigen Sie den Bereich nach jedem Stuhlgang mit einem Papiertuch mit Hamamelis-Salbe. Hämorridensalben können helfen, die Schwellung zu reduzieren. Sie können in der Schwangerschaft verwendet werden.

▸ **ERLAUBT** Ballaststoffe oder andere Quellstoffe; Laktose; Abführmittel; Hämorridensalbe

Reichlich Wasser zu trinken *ist die beste Methode, um in der Schwangerschaft Verstopfungen zu vermeiden.*

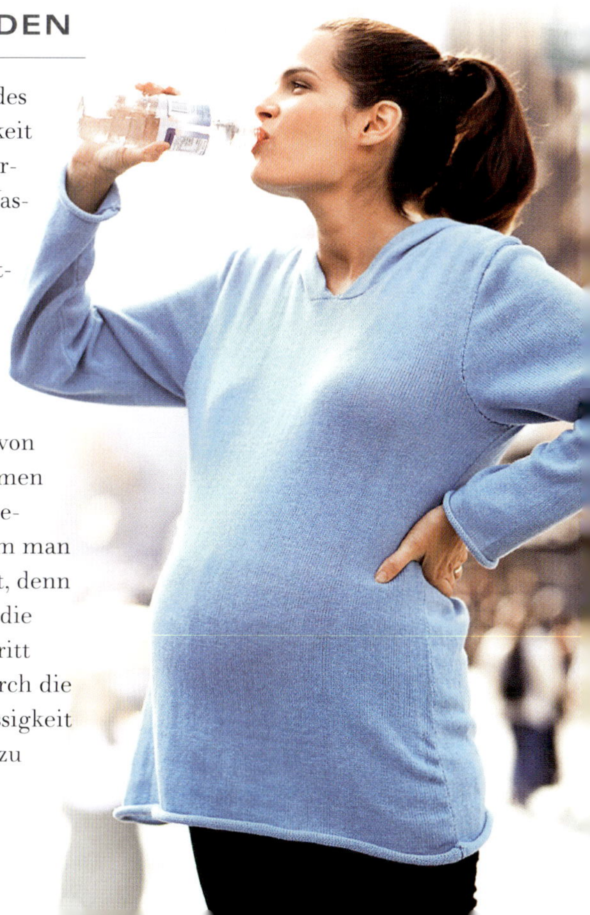

KARPALTUNNEL-SYNDROM

Die Neigung des Körpers, in der Schwangerschaft vermehrt Wasser einzulagern, kann durch ein als Karpaltunnelsyndrom bekanntes verbreitetes Leiden noch verschlimmert werden. Zwischen 25 und 50 Prozent aller Schwangeren bemerken Symptome davon.

Die Beschwerden haben ihre Ursache darin, dass der Mittelhandnerv, der für das Gefühl in der Hand zuständig ist, durch einen sehr engen Nervenkanal (Karpaltunnel) im Handgelenk vom Arm in die Hand verläuft. Während der Schwangerschaft kann selbst eine kleine Schwellung der Hände zum Druck auf den Mittelhandnerv im Karpaltunnel führen. Der Druck kann durch eine Gewichtszunahme noch verstärkt werden. Häufige Symptome sind Schmerzen und ein Taubheitsgefühl in Daumen, Zeige- und Mittelfinger sowie eine Muskelschwäche im Daumen.

Die Behandlung besteht in einfachen Maßnahmen wie dem Tragen einer Schiene bei Nacht, um den Druck auf den Nerv zu verhindern, der bei einem geknicktem Handgelenk entsteht. Bei rund 80 Prozent der Betroffenen tritt dadurch eine Besserung ein.

Bei heftigen Schmerzen wird man Sie an einen Orthopäden überweisen, der unter Umständen Kortison ins Handgelenk spritzt, um die Schwellung und die Entzündung zu reduzieren. Viele Orthopäden lehnen es aber ab, Schwangere zu behandeln, da die Beschwerden von allein wieder abklingen. Nehmen Sie keine oralen Entzündungshemmer wie Ibuprofen ein, und schlafen Sie nicht auf Unterarmen und Händen. Die Symptome gehen in der Regel vier Wochen nach der Geburt zurück.

▸ **ZU VERMEIDEN** Aspirin und nichtsteroide Enzündungshemmer wie Ibuprofen

RÜCKEN-SCHMERZEN

Rückenschmerzen in der Schwangerschaft können ernsthafter Natur sein und stellen ein Problem dar, das oft nach der Geburt fortbesteht. Rund die Hälfte aller Schwangeren leidet darunter. Je älter Sie sind, desto größer ist die Wahrscheinlichkeit, dass Sie betroffen sind. Wenn Sie etwa 9 kg im Taillenbereich zunehmen, belastet das den Rücken. Jede Schwangerschaft erhöht das Risiko für hartnäckige Rückenschmerzen.

Trainieren Sie schon vor der Schwangerschaft Ihre Bauchmuskulatur. Während der Schwangerschaft sollten Sie darauf achten, dass Sie die Beine und nicht nur den Rücken einsetzen, wenn Sie schwerere Gewichte heben. Achten Sie auf Ihren Körper und unterbrechen Sie das Heben, wenn Rückenschmerzen auftreten.

Die Matratze, auf der Sie schlafen, sollte fest sein und Ihren Rücken gut stützen. Wenn sie zu weich ist, legen Sie ein Brett darunter.

Wenn Sie einen Hexenschuss haben, nehmen Sie Paracetamol (bis zu 650 mg), und legen Sie zehn Minuten eine Wärme- oder Kältepackung auf. Wenn Sie häufiger an Rückenschmerzen leiden, wenden Sie sich an Ihren Arzt; dies kann ein Zeichen für eine Frühgeburt sein. Wenn Sie schon zuvor bzw. in vorhergehenden Schwangerschaften Rückenschmerzen hatten, ist die Wahrscheinlichkeit groß, dass Sie auch nach der Geburt darunter leiden werden.

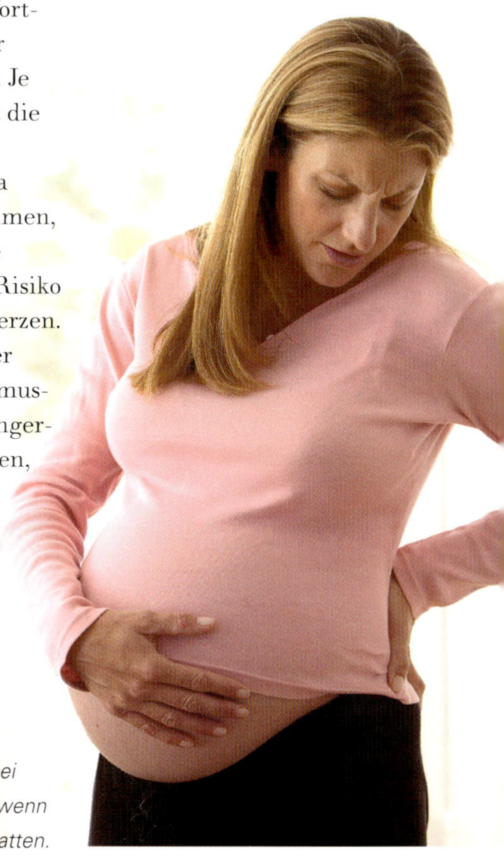

***Rückenschmerzen** treten häufig bei Frauen über 35 auf, insbesondere wenn sie schon früher Probleme damit hatten.*

Gewichte heben

Wenn möglich, sollten Sie es in der Schwangerschaft ganz vermeiden, schwere Gewichte zu heben, auch Ihr Kleinkind! Wenn Sie etwas heben müssen, wenden Sie die folgende Technik an:

- Stehen Sie mit den Füßen in hüftbreitem Abstand.
- Gehen Sie leicht in die Knie, der Rücken bleibt gerade.
- Halten Sie die Last möglich nah am Körper und heben Sie sie aus den Beinmuskeln heraus an.
- Halten Sie Ihren Rücken die ganze Zeit über gerade.

▶ **ERLAUBT** Paracetamol (650 mg); Wärme- oder Kältepackungen

▶ **ZU VERMEIDEN** Aspirin; nichtsteroide Entzündungshemmer wie Ibuprofen

ISCHIAS

Als Ischias bezeichnet man stechende Nervenschmerzen, die vom Gesäß aus ein Bein hinunter meist bis zum Fuß reichen. Die Schmerzen entstehen entweder dadurch, dass eine der Bandscheiben (die zwischen den Wirbeln der Wirbelsäule liegen), auf einen Punkt drückt, an dem der Rückenmarksnerv vom Rückenmark abzweigt, oder dadurch, dass die Gebärmutter auf den Ischiasnerv (der vom Rücken aus das Bein hinunterführt) drückt. Neben der Schmerzen treten meist andere Zeichen für den Druck auf den Nerv auf, z. B. ein Taubheitsgefühl oder ein Kribbeln im betroffenen Bein. Echter Ischias ist in der Schwangerschaft allerdings relativ selten und betrifft nur etwa ein Prozent der Frauen. Wenn Sie glauben, an Ischias zu leiden, sprechen Sie mit Ihrem Arzt oder Ihrer Hebamme.

GESCHWOLLENE BEINE UND KNÖCHEL

Irgendwann stellen fast alle Schwangeren fest, dass ihre Füße und Unterschenkel anschwellen. Betroffen sind in den meisten Fällen nur die unteren Gliedmaßen. Die Schwellung verstärkt sich, wenn Sie lange Zeit stehen. Falls Ihnen dies Probleme bereitet, sollten Sie tagsüber möglichst mehrere Pausen machen. Legen Sie sich hin und lagern Sie die Beine etwas höher als den Kopf.

Wenn Sie im Sitzen arbeiten, vertreten Sie sich so oft wie möglich die Beine. Die Tätigkeit der Beinmuskulatur trägt dazu bei, einen Teil der Flüssigkeit im Körper zu verteilen.

Wenn ein Bein viel stärker anschwillt als das andere, informieren Sie so schnell wie möglich Ihren Arzt; dieses Symptom kann auf eine Thrombose hindeuten. Es ist aber ganz normal, wenn das rechte Bein etwas geschwollener ist, denn die Gebärmutter ist so geneigt, dass sie den Blutabfluss im rechten Bein stärker behindert.

▶ **ZU VERMEIDEN** Diuretika (harntreibende Mittel) sind in der Schwangerschaft nicht zu empfehlen

WADENKRÄMPFE

Manche Frauen wachen nachts mit starken Wadenkrämpfen auf. Es ist noch unklar, warum diese Krämpfe während der Schwangerschaft häufiger auftreten. Kalziumpräparate können die Symptome reduzieren. Sie können von Schwangeren eingenommen werden. Wenn Sie nachts mit Krämpfen aufwachen, laufen Sie etwas umher oder legen Sie eine warme Kompresse auf die Waden.

Wenn die Krämpfe hartnäckig sind, machen Sie einige sanfte Übungen, bevor Sie ins Bett gehen. Dehnen Sie die Muskulatur, indem Sie auf einer Stufe stehen und eine Ferse nach der anderen nach unten drücken. Dauern die Probleme an, fragen Sie Ihren Arzt nach einem Magnesiumpräparat. Nehmen Sie kein Magnesium ein, ohne das mit Ihrem Arzt abzuklären.

▶ **ERLAUBT** Ein Kalziumpräparat (1 g) zweimal täglich zwei Wochen lang

RESTLESS-LEGS-SYNDROM

Bei etwa 10 bis 20 Prozent der Frauen zeigt sich das Restless-legs-Syndrom (RLS) während der zweiten Hälfte der Schwangerschaft. Die Symptome treten gewöhnlich auf, wenn Sie am Einschlafen sind. Möglicherweise spüren Sie ein Kribbeln in den Unterschenkeln, das den Drang auslöst, die Beine zu bewegen. Doch weder dies noch Umhergehen bringt Erleichterung. Wenn dadurch Ihr Schlaf beeinträchtigt wird, sprechen Sie mit Ihrem Arzt oder Ihrer Hebamme.

Das Leiden wird gelegentlich mit Eisenmangelanämie in Verbindung gebracht; hier hilft ein Eisenpräparat. Es empfiehlt sich, in der zweiten Tageshälfte koffeinhaltige Getränke zu vermeiden, die die Symptome verstärken.

▸ **ERLAUBT** Eisenpräparate

▸ **ZU VERMEIDEN** Koffeinhaltige Getränke

KRAMPFADERN

Der Druck der wachsenden Gebärmutter und der daraus resultierende verstärkte Blutfluss führen zu einer auffälligen Zunahme der hervortretenden Venen in den Ober- und Unterschenkeln. Wenn der Druck in den Venen ansteigt, können sich die Venen im Fall schwacher Venenwände erheblich ausweiten. Es entstehen Krampfadern, die auch in der Scheide auftreten können.

Krampfadern treten bei einer zweiten oder dritten Schwangerschaft häufiger auf, aber viele Frauen leiden bereits bei der ersten darunter. Ob Sie Krampfadern bekommen oder nicht, ist genetisch bedingt. Die Schwellung können Sie eventuell durch Stützstrümpfe verringern, aber viele Frauen finden sie unbequem und zweifeln an ihrem Nutzen. Es kann auch helfen, wenn Sie sich tagsüber öfter hinlegen, wobei die Füße höher liegen sollten als der Kopf. Wenn die Venen nach der Niederkunft geschwollen bleiben, können Sie kosmetische Lösungen in Betracht ziehen, beispielsweise eine Laserbehandlung, Verödung oder operative Entfernung (Stripping). Warten Sie aber mit einer Behandlung, bis Sie keine Kinder mehr wollen, denn Krampfadern können bei jeder Schwangerschaft neu auftreten.

SCHWANGERSCHAFTSSTREIFEN

Rund die Hälfte aller Schwangeren bekommt Schwangerschaftsstreifen. Am häufigsten treten sie am Bauch auf, gelegentlich aber auch an Brust und Gesäß. Es handelt sich dabei um Mikrorisse im Bindegewebe, verursacht durch die Dehnung der Haut.

Trotz der Behauptungen der Hersteller schützen Cremes nicht vor Schwangerschaftsstreifen. Das Risiko, die Streifen zu bekommen, können Sie geringfügig reduzieren, wenn Sie während der Schwangerschaft nicht mehr als 11 bis 16 kg zunehmen.

Schwangerschaftsstreifen verblassen mit der Zeit. Man kann sie zwar nicht verhindern, aber sie lassen sich nach der Geburt behandeln. Die Lasertherapie wird heutzutage immer beliebter. Sie wird allerdings als kosmetische Maßnahme betrachtet und daher von den Krankenkassen nicht erstattet. Warten Sie mit der Behandlung, bis Sie nicht mehr schwanger werden wollen, denn Schwangerschaftsstreifen treten bei jeder weiteren Schwangerschaft vermehrt auf.

HAUTVERÄNDERUNGEN

Während der Schwangerschaft macht die Haut enorme Veränderungen durch. In der frühen Phase wird die Durchblutung der Haut verstärkt, was eine »blühende Farbe« erzeugt.

Schon früh in der Schwangerschaft ist aufgrund von hormonellen Veränderungen oft ein verstärktes Auftreten von Akne zu beobachten. Sie darf mit Cremes und Gels wie Benzoylperoxid oder (nach Rücksprache mit einem Dermatologen) mit einer antibiotischen Salbe behandelt werden. Im frühen zweiten Schwangerschaftsdrittel fällt Ihnen möglicherweise auf, dass Ihre Haut dunkler wird. Die Schwangerschaft regt die Produktion des Pigments Melanin an. Stärker pigmentierte Körperbereiche wie Leberflecke und Brustwarzen werden dunkler. Auch neue pigmentierte Bereiche können im Verlauf der Schwangerschaft auf-

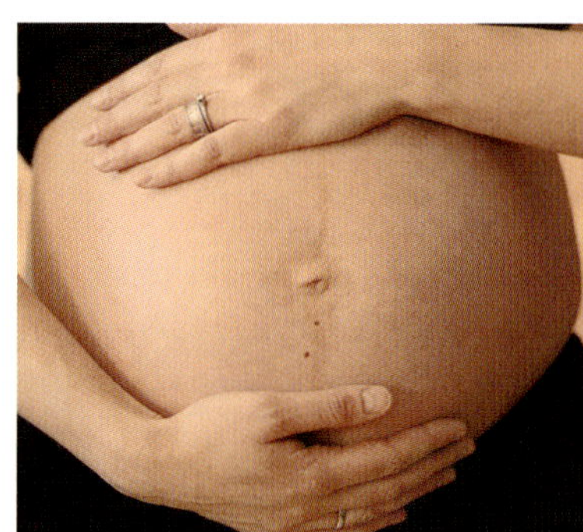

***Linea nigra** ist eine häufige Hautveränderung in der Schwangerschaft. Die dunkle Linie am Bauch ist auf die vermehrte Pigmentproduktion zurückzuführen.*

treten, u.a. eine dunkle Linie, die Linea nigra, zwischen Bauchnabel und Schamhaaren. Manche Frauen bekommen Pigmentflecken an Nase und Wangen. Die Flecken sollten nach der Geburt verblassen.

Zwei Drittel aller Frauen stellen während der Schwangerschaft fest, dass ihre Handflächen rot werden. Dies wird durch die höheren Östrogenwerte verursacht und klingt nach der Geburt wieder ab. Die verstärkte Durchblutung der Haut kann auch zur Bildung von kleinen roten Erhebungen führen, die von roten Linien umgeben sind. Sie heißen Angioma und treten am häufigstem an Gesicht, Hals und im oberem Brustbereich auf, bilden sich aber nach der Schwangerschaft wieder zurück.

Angioma sind nicht behandlungsbedürftig, es sei denn, die Flecken sind drei Monate nach der Geburt noch vorhanden und Sie empfinden sie als störend.

▸ **ERLAUBT** Benzoylperoxid

SCHWITZEN

Fast alle Frauen haben in der Schwangerschaft das Gefühl, dass ihnen wärmer ist. Infolge dieser veränderten Temperaturwahrnehmung und durch den beschleunigten Stoffwechsel schwitzen Sie wahrscheinlich stärker. Dies ist völlig normal, kann aber ziemlich lästig sein. Deodorants können bedenkenlos benutzt werden; machen Sie sich keine Gedanken, wenn Sie sie häufiger verwenden müssen als sonst.

JUCKREIZ UND AUSSCHLÄGE

Bei vielen Schwangeren juckt die Haut, vor allem am Bauch. Dies scheint mit der Dehnung der Haut zusammenzuhängen. Manche Frauen finden, dass Kühlung Erleichterung bringt. Kühle Bäder mit Haferkleie oder Feuchtigkeitslotion aus dem Kühlschrank können hier vorübergehend Abhilfe schaffen.

Juckreiz kann auch ein Zeichen einer Krankheit namens Schwangerschaftscholestase sein, die gelegentlich im letzten Schwangerschaftsdrittel auftritt. Sie wird anhand eines Tests nachgewiesen, der die Gallensäurewerte des Blutes feststellt (Gallensäure wird von der Leber hergestellt). Wenn der Test positiv ist, erhalten Sie Medikamente, um die überschüssige Säure zu reduzieren. Üblicherweise wird Ursodeoxycholsäure verschrieben. Hohe Gallensäurewerte können das Risiko von Komplikationen in der Schwangerschaft erhöhen, sodass Ihr Arzt die Geburt eventuell frühzeitig einleitet. Es ist nicht bekannt, ob die Behandlung mit Mitteln wie Ursodeoxycholsäure die Wahrscheinlichkeit von Komplikationen verringert.

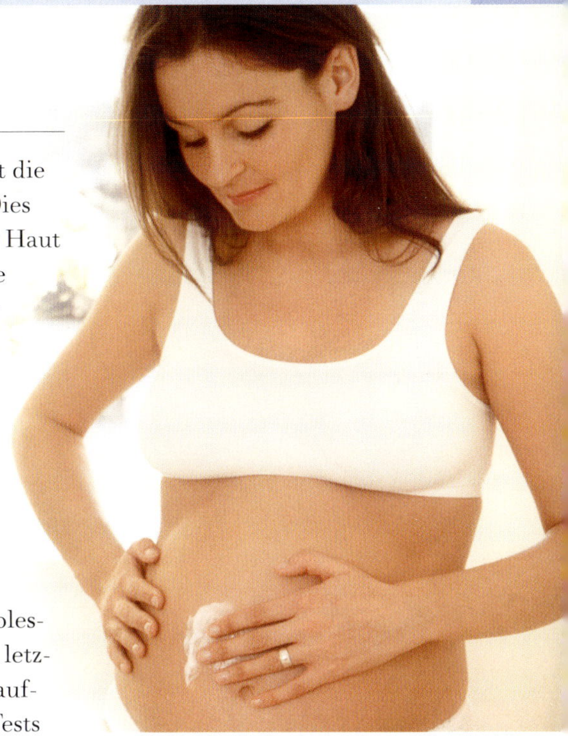

***Feuchtigkeitscremes** können den Juckreiz in der Schwangerschaft verringern. Stellen Sie die Creme in den Kühlschrank, um die kühlende Wirkung zu verstärken.*

Warnzeichen

Wenn Juckreiz von einem der folgenden Symptome begleitet ist, wenden Sie sich an Ihren Arzt:

- Deutlicher erhabener Ausschlag am Bauch: Eine Schwangerschaftsdermatose erfordert eine Behandlung mit rezeptpflichtigen Mitteln.
- Hartnäckiger, heftiger Juckreiz an Armen und Beinen ohne erkennbaren Ausschlag im letzten Schwangerschaftsdrittel. Es kann sich um eine Schwangerschaftscholestase handeln, bei der sich Gallensäure aus der Leber in der Haut anreichert und Juckreiz verursacht.

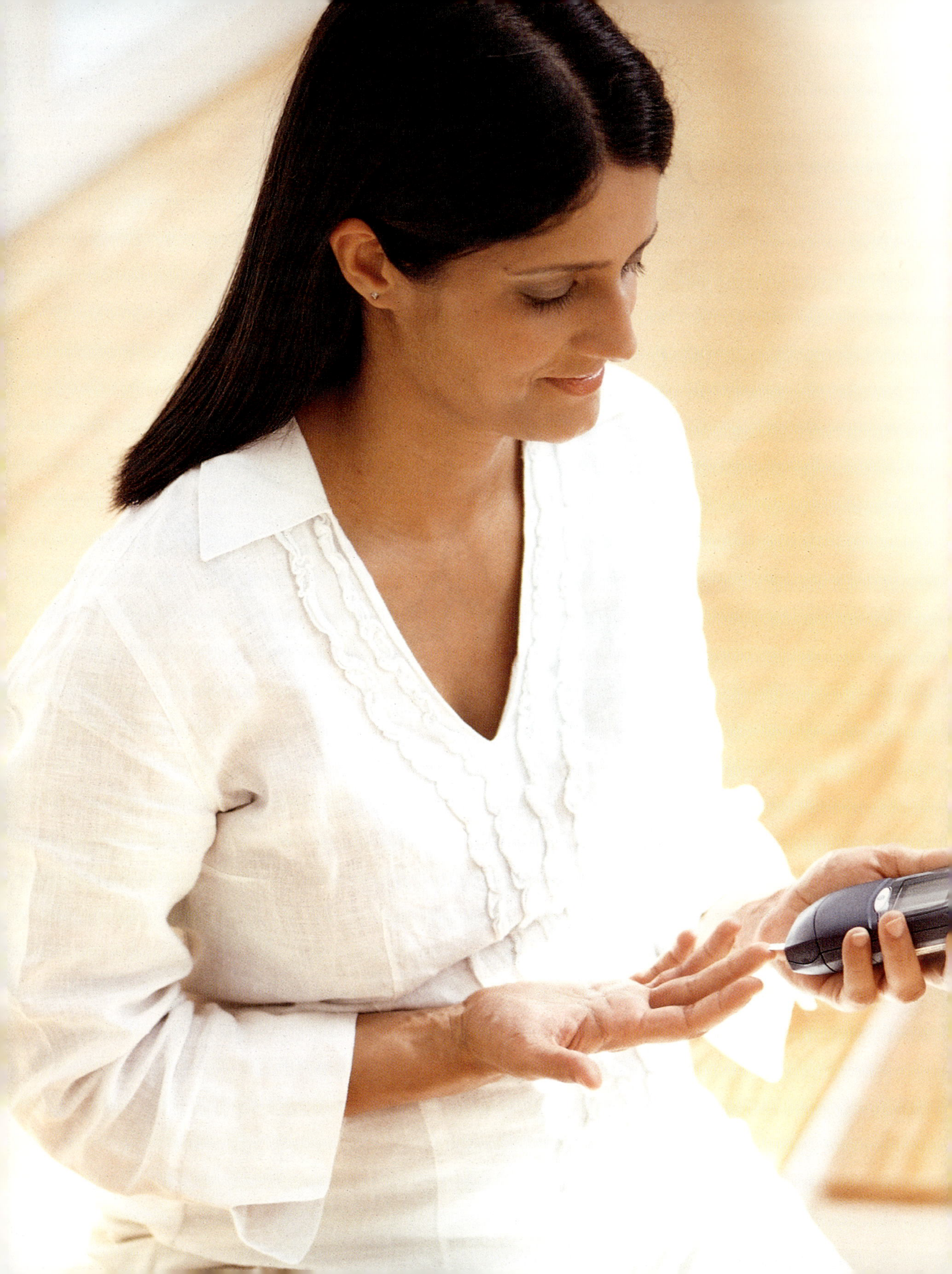

RISIKO-SCHWANGER-SCHAFTEN

Bestimmte Konditionen stellen während der Schwangerschaft ein Risiko dar.

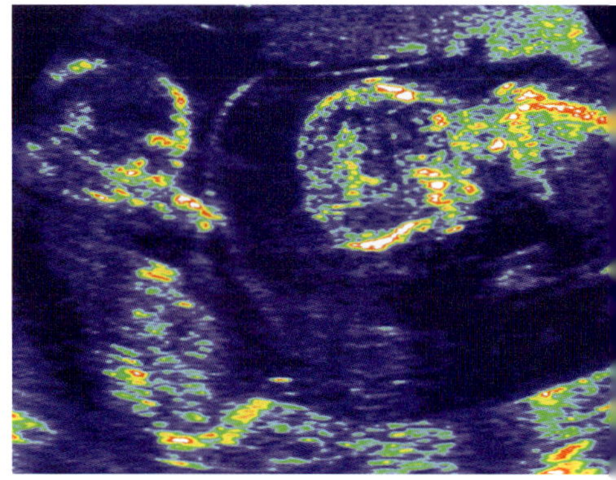

***Zwillingsschwangerschaften** gelten als Risikoschwangerschaften. Diese farbige Ultraschallaufnahme zeigt links den Kopf des einen Kindes und darunter den Körper. Das Gesicht des zweiten Kindes zeigt nach unten. Der Körper liegt waagrecht.*

EINFLUSS DES ALTERS

Im späten zweiten und im dritten Trimester spielt Ihr Alter in einigen wichtigen Bereichen eine Rolle und führt zu einem (leicht) erhöhten Komplikationsrisiko.

Die drei häufigsten Risiken sind Schwangerschaftsdiabetes, Präeklampsie (Toxämie) und Mehrlingsschwangerschaften. Manche Komplikationen haben weniger mit dem Alter zu tun – beispielsweise Frühgeburten und Zervixinsuffizienz (frühzeitiges Öffnen des Gebärmutterhalses).

RISIKEN VERRINGERN

Im Allgemeinen können Sie während der Schwangerschaft nicht viel tun, um derartige Probleme zu verhindern. Ihr Risiko, eine Präeklampsie zu bekommen, für die Bluthochdruck und Nierenprobleme charakteristisch sind, hängt eng mit Ihrem Blutdruck bei der Empfängnis zusammen. Je niedriger der Blutdruck vorher und im Frühstadium der Schwangerschaft war, desto geringer ist die Wahrscheinlichkeit, diese Krankheit zu bekommen. Schwangerschaftsdiabetes tritt familiär gehäuft auf.

Sowohl Bluthochdruck als auch Schwangerschaftsdiabetes sind bei Frauen, deren Gewicht bei der Empfängnis höher war als ihr Idealgewicht, häufiger zu finden; das Risiko steigt proportional zu diesem Anfangsgewicht. Ein gesundes Körpergewicht vor der Empfängnis verringert das Risiko von Komplikationen deutlich, schließt es aber nicht ganz aus.

Auch Mehrlingsschwangerschaften sind bei älteren Frauen häufiger, teilweise infolge des verbreiteten Einsatzes der Reproduktionsmedizin. Frauen, die Zwillinge und Drillinge tragen, entwickeln eher eine Präeklampsie und Schwangerschaftsdiabetes. Sie neigen auch mehr zu Frühgeburten. Diese Aufzählung klingt zwar erschreckend, bedenken Sie aber, dass bei den meisten Frauen nicht alle oder sogar keine dieser Probleme auftreten.

***Blutzuckermessungen** sind unumgänglich, wenn Sie an Schwangerschaftsdiabetes leiden. So stellen Sie auch die Gesundheit Ihres Babys sicher.*

Auch wenn **Sie über 35 sind,** gilt Ihre Schwangerschaft als **risikolos,** bis das Gegenteil **bewiesen** ist.

Arten

Obwohl Ihre Schwangerschaft nicht als Risikoschwangerschaft gilt, nur weil Sie über 35 sind, kann die Wahrscheinlichkeit, dass es in diesem Alter zu Problemen kommt, größer sein. Deshalb sind mehr Untersuchungen, Tests und Behandlungen erforderlich. Manche Krankheiten entwickeln sich in der Schwangerschaft, andere wie Bluthochdruck erhöhen das Risiko von Anfang an.

SCHWANGERSCHAFTSDIABETES

Schwangerschaftsdiabetes ist eine Glukose (Zucker)-Stoffwechselstörung, die nur in der Schwangerschaft auftritt. Ihr Körper ist nicht in der Lage, den Zuckerspiegel unter der Belastung durch die Schwangerschaft zu regulieren.

Normalerweise werden die Glukosewerte durch das Zusammenspiel von zwei Hormonen – Insulin und Glukagon, die beide in der Bauchspeicheldrüse gebildet werden – im Gleichgewicht gehalten. Insulin wird freigesetzt, wenn der Blutzuckerspiegel nach dem Essen steigt, und sorgt u.a. dafür, dass der Zucker aus dem Blut in die Körperzellen aufgenommen wird. Wenn dagegen die Blutzuckerwerte niedrig sind, bewirkt Glukagon eine Freisetzung von in der Leber gespeichertem Zucker.

ARTEN VON DIABETES

Bei Schwangerschaftsdiabetes kann Ihr Körper entweder nicht genug Insulin herstellen, um mit der Belastung durch die Schwangerschaft zurecht zu kommen, oder Ihre Körperzellen reagieren nicht auf das Insulin. Dies ähnelt Diabetes Typ II, die im Erwachsenenalter entsteht. Bei Diabetes Typ I, die meist in der Kindheit oder Jugend auftritt, wird in der Bauspeicheldrüse überhaupt kein Insulin produziert.

Während der Schwangerschaft stellt die Plazenta das Hormon Plazentalaktogen her, das den Blutzuckerspiegel steigen lässt. Ihr Körper muss mehr Insulin produzieren, um die Blutwerte im Normalbereich zu halten.

Eine Schwangerschaftsdiabetes klingt nach der Geburt ab – die Wahrscheinlichkeit, dass Sie später in Ihrem Leben Diabetes Typ II bekommen, ist aber größer.

DIAGNOSE

Schwangerschaftsdiabetes wird im letzten Trimesters mithilfe eines Zufallstests der Glukosewerte (S. 96–97), der meist um die 28. Woche durchgeführt wird, untersucht. Der Test dient dazu, Frauen mit erhöhtem Risiko ausfindig zu machen. Bei diesen

Diabetes und die Geburt

Frauen, die unter einer Schwangerschaftsdiabetes leiden, haben ein größeres Risiko, ein großes Baby zu bekommen. Das Risiko hängt zum Teil davon ab, wie gut die Blutzuckerwerte in der Schwangerschaft beherrscht werden. Wenn Sie Diabetes haben, schätzt Ihr Arzt das Gewicht des Babys, ehe die Wehen beginnen – entweder durch Abtasten der Gebärmutter oder mittels Ultraschall. Wenn die Größe normal ist, leitet Ihr Arzt möglicherweise in der 39. Woche die Geburt ein, um die Gefahr für den Fetus bei einer Verlängerung der Schwangerschaft auszuschalten. Während der Wehen wird eine Kanüle gelegt (S. 132). Ihre Blutzuckerwerte werden stündlich kontrolliert. Wiegt Ihr Baby mehr als 4 bis 4,5 kg, besteht das Risiko, dass die Schultern hängen bleiben (Schulterdystokie), was die Wahrscheinlichkeit von Komplikationen erhöht. Ihr Arzt wird dieses Risiko mit Ihnen besprechen und eventuell einen Kaiserschnitt empfehlen, wenn er das Risiko als besonders hoch einschätzt.

Frauen wird ein Glukose-Toleranztest durchgeführt, um festzustellen, ob eine Schwangerschaftsdiabetes vorliegt. Die Glukosewerte des Blutes werden zunächst im nüchternen Zustand geprüft, dann eine und zwei Stunden nach der Einnahme eines stark zuckerhaltigen Getränks. Hohe Glukosewerte nach zwei Stunden bedeuten, dass Ihr Körper den Zucker nicht abbauen konnte und Sie Schwangerschaftsdiabetes haben.

BEHANDLUNG

In den meisten Fällen kann Schwangerschaftsdiabetes durch eine Umstellung der Ernährung behandelt werden. Hierzu müssen Sie Kohlenhydrate in Ihrer Ernährung reduzieren. Ihr Arzt oder Ihre Hebamme wird Sie möglicherweise an einen Ernährungsberater überweisen. Man wird Ihnen empfehlen, nicht-raffinierte, komplexe Kohlenhydrate wie Vollkornbrot, -reis und -nudeln zu essen. Kuchen, Limonaden und Süßigkeiten sind zu meiden. Ihr Arzt oder Ihre Hebamme wird Ihre Blutzuckerwerte regelmäßig kontrollieren. Eventuell müssen Sie Ihren Blutzucker selbst mit einem Handgerät bis zu viermal am Tag zu Hause kontrollieren. Wenn die Werte weiterhin erhöht bleiben, erhalten Sie während der restlichen Schwangerschaft zweimal täglich Insulininjektionen.

SPÄTERES DIABETESRISIKO

Wenn Sie Schwangerschaftsdiabetes hatten, ist die Wahrscheinlichkeit größer, dass Sie in späteren Jahren eine Diabetes Typ II bekommen. Sechs Wochen nach der Geburt und anschließend in regelmäßigen Abständen sollten Sie mit einem Bluttest oder einem Glukose-Toleranztest auf Diabetes untersucht werden.

ZERVIX-INSUFFIZIENZ

Bei dieser seltenen Krankheit öffnet sich der Gebärmutterhals (Zervix), ohne dass Sie Kontraktionen haben. Dies kann die Ursache einer Fehlgeburt im zweiten Schwangerschaftsdrittel sein.

Wenn Sie in der Vergangenheit eine Fehlgeburt im zweiten Trimester hatten, ohne dass dabei schmerzhafte Kontraktionen auftraten, wird Ihr Arzt oder Ihre Hebamme eine Cerclage empfehlen. Bei dieser Operation wird der Zervixkanal verschlossen.

Alternativ wird Ihr Zustand wöchentlich oder jede zweite Woche durch eine Ultraschalluntersuchung kontrolliert. Dabei führt man eine kleine Sonde in die Vagina ein und untersucht die Zervix am Bildschirm.

Wenn es Anzeichen dafür gibt, dass sich die Zervix öffnet oder verkürzt, wird man Ihnen wahrscheinlich eine Cerclage empfehlen. Hin und wieder werden im zweiten Schwangerschaftsdrittel bei einer routinemäßigen Ultraschalluntersuchung Veränderungen in der Zervix festgestellt. Wenn Sie bislang noch keine Fehlgeburt hatten, ist der Nutzen einer Cerclage umstritten. Ihr Arzt oder Ihre Hebamme wird die Vorteile und Risiken mit Ihnen besprechen oder Sie an einen Facharzt überweisen.

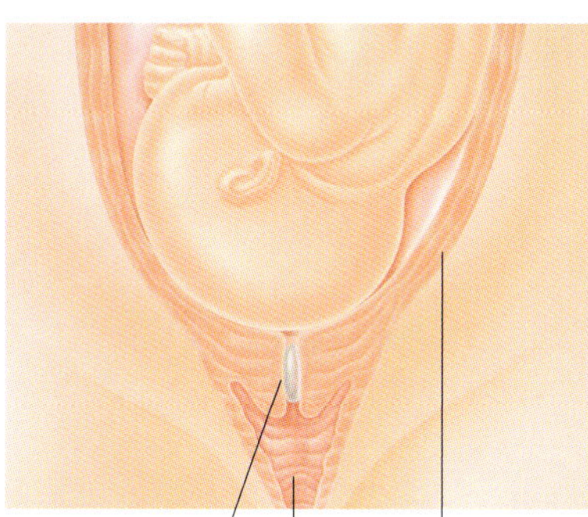

Die Zervix ist *in der Schwangerschaft im Normanfall mit Ausnahme einer sehr kleinen Öffnung geschlossen, sodass das Baby sicher in der Gebärmutter sitzt.*

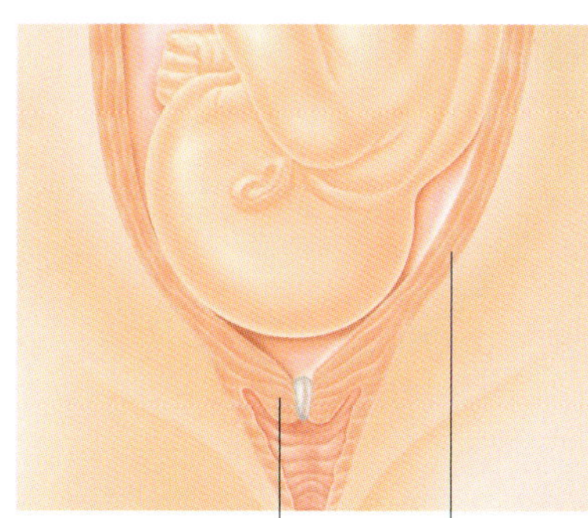

Bei einer Zervixinsuffizienz *ist der Gebärmutterhals dünner und offener als normal; es besteht das Risiko einer Fehlgeburt im zweiten Trimester.*

FRÜHGEBURT

Etwa eine von zehn Schwangerschaften endet mit einer Frühgeburt, bei der das Baby mehr als drei Wochen zu früh geboren wird. Das Risiko, dass Ihr Baby zu früh kommt, ist höher, wenn Sie schon eine Fehlgeburt hatten oder Zwillinge bzw. Drillinge erwarten.

Faktoren wie sorgfältige Zahnpflege und zahnärztliche Versorgung (um Erkrankungen des Zahnfleisches vorzubeugen, die Entzündungen hervorrufen) sowie Nichtrauchen verringern das Risiko einer Frühgeburt.

EINFLUSS DES ALTERS

Älter als 35 zu sein erhöht Ihr Risiko einer Frühgeburt nur geringfügig. Manchmal gibt es einen medizinischen Grund, die Geburt früh einzuleiten – z.B., wenn eine Präeklampsie vorliegt (siehe rechte Seite). Frauen über 35 neigen auch eher zu Myomen (Wucherungen an der Gebärmutter), die die Gefahr einer Frühgeburt erhöhen.

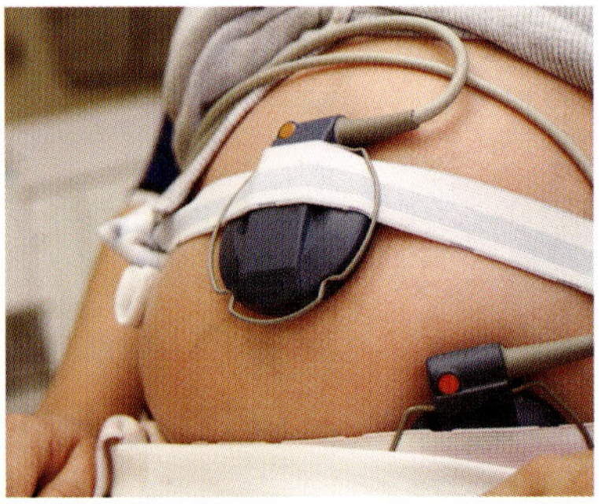

***Wenn die Zervix kürzer wird** oder Sie Unterleibsschmerzen haben, wird elektronisch überwacht, ob Sie Kontraktionen haben.*

Bei Frauen über 35 treten auch viel häufiger Mehrlingsgeburten auf (sowohl aufgrund des Einsatzes der Reproduktionsmedizin als auch von Natur aus), was die Wahrscheinlichkeit einer Frühgeburt automatisch erhöht.

FRÜHGEBURT VERHINDERN

Leider gibt es kaum Hinweise darauf, dass Medikamente eine Frühgeburt verhindern können. Die Ergebnisse einer Versuchsreihe lassen vermuten, dass wöchentliche Progesteroninjektionen das Risiko verringern könnten. Bevor Progesteron regelmäßig eingesetzt werden kann, müssen noch eine Reihe Tests durchgeführt werden, um seine Wirkung zu bestätigen und Nebenwirkungen auszuschließen.

BEGINN DER WEHEN

Wenn Sie ein regelmäßiges Zusammenziehen der Gebärmutter öfter als alle 15 Minuten spüren, sollten Sie sich sofort mit Ihrem Arzt oder Ihrer Hebamme in Verbindung setzen.

BEHANDLUNG

Wenn man den Beginn der Wehen feststellt, noch bevor Sie die 34. Schwangerschaftswoche erreicht haben, verordnet Ihnen der Arzt Medikamente (so genannte Tokolytika), um die Wehen zu hemmen. Sie werden auch Steroide erhalten, um die Risiken für Ihr Baby zu verringern, falls es zu früh geboren wird. Die Behandlung mit Steroiden ist am effektivsten, wenn sie 48 Stunden nach der Erstbehandlung geschieht – das erste Ziel bei einer drohenden Fehlgeburt ist also, Sie die ersten zwei Tage am Gebären zu hindern. Sie bekommen Bettruhe verordnet. Die Medikamente können Nebenwirkungen haben. Der Arzt wird die Behandlung meist nach 48 Stunden beenden.

KONTROLLEN

Nach der Erstbehandlung werden Sie weiter in der Klinik beobachtet oder nach Hause geschickt, je nachdem, wie stark sich der Muttermund geweitet hat.

Fibronektintest Einige Ärzte führen den so genannten fetalen Fibronektintest durch, um feststellen zu können, ob die Kontraktionen Besorgnis erregend sind. Ein negatives Ergebnis bedeutet, dass für Sie das Risiko, in den nächsten Wochen zu gebären, gering ist (ein bis fünf Prozent), sodass Ihr Arzt

Frühgeburt

Zu den Anzeichen einer Frühgeburt gehören die folgenden Symptome. Sollten sie auftreten, rufen Sie sofort Ihren Arzt oder Ihre Hebamme an.

- Unterleibsschmerzen, die in Abständen auftreten (Kontraktionen), sofern diese häufiger als alle 15 Minuten auftreten oder schmerzhaft sind
- Druck im Beckenbereich
- eine deutliche Zunahme des vaginalen Ausflusses
- plötzlicher Durchfall

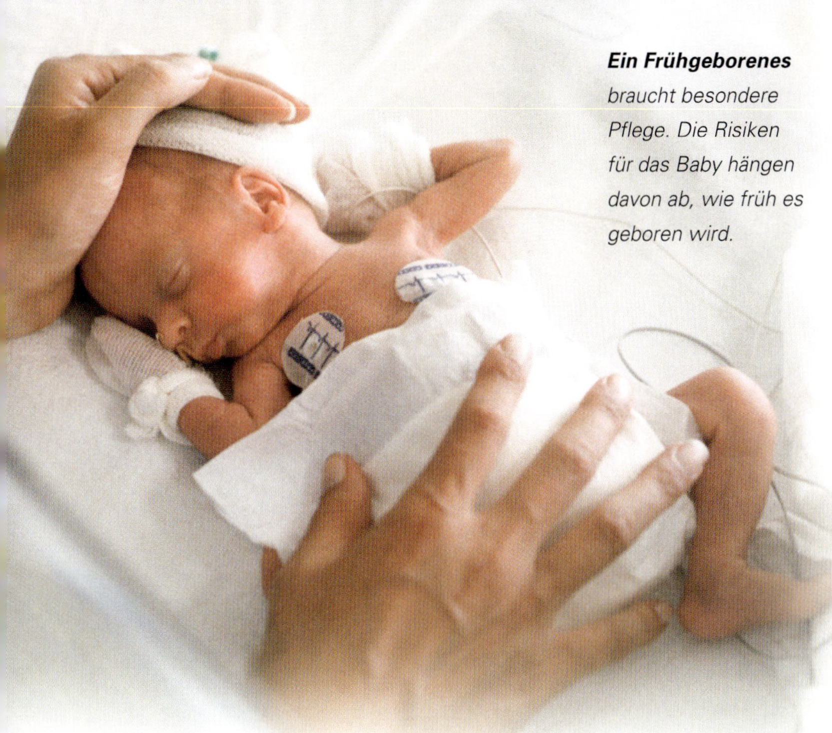

Ein Frühgeborenes *braucht besondere Pflege. Die Risiken für das Baby hängen davon ab, wie früh es geboren wird.*

Sie nach Hause schicken wird. Ein positives Ergebnis bedeutet, dass das Risiko höher ist, sagt aber nicht mit Sicherheit aus, dass Sie bald gebären werden.

RISIKEN FÜR SIE

Eine drohende Frühgeburt birgt für Sie kein Risiko. Die Wahrscheinlichkeit für einen Kaiserschnitt ist höher, weil das Kind bei einer Frühgeburt oft quer in der Gebärmutter liegt, abhängig davon, wie viel Zeit noch bis zum Geburtstermin verbleibt. Zudem ist die Wahrscheinlichkeit höher, dass Sie eine Infektion der Gebärmutter haben, da dies eine der Ursachen von Frühgeburten ist.

RISIKEN FÜR IHR BABY

Im Gegensatz dazu kann eine Frühgeburt für Ihr Baby sehr ernst sein, je nachdem, wie früh es geboren wird. Nach der 34. Schwangerschaftswoche ist das Risiko von Komplikationen gering. Wenn die Wehen nach diesem Termin einsetzen, werden keine Steroide und keine Wehen hemmenden Medikamente verschrieben und die Geburt kann normal verlaufen.

Weniger als 28 Wochen Vor der 28. Woche bestehen ernsthafte Gefahren für das Kind. Seine Lunge ist noch nicht voll ausgebildet, was zu Problemen bei der Atmung führen kann. Zu den Risiken gehören auch Infektionen, Gehirnblutungen und Gehörprobleme.

Zwischen 28 und 34 Wochen Nach der 28. Woche ist das Risiko langfristiger Komplikationen erheblich kleiner. Babys, die zwischen der 28. und der 34. Woche geboren werden, können aber trotzdem Atmungsprobleme oder andere Komplikationen haben und werden in die Intensivstation der Kinderklinik verlegt.

Wenn Ihr Baby in einem Krankenhaus geboren werden soll, das über keine Kinderklinik verfügt, werden Sie eventuell dorthin verlegt, wo eine bessere Versorgung für Ihr Kind gewährleistet ist.

PLAZENTA PRAEVIA

Die Gebärmutter versperrt den Ausgang für das Baby – den Gebärmutterhals (Zervix). Plazenta praevia wird oft im Frühstadium der Schwangerschaft bei einer Ultraschalluntersuchung festgestellt, verschwindet aber in 95 Prozent der Fälle bis zum letzten Trimester. Wenn dies in der 24. bis 28. Woche noch nicht der Fall ist, wird das Kind mit Kaiserschnitt zur Welt gebracht, um schwere Blutungen zu verhindern. Bis das Problem abgeklungen ist, dürfen Sie nichts in die Vagina einführen und sollten auf Geschlechtsverkehr verzichten. Falls es zu Blutungen kommt, müssen Sie vermutlich mehrere Wochen im Krankenhaus verbringen.

PRÄEKLAMPSIE

Diese Krankheit, auch Toxämie genannt, ist eine potenziell gefährliche Form von Bluthochdruck. Bei Frauen mit einer milden Form der Krankheit steigt der Blutdruck in den letzten Wochen der Schwangerschaft an. Im Gegensatz zu normalem Bluthochdruck wirkt sich eine Präeklampsie auf andere Organe wie Nieren und Gebärmutter aus. Betroffene Frauen haben erhöhte Eiweißwerte im Urin. Die Ursache ist unbekannt; Abhilfe bietet nur die Geburt.

SYMPTOME

Zu den Warnzeichen für eine Präeklampsie gehören Kopfschmerzen und das Anschwellen der Hände und des Gesichts. Wenn Sie eine ungewöhnliche Schwellung beobachten und eine Ihnen unbekannte Art von Kopfschmerzen bekommen, bitten Sie Ihren Arzt oder Ihre Hebamme, Ihren Blutdruck zu kontrollieren.

BEHANDLUNG

Wenn Sie kurz vor dem Geburtstermin Präeklampsie bekommen, wird der Arzt vermutlich die Geburt einleiten. Ist es noch lang bis zur Geburt, wird Sie Ihr Arzt wahrscheinlich ins Krankenhaus einweisen. Es wird beobachtet, ob es Anzeichen für eine Verschlechterung gibt; zu den Maßnahmen gehören Bluttests sowie eine Dauermessung des Blutdrucks. Bettruhe wird den Blutdruck senken und Ihrem Baby helfen, möglichst angemessen zu wachsen.

Gelegentlich wird die Krankheit akut: Der Blutdruck steigt unkontrollierbar, Tests zeigen schlechte Werte, die Nierenfunktion ist beeinträchtigt, in manchen Fällen treten Krämpfe (Eklampsie) auf. In solchen Fällen wird die Geburt fast immer sofort eingeleitet.

Da Präeklampsie der Gebärmutter schadet, wachsen manche Babys nicht so wie erwünscht und würden die Geburt nicht überstehen. Deshalb werden hier häufiger Kaiserschnitte durchgeführt.

MEHRLINGS-SCHWANGERSCHAFTEN

Wenn Frauen älter werden, steigt die Wahrscheinlichkeit für Mehrlingsgeburten. Dies liegt zum Teil daran, dass Ihre Eierstöcke manchmal mehr als ein Ei pro Zyklus freigeben. Ältere Frauen werden auch häufiger mithilfe der Reproduktionsmedizin schwanger (S. 29), wodurch die Wahrscheinlichkeit von Mehrlingsgeburten steigt. Eine Mehrlingsschwangerschaft erhöht das Risiko für Mutter und Kinder, und alle solche Fälle werden sorgfältig überwacht.

FEHLENTWICKLUNGEN

Die Tests im Frühstadium der Schwangerschaft auf genetische Fehlentwicklungen sind bei Mehrlingsschwangerschaften erschwert. Die Fruchtwasseruntersuchung im ersten oder zweiten Trimester, um das Down-Syndrom festzustellen, ist bei Zwillingen weit weniger

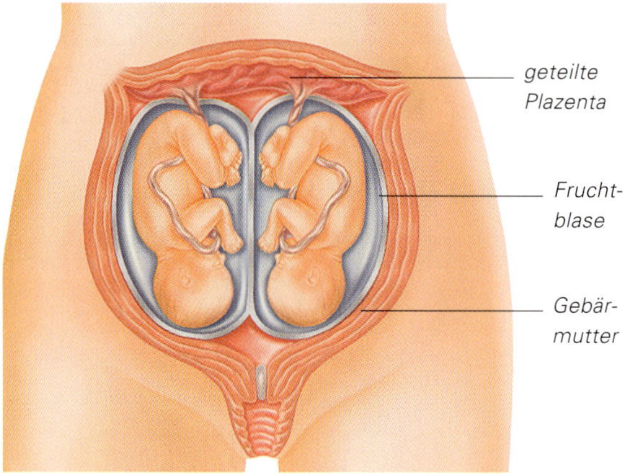

Zweieiige Zwillinge *entwickeln getrennte Fruchtblasen und eigene Plazentas.*

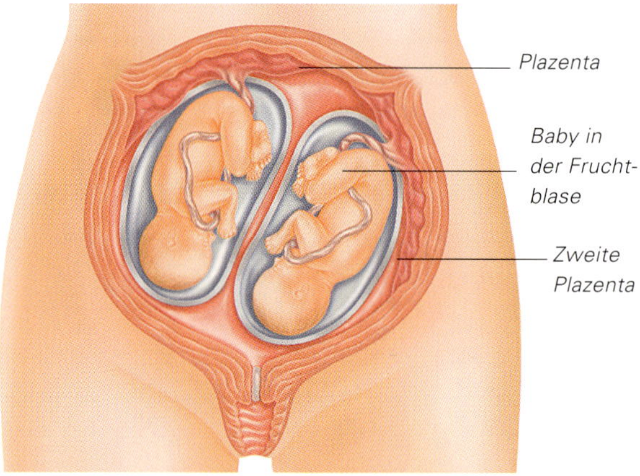

Eineiige Zwillinge *können sich eine Plazenta teilen. Die Fruchtblase kann gemeinsam oder getrennt sein.*

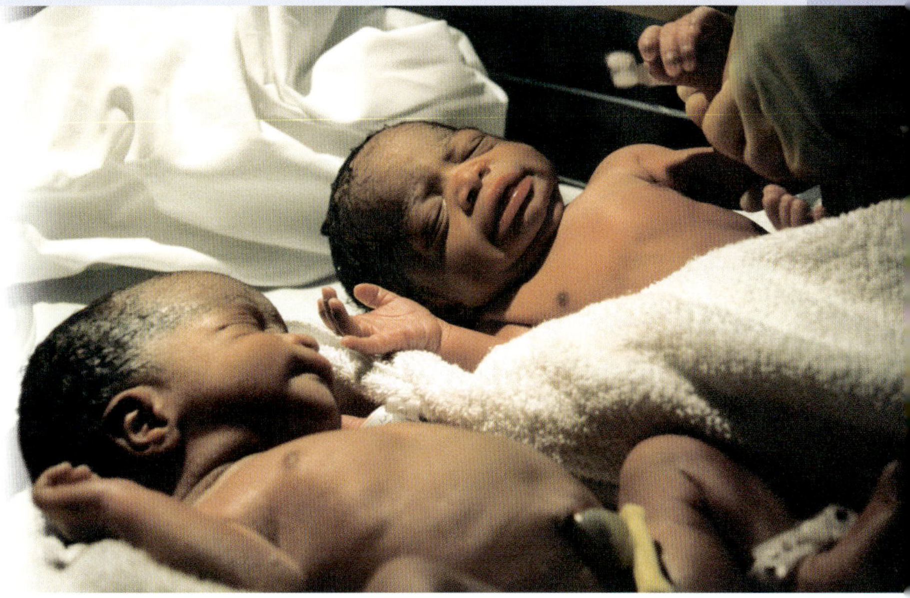

***Zwillinge** müssen eventuell per Kaiserschnitt entbunden werden. Sie werden nach der Geburt sorgfältig untersucht.*

genau und kann bei Drillingen überhaupt nicht angewandt werden. Viele Frauen verzichten auf den Test oder wählen die Chorionzottenbiopsie, die eindeutige Ergebnisse bringt (S. 58 – 59), oder die Amniozentese (S. 80 – 81). Bei Zwillingen gibt es weitere Komplikationen. Wenn eine Fehlentwicklung nur bei einem der Babys festgestellt wird, muss die schwere Entscheidung getroffen werden, ob die Schwangerschaft fortgesetzt werden soll – eventuell sogar nur mit einem Fetus.

RISIKEN FÜR DIE MUTTER

Bei Mehrlingsschwangerschaften ist das Risiko von Präeklampsie zwei- bis dreimal höher, das einer Schwangerschaftsdiabetes etwas erhöht, und es gibt 50 Prozent mehr Kaiserschnitte.

Für Frauen, die Drillinge tragen, steigt das Risiko von Schwangerschaftsdiabetes rapide an. Fast alle Betroffenen gebären durch einen Kaiserschnitt. Im späteren Stadium führt eine Mehrlingsschwangerschaft bei der Mutter zu größeren Unpässlichkeiten und einer stärkeren Gewichtszunahme – in der Regel 16 bis 20,5 kg.

RISIKEN FÜR DIE BABYS

Bei Mehrlingsschwangerschaften entstehen verschiedene Risiken für die Babys, in erster Linie das der Frühgeburt. Zwillinge werden in der Hälfte aller Fälle einen Monat zu früh geboren, das Risiko einer Geburt vor der 28. Woche ist jedoch gering. Bei Drillingen ist das Risiko einer Frühgeburt viel größer – fast alle werden vor der 37. Woche und zwölf Prozent vor der 28. Woche geboren. Neben dem Risiko einer Frühgeburt besteht die Gefahr, dass das Wachstum von Zwillingen und Drillingen in der Gebärmutter beeinträchtigt wird. Eines der Babys kann sterben. Das Risiko ist zwar relativ gering (unter drei Prozent), die meisten Ärzte führen aber im letzten Schwangerschaftsdrittel regelmäßige Untersuchungen durch, mit denen Sie die Gesundheit und das Wohlergehen der Babys kontrollieren – z. B. mittels einer Ultraschalluntersuchung bzw. Kardiotokographie (S. 97).

Viele Ärzte empfehlen bei Zwillingen, die Geburt in der 38. oder 39. Woche einzuleiten.

DIE WEHEN

Die Notwendigkeit eines Kaiserschnitts ist bei Zwillingen aus verschiedenen Gründen häufiger. Erstens ist die Wahrscheinlichkeit größer, dass der Po oder die Füße eines der Babys nach unten liegen (Steißlage). Zweitens sind Probleme mit der Plazenta und ein zu geringes Geburtsgewicht bei einem oder beiden Babys wahrscheinlicher, sodass sie die Strapazen der Wehen nicht überstehen.

Wenn der Kopf des ersten Zwillings unten liegt und beide Babys gleich groß sind, ist eine Vaginalgeburt möglich. Selbst wenn es sich beim zweiten Zwilling um eine Steißlage handelt, kann eine vaginale Entbindung rasch und sicher sein, weil die erste Geburt den Weg vorbereitet. Während der Wehen wird die Herzfrequenz der Babys getrennt voneinander kontrolliert. Bei Drillingen wird in der Regel ein Kaiserschnitt empfohlen.

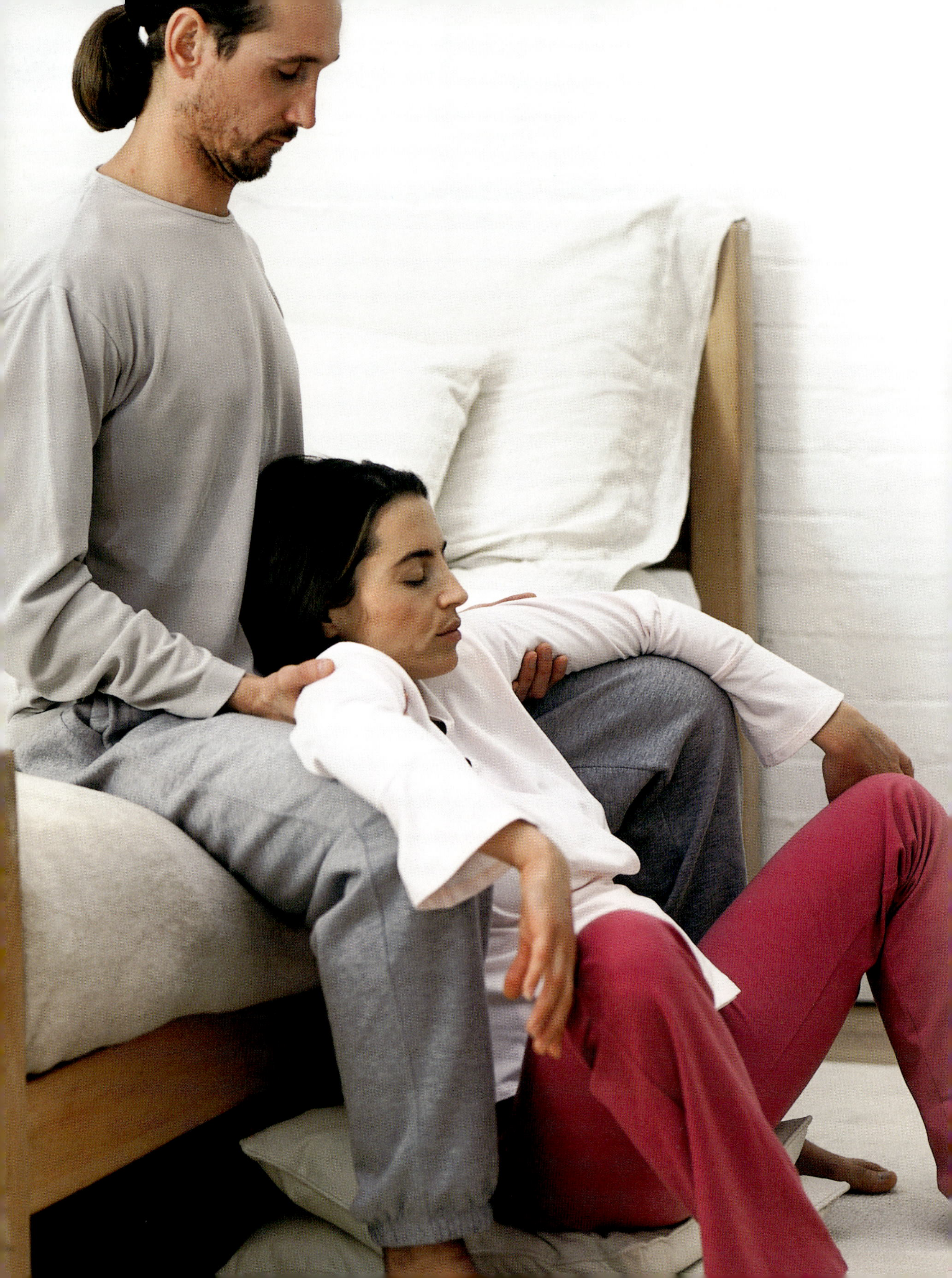

WEHEN UND GEBURT

Die meisten Frauen empfinden die Wehen als schmerzhaft und anstrengend. Doch jetzt stehen der natürliche Abschluss der Schwangerschaft und die erste Begegnung mit dem Baby unmittelbar bevor!

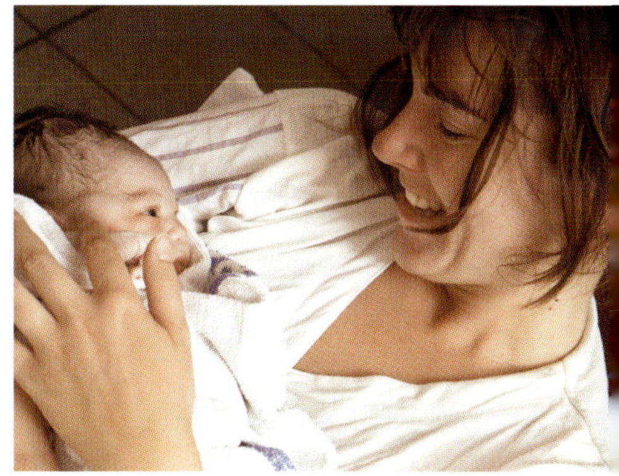

Die Freude, Ihr Neugeborenes im Arm zu halten, *entschädigt selbst für sehr lange und anstrengende Wehen.*

Für ältere werdende Mütter sind die Wehen anders. Wenn Sie über 35 sind, sind Sie wahrscheinlich besser über die Geburtsvorgänge informiert und haben mehr Unterstützung. Dank Ihres Wissens und der Unterstützung durch Ihr Umfeld können Sie medizinische Entscheidungen während der Entbindung besser mittragen.

Andererseits ist die Wahrscheinlichkeit höher, dass die Entbindung Komplikationen mit sich bringt, die Maßnahmen wie die Kontrolle der fetalen Herzfrequenz zur Folge haben. Auch das Risiko eines Kaiserschnitts ist erhöht.

DIE WEHEN

Als Frau über 35 sind Sie gut darüber informiert, wie man die Schmerzen bei der Entbindung bewältigt. Erstgebärende können sich aber nur schwer vorstellen, wie die Wehen sein werden, und sie finden sie anstrengender als jüngere Frauen. Besonders wichtig ist es, sich über alle Möglichkeiten zu informieren, die Wehen erträglicher machen – von Atemtechniken bis zur Periduralanästhesie. Halten Sie Ihre Wünsche in einem Geburtsplan (S. 121) fest.

ÄRZTLICHES EINGREIFEN

Bei Erstgebärenden über 35 ist die Wahrscheinlichkeit größer, dass der Arzt während der Entbindung eingreifen muss. Die Maßnahmen reichen von der Kontrolle der fetalen Herzfrequenz und der Gabe von Medikamenten, die den Geburtsvorgang beschleunigen, bis zum Kaiserschnitt. Die Gründe für die höhere Rate an Kaiserschnitten bei Frauen über 35 haben wohl teilweise damit zu tun, dass bei ihnen eher Komplikationen auftreten, welche die Vermeidung einer vaginalen Entbindung nahe legen. Dazu gehören z.B. frühere Wucherungen an der Gebärmutter sowie Plazenta praevia, bei der die Plazenta die Öffnung des Gebärmutterhalses blockiert.

Wenn Sie sich vor den Wehen über ein mögliches Eingreifen informieren und sich rechtzeitig über Entscheidungen, die Sie eventuell treffen müssen, Gedanken machen, wird Ihnen das mehr Sicherheit verleihen.

Die Wehen sind für ältere Frauen **anders.** Ihre **Reife** und eine umfassende Unterstützung bieten Vorteile, die Belastbarkeit des **Körpers** ist aber geringer.

Vorbereitung auf die Wehen

Wenn Sie über 35 sind werden Sie eventuell einer Risikogruppe zugerechnet und entsprechend vorbereitet. Sie kennen die Statistiken, die besagen, dass Frauen Ihrer Altersgruppe und ihre Babys oft mehr Komplikationen bei der Entbindung erleben. Gut informiert zu sein gibt Ihnen Kraft; konzentrieren Sie sich auf die positiven Aspekte.

Mit den Unsicherheiten der Geburt zurechtzukommen ist eine Herausforderung. Nervosität oder sogar Angst zu empfinden ist normal. Wenn Sie Ihre Ängste akzeptieren, mit der Person, die Sie bei der Geburt betreuen wird, darüber sprechen und sich auf die Entbindung vorbereiten, werden Sie diesem aufregenden Ereignis mit Zuversicht und relativer Ruhe entgegensehen.

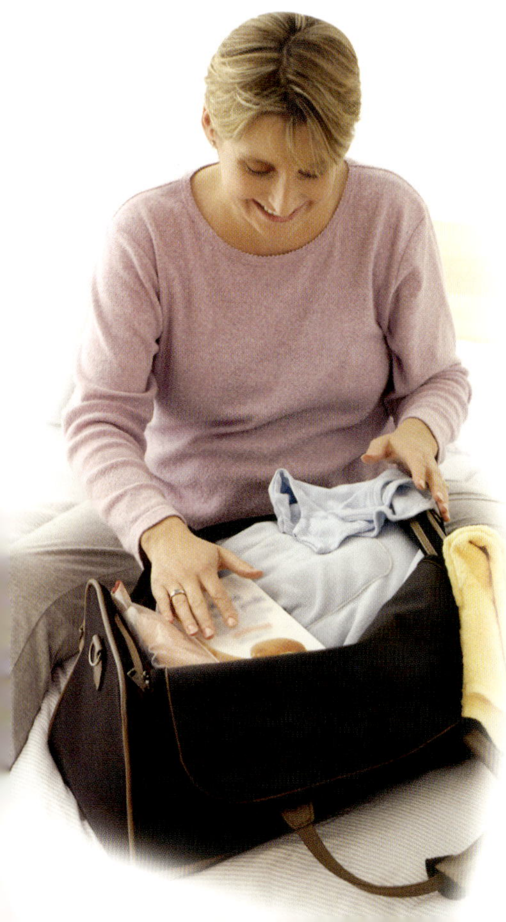

DIE ÄNGSTE AKZEPTIEREN

Wenn der Geburtstermin naht, machen sich viele Frauen Sorgen, ob Sie mit den Schmerzen und der Erschöpfung während der Wehen zurechtkommen.

Schmerzen bewältigen Jede Geburt ist mit Schmerzen verbunden. Manche Frauen haben davor die meiste Angst. Wie stark Sie die Schmerzen empfinden, kann auf verschiedene Weise beeinflusst werden (S. 126 – 131). Fragen Sie Ihren Arzt bzw. Ihre Hebamme nach Optionen, die für Sie infrage kommen. Wenn Sie die verschiedenen Arten der Schmerzlinderung kennen, fühlen Sie sich sicherer.

Mit Erschöpfung umgehen Ältere Gebärende strengen die Wehen mehr an. Daher ist es wichtig, dass Sie Ihre Kräfte aufsparen, vor allem für das Pressen. Wenn Sie gegen Ende der Wehen erschöpft sind, wird Ihr Arzt eventuell den Einsatz einer Geburtszange oder einer Saugglocke empfehlen, was die Risiken erhöht. Um sicherzustellen, dass Sie mit ausreichenden Kraftreserven entbinden, sollten Sie in den Wochen vor dem Geburtstermin für ausreichend Ruhe sorgen. Essen Sie kleine Zwischenmahlzeiten über den Tag verteilt, sodass Sie nicht ausgehungert sind, egal, wann die Wehen einsetzen.

Packen Sie Ihre Tasche *lange vor dem Geburtstermin, damit Sie gegebenenfalls sofort in die Klinik aufbrechen können.*

GUTE VORBEREITUNG

Gesunde, voll entwickelte Babys können drei Wochen vor dem errechneten Geburtstermin auf die Welt kommen. Wenn Sie das Kinderzimmer rechtzeitig fertig haben, ist der Stress geringer, falls das Baby vor dem Termin kommt. Konzentrieren Sie sich auf das Wichtigste: Ihr Baby braucht einen Schlafplatz, Windeln, Reinigungstücher und eine Grundausstattung an Kleidung. Wenn die Entbindung in der Klinik stattfinden soll, packen Sie Ihr Tasche einige Wochen vor dem Geburtstermin.

Packliste fürs Krankenhaus

Das Krankenhaus stellt Säuglingsnahrung, falls Sie sie verwenden wollen; alles andere ist Ihre Sache.

Für Ihren Partner

Erforderlich

- Etwas Kleingeld für das Telefon
- Schreibgerät

Empfehlenswert

- Fotoapparat bzw. Videokamera
- Telefonnummern von Anzurufenden
- Telefonkarte und Mobiltelefon
- MC- oder CD-Player
- Massagelotion oder -öl; Toilettenartikel
- Snacks

Für Sie

Erforderlich

- Ihr Geburtsplan
- Umstandskleidung für die Heimkehr
- Haarband für die Wehen
- Sport-BH, falls Sie nicht stillen wollen
- Still-BH, falls Sie stillen wollen
- Toilettenartikel und Haarbürste
- Handtücher
- Monatsbinden

Empfehlenswert

- Warme Socken
- Traubenzucker
- Wasserflasche oder isotonisches Getränk
- Musik Ihrer Wahl für MC- oder CD-Player
- Ihr eigenes Kopfkissen
- Lippensalbe
- Nachthemd/Schlafanzug/Morgenmantel für die Zeit nach der Geburt
- Buch über das Stillen, falls Sie dies beabsichtigen

Für das Baby

- Hemdchen, Strampelhosen und Windeln
- Vor der Heimfahrt brauchen Sie einen Baby-Autositz; eine Garnitur Babykleidung sowie eine Babydecke oder ein Tuch, falls kalte Temperaturen herrschen.

Wenn Sie schon Kinder haben, vergessen Sie nicht, im Voraus für ihre Betreuung während der Entbindung zu sorgen. Setzen heftigere Wehen ein, müssen Sie Ihren Partner oder eine andere Vertrauensperson leicht erreichen können – und die Hebamme, falls die Geburt zu Hause stattfinden soll. Legen Sie alle Telefonnummern bereit, die Sie benötigen – auch die der Personen, die Sie ins Krankenhaus fahren und Ihre anderen Kinder versorgen werden.

IHR TEAM

Angemessene Unterstützung für die Zeit der Entbindung zu organisieren kann Ihnen später psychisch und körperlich viel helfen. Möglicherweise werden mehrere Personen von Ihnen ausgewählt, von denen jede ihren Teil beiträgt.

Ihr Partner oder Ihre Vertrauensperson Die Hauptrolle Ihres Geburtspartners besteht darin, so viel wie möglich zu Ihrem Wohlbefinden während der Entbindung beizutragen. Er kann Ihnen die Hand halten, den Rücken massieren, etwas zu trinken oder eine kalte Kompresse für die Stirn holen. Stellen Sie sicher, dass er weiß, was auf ihn zukommt und was er zu tun hat, bevor die Wehen richtig einsetzen.

Die Hebamme Ihre Hebamme wird die Entbindung überwachen und Sie über die Fortschritte informieren. Im Krankenhaus wird sie, falls benötigt, zur Verfügung stehen, aber nicht ständig bei Ihnen bleiben. Sie wird Sie und Ihr Baby beobachten, um sicher zu sein, dass es beiden gut geht. Sie kann verschiedene Körperhaltungen empfehlen und dazu beitragen, dass Sie nicht zu schnell entkräften und die Schmerzen besser bewältigen. Die Hebamme wird Ihnen das Pressen erklären. Wenn Ihre Entbindung nicht ungewöhnlich schnell verläuft, werden Sie von mehreren Hebammen betreut werden.

Der Betreuer Je nachdem, welche Art von Betreuung Sie gewählt haben, wird er eventuell nicht während der ganzen Entbindung anwesend sein. Eine Hebamme wird fast ständig da sein, ein Arzt wird nur in Abständen den Fortgang kontrollieren und gegebenenfalls Maßnahmen empfehlen.

In der Austreibungsphase wird die Hebamme Sie anleiten und notfalls den Arzt zur Hilfe rufen, falls Komplikationen auftreten.

Ihr Geburtsplan

Ein Geburtsplan soll Ihnen helfen, Ihre Wünsche für die Zeit der Wehen und der Entbindung zu klären. Sie benötigen die Mitarbeit Ihres Partners bzw. Ihrer Vertrauensperson sowie der Personen, die Sie bei der Geburt betreuen, damit Ihre Wünsche umgesetzt werden können. Der Geburtsplan muss möglichst realistisch und von Ihrem Arzt bzw. Ihrer Hebamme abgesegnet worden sein.

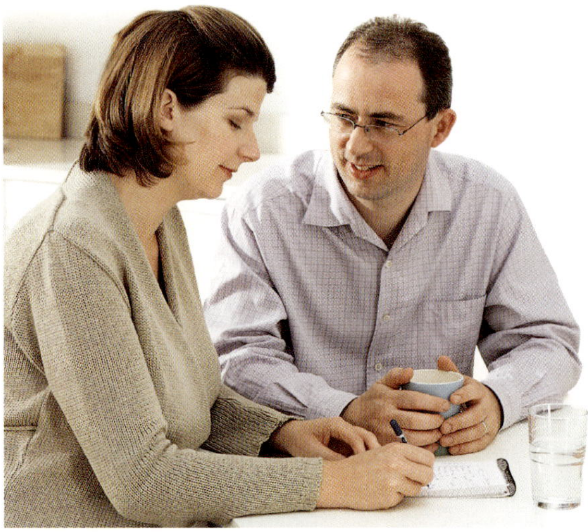

Ihre Wünsche mit Ihrem Partner zu besprechen *und festzuhalten gewährleistet, dass er Ihre Sorgen versteht und während der Entbindung in Ihrem Sinn Entscheidungen trifft.*

Der erste Schritt, einen Geburtsplan aufzustellen, besteht darin, sich über die verschiedenen Optionen zu informieren, die bei der Entbindung zur Verfügung stehen. Es empfiehlt sich auch, die verschiedenen Meinungen über Themen wie Hausgeburt bis hin zum geplanten Kaiserschnitt zu kennen.

DEN GEBURTSPLAN VERFASSEN

Zunächst sollten Sie eine Liste Ihrer vorrangigsten Wünsche für das Geburtserlebnis aufstellen. In der Regel gehört die Art der Geburt dazu – von der Hausgeburt bis zur Entbindung in der Klinik. Außerdem sollte angegeben werden, wer bei der Geburt dabei sein soll: Ihr Partner, Verwandte, Freunde oder ältere Kinder. Als Nächstes folgt eine Auflistung der wichtigsten Präferenzen für den Geburtsablauf (rechte Seite). Besprechen Sie den Plan mit Ihrem Partner bzw. Ihrer Vertrauensperson und gegebenenfalls mit Ihrer Hebamme. Stellen Sie sicher, dass sie Ihre Sorgen und Wünsche verstehen.

Alternativplan Sie müssen auch die Möglichkeit berücksichtigen, dass die Entbindung nicht wie erwartet verläuft. Ihr Arzt oder Ihre Hebamme wird Sie über die Möglichkeiten informieren und Sie bei Entscheidungen mit einbeziehen. In manchen Fällen muss aber schnell gehandelt werden, sodass die Beratungs- und Diskussionsphase kürzer ausfälllt. Vergewissern Sie sich, dass der Arzt bzw. die Hebamme Ihre Einstellung zur Entbindung teilt und dass es sich um einen Menschen handelt, dem Sie es zutrauen, im Notfall optimale Entscheidungen für Sie zu treffen.

DEN GEBURTSPLAN BESPRECHEN

Ungefähr zu Beginn des letzten Trimesters sollten Sie den von Ihnen erstellten Geburtsplan zu einer der Kontrolluntersuchungen mitnehmen und Ihre Hebamme oder den Arzt um Feed-back bitten. Der Betreffende kennt Ihren Gesundheitszustand sowie den bisherigen Verlauf Ihrer Schwangerschaft und kann Ihnen helfen, realistische Entscheidungen zu treffen, die die Chancen für eine unproblematische Entbindung verbessern.

Es ist außerordentlich wichtig, dass Sie aufmerksam zuhören, obwohl Sie natürlich ab und zu Ihre spezifischen Wünsche zum Ausdruck bringen sollten – vor allem hinsichtlich eines Dammschnitts (S. 135).

Nach dieser Besprechung können Sie eine endgültige Fassung Ihres Geburtsplans vorbereiten, in die Sie die Angaben Ihres Gesprächspartners einarbeiten. Es ist wichtig, Ihren Geburtsplan möglichst knapp und leicht verständlich zu halten. Vergessen Sie nicht, Ihren Namen auf der Vorderseite anzugeben.

Stellen Sie sicher, dass die richtigen Personen eine Kopie erhalten. Eine Kopie des Geburtsplans ist für die Akte Ihres medizinischen Betreuers vorgesehen; diese sollte dem Krankenhauspersonal ausgehändigt werden, wenn Sie zur Entbindung kommen.

Legen Sie zudem eine Kopie in die Tasche, die Sie ins Krankenhaus mitnehmen, und geben Sie Ihrem Partner oder Ihrer Vertrauensperson ebenfalls eine.

BEISPIEL EINES GEBURTSPLANS

Name

Name des Partners

Name(n) des Kindes

Andere Vertrauensperson

Erwünschte Besucher während der Wehen (mich zuerst fragen)

....

....

Bei den Wehen ziehe ich Folgendes vor:

- ☐ Gelegentliche Kontrollen der fetalen Herzfrequenz
- ☐ Keine Kanüle
- ☐ Kanüle ja, aber Ständer nur, wenn Medikamente verabreicht werden
- ☐ Verschiedene Geburtspositionen
- ☐ Selbst mitgebrachte Getränke
- ☐ Eröffnen der Fruchtblase bei Presswehen
- ☐ Die Fruchtblase von allein platzen lassen
- ☐ Mich zwischen den Kontrollen der fetalen Herzfrequenz im Bad oder in der Dusche aufhalten

Bitte jede der folgenden Maßnahmen vorher mit mir besprechen:

- ☐ Oxytocin
- ☐ Eröffnen der Fruchtblase
- ☐ Elektrode an der Kopfhaut des Fetus
- ☐ Gebärmutterkatheter

Zur Schmerzlinderung ziehe ich Folgendes vor:

- ☐ Entbindung ohne Medikamente
- ☐ Opiate, bis eine Periduralanästhesie möglich ist
- ☐ Lachgas mittels Atemmaske
- ☐ Lachgas über ein Mundstück
- ☐ Periduralanästhesie, wenn möglich, aber vorher keine Opiate
- ☐ Periduralanästhesie baldmöglichst

Bei der Entbindung ziehe ich Folgendes vor:

- ☐ Keine Beinhalter – mein Partner stützt meine Beine
- ☐ Verschiedene Presslagen (Seitenlage, auf Händen und Knien usw.), um zu sehen, welche am effektivsten ist
- ☐ Zangengeburt möglichst vermeiden
- ☐ Saugglocke möglichst vermeiden
- ☐ Kein Dammschnitt (nicht ohne meine Einwilligung ausführen)
- ☐ Keine Schmiermittel für den Damm (ich bringe Olivenöl oder Glyzerin mit)
- ☐ Mein Partner soll die Nabelschnur durchtrennen
- ☐ Mir das Baby direkt auf die Brust legen, es sei denn, etwas spricht dagegen
- ☐ Ich will mein Baby erst sehen, wenn der Geburtsvorgang abgeschlossen ist (nach Ablösung der Nachgeburt und der Versorgung eventueller Risse)

Nach der Entbindung:

- ☐ Ich möchte stillen
- ☐ Ich möchte sofort nach der Entbindung stillen
- ☐ Bitte geben Sie meinem Baby keine Nahrungszusätze
- ☐ Ich möchte mit der Flasche füttern
- ☐ Ich möchte das Baby ständig bei mir im Zimmer haben

Die Wehen einleiten

Was genau die Wehen auslöst, ist noch nicht ganz geklärt, aber vermutlich gehen Signale, die die Geburtsreife anzeigen, vom Baby an die Gebärmutter. Sobald die Gebärmutter für die Wehen bereit ist, können andere Signale die Kontraktionen anregen. Wenn Ihr Körper jedoch nicht bereit ist, verursachen Maßnahmen, die Sie selbst einleiten, möglicherweise nur schwache Kontraktionen.

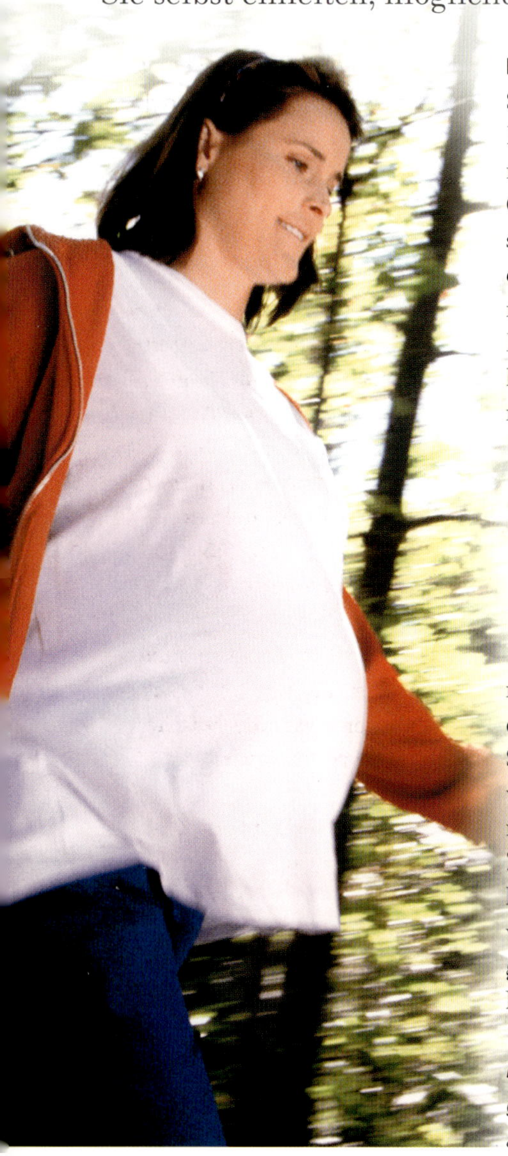

Durch Walking *werden nicht notwendigerweise die Wehen eingeleitet. Es kann aber die Gebärmutter leicht stimulieren.*

MASSNAHMEN ZU HAUSE

Schlafen Sie mit Ihrem Partner. Menschliches Sperma enthält natürliche Prostaglandine, die die Gebärmutter stark stimulieren. Sex schadet Ihrem Baby nicht, es sei denn, Ihr Arzt hat ihn aus einem medizinischen Grund verboten. Die Brustwarzen zu stimulieren kann Oxytocin freisetzen, ein Hormon, das bewirkt, dass die Gebärmutter sich zusammenzieht, und den Muttermund vorbereitet. Die Stimulation ist am wirksamsten, wenn die Brustwarzen etwa 20 Minuten lang zwischen Daumen und Zeigefinger »gerollt« werden. Dies kann mehrmals täglich wiederholt werden. Eine andere, etwas weniger effektive, aber ebenso gefahrlose Methoden, die Wehen einzuleiten, ist Walking bzw. andere Bewegungsarten, die eine geringe Zunahme der Kontraktionen der Gebärmutter verursachen können.

Kräuterpräparate Derartige Mittel sollten Sie vermeiden – manche können schädlich sein. Da die Menge der Wirkstoffe stark schwankt, ist nicht feststellbar, wieviel Sie und Ihr Baby davon aufnehmen. Naturheilmittel können starke Wirkstoffe mit Nebenwirkungen enthalten, die genau so ernst zu nehmen sind wie die von industriell hergestellten Medikamenten. Rizinus und Einläufe zur Einleitung der Wehen sind nicht sehr effektiv und können zur Austrocknung führen.

> Wenn das **Baby** bereit ist, sendet es **Signale** an die Gebärmutter.

EINLEITUNG DER WEHEN DURCH DEN ARZT

Viele Frauen bitten um die Einleitung der Wehen, wenn der

Geburtstermin naht – oder schon früher. Die Geburtseinleitung ist eine Option, aber es bestehen Risiken. Sie ist nicht zu empfehlen, wenn Sie bereits einen Kaiserschnitt hatten.

Risiken Eingeleitete Wehen sind weniger effektiv als spontane, und die Wahrscheinlichkeit ist 1,5 bis 2-mal größer, dass ein Kaiserschnitt vorgenommen wird, wenn dies Ihr erstes Baby ist. Eingeleitete Wehen dauern länger als spontane, und Sie müssen eventuell einige Tage im Krankenhaus bleiben, während der Muttermund auf die Entbindung vorbereitet wird und Medikamente zur Auslösung der Kontraktionen verabreicht werden.

METHODEN

Es gibt verschiedene medizinische Methoden, die Wehen einzuleiten.

Muttermund dehnen Dies ist die schonendste Art der Geburtseinleitung. Die Hebamme nimmt eine Vaginaluntersuchung vor und führt einen Finger in den Muttermund. Auf diese Weise wird der Muttermund gedehnt und gibt natürliche Substanzen ab, die die Vorbereitung beschleunigen bzw. die Häufigkeit der Kontraktionen erhöhen. Oft tritt im Anschluss eine Schmierblutung auf. Sie sollten sich an Ihren Arzt oder Ihre Hebamme wenden, wenn die Blutung sehr heftig ist, wenn Sie glauben, dass die Fruchtblase gerissen ist, Ihr Baby sich nicht oft bewegt oder wenn die Wehen einsetzen. Das Verfahren erhöht das Risiko eines Kaiserschnitts nicht. Es funktioniert aber nur, wenn sich der Muttermund zu öffnen begonnen hat.

Medizinische Gründe für die Geburtseinleitung

Manchmal sprechen nach sorgfältigem Abwägen medizinische Gründe für die Einleitung der Geburt. In solchen Fällen sind die Risiken einer Fortsetzung der Schwangerschaft größer als das Risiko eines Kaiserschnitts. Einige Indikationen für eine Geburtseinleitung sind:

- kleine Mengen Fruchtwasser in der Gebärmutter
- Praeklampsie (S. 113)
- das Baby wächst nicht genug (intrauterine Wachstumsstörungen)
- übertragene Schwangerschaft (41-42 Wochen)

Vorbereitung des Muttermunds Verschiedene Medikamente und Geräte können eingesetzt werden, um den Muttermund weicher und weiter zu machen. Sobald er geweitet und die Fruchtblase geplatzt ist, wird Oxytocin gegeben, um die Kontraktionen auszulösen (siehe unten). Zur Vorbereitung des Muttermunds verwendet man Prostaglandine in Zäpfchen- oder Gelform oder einen Foley-Katheter (S. 132).

Letzterer ist eine schmale Röhre mit einem Ballon, die durch den Muttermund eingeführt und am oberen Ende aufgeblasen wird. Keines dieser Verfahren ist unangenehmer als eine normale Vaginaluntersuchung. Beide können leichte Kontraktionen auslösen.

Oxytocin Diese Substanz wird auf natürliche Weise bei der Wehentätigkeit freigesetzt. Bei eingeleiteten Wehen wird synthetisches Oxytocin injiziert, um die Gebärmutterkontraktionen zu verstärken. Es kann auch während der Wehen eingesetzt werden (S. 134).

Manche glauben, dass Oxytocin die Kontraktionen zu sehr verstärkt, aber gerade diese verstärkten, frühen und schmerzhaften Wehen können dazu beitragen, dass Sie schneller in die Austreibungsperiode kommen. Bei einer Oxytocingabe wird eine ständige Kontrolle des Fetus und der Gebärmutter empfohlen (S. 133–134), um Stresserscheinungen beim Baby festzustellen.

Die Menge an Oxytocin kann erhöht oder verringert werden, um die richtigen Abstände zwischen den Wehen zu erreichen.

Eröffnen der Fruchtblase Wenn Sie bereits eine vaginale Entbindung hatten und die Untersuchung Ihrers Muttermunds günstig ausfällt, genügt es eventuell, das Fruchtwasser um das Baby abfließen zu lassen, um die Austreibungsperiode einzuleiten (S. 134). Manchmal geschieht das Eröffnen der Fruchtblase in Verbindung mit Oxytocin.

Die Wehen – ab 35

Nach den Vorwehen folgen drei deutlich unterscheidbare Phasen. Forschungen lassen vermuten, dass bei älteren Erstgebärenden die erste aktive Periode der Wehentätigkeit länger dauert als bei einer jüngeren Erstgebärenden, doch im allgemeinen sind die Vorgänge ungeachtet des Alters der Mutter gleich.

VORWEHEN

In dieser Phase, die ganz kurz sein oder mehrere Tage dauern kann, bereitet sich der Körper auf die Geburt vor. Sie stellen vielleicht eine Zunahme der Braxton-Hicks-Kontraktionen (Schwangerschaftswehen) fest. Die Muskelzellen der Gebärmutter bereiten sich darauf vor, starke Kontraktionen auszuführen. Gleichzeitig wird der Muttermund weicher und dehnbarer. Sie bemerken möglicherweise den Abgang des Schleimpfropfs.

Wann Sie ins Krankenhaus müssen Wenn Sie keiner Risikogruppe angehören, fühlen Sie sich in dieser Phase sicher zu Hause wohler. Wenden Sie sich jedoch sofort an Ihren Arzt oder Ihre Hebamme bzw. fahren Sie ins Krankenhaus, wenn Sie

- regelmäßige Kontraktionen alle zwei bis vier Minuten haben, die so stark sind, dass Sie währenddessen nicht sprechen können.
- Vaginalblutungen haben, die eine starke Rotfärbung des Toilettenpapiers verursachen.
- einen Schwall Flüssigkeit aus der Scheide bemerken.
- Ihr Baby nicht mehr spüren können.

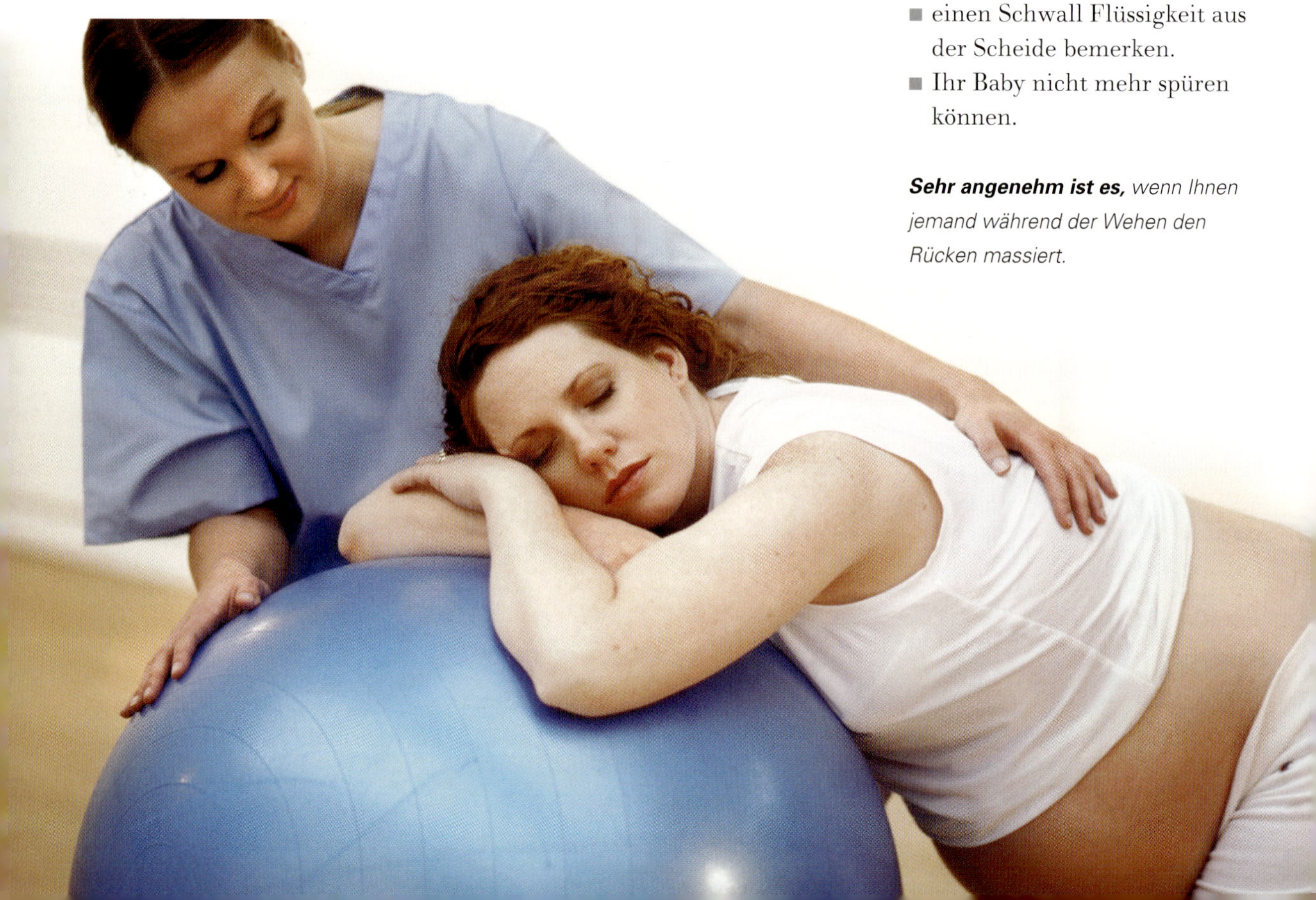

Sehr angenehm ist es, *wenn Ihnen jemand während der Wehen den Rücken massiert.*

Die drei Geburtsphasen

- **Eröffnungsphase:** In der Eröffnungsphase weitet sich der Muttermund, um später das Baby austreten lassen zu können. Es ist die längste Phase der Entbindung – insbesondere bei einer ersten Schwangerschaft.
- **Austreibungsphase:** Der Muttermund ist jetzt vollständig geöffnet, und das Baby bewegt sich nach unten zum Beckeneingang. In dieser Phase bringen Sie Ihr Baby auf die Welt. Im Allgemeinen dauert die zweite Phase bei einer ersten Entbindung länger als bei späteren.
- **Nachgeburtsphase:** Ihr Baby ist entbunden, die Plazenta muss jedoch noch ausgestoßen werden. Der Arzt bzw. die Hebamme wird dies unterstützen, indem er/sie die Gebärmutter sanft massiert und leicht an der Nabelschnur zieht. Die Plazenta wird meist innerhalb von fünf bis zehn Minuten ausgestoßen, der Vorgang kann aber bis zu einer halben Stunde dauern.

Wenn Sie einer Risikogruppe angehören, der Kopf Ihres Babys nicht im Becken liegt, Sie schon einen Kaiserschnitt hatten oder Ihr Baby im Wachstum zurückgeblieben ist, fahren Sie ins Krankenhaus, sobald Sie regelmäßige Kontraktionen bekommen, selbst wenn diese nicht schmerzhaft sind.

INS KRANKENHAUS FAHREN

Fahren Sie nicht selbst ins Krankenhaus, wenn es sich vermeiden lässt. Wenn Sie schon in der aktiven Wehenphase sind, werden Sie sofort in den Kreißsaal gebracht. Eine Hebamme nimmt Temperatur und Puls und kontrolliert den Muttermund. Eventuell wird auch der Gesundheitszustand Ihres Babys untersucht.

Wenn Sie tatsächlich schon in den Wehen liegen, bespricht die Hebamme Ihren Geburtsplan mit Ihnen. Wenn es sich noch um Vorwehen handelt, schickt man Sie vermutlich nach Hause. Dies heißt nicht, dass es falsch war, ins Krankenhaus zu fahren – es ist wichtig, dass Arzt und Hebamme wissen, in welcher Phase der Wehen Sie sind.

DIE WEHEN

Jede Frau tritt zu einem anderen Zeitpunkt in die Eröffnungsphase ein. Nach herkömmlicher Ansicht wird diese erreicht, wenn sich der Muttermund etwa 4 cm geöffnet hat. Die meisten Frauen haben heftige Schmerzen und spüren alle zwei bis drei Minuten starke Kontraktionen. Dabei sollte sich der Muttermund jede Stunde um mindestens 1 cm weiten. Wenn die Ausweitung geringer ist, gibt es zwei mögliche Erklärungen:

- die Kontraktionen sind nicht stark genug, oder
- Ihr Baby tritt nicht tiefer in den Beckeneingang, um Druck auf den Muttermund auszuüben und die Veränderung auszulösen.

In der späteren Eröffnungsphase spüren Sie eventuell den Drang, nach unten zu pressen, während sich der Kopf des Babys nach unten bewegt.

DIE AUSTREIBUNGSPHASE

Ihr Arzt oder Ihre Hebamme bittet Sie, nicht zu pressen, bis der Muttermund vollständig geöffnet ist (10 cm). Gegen den nicht vollständig geöffneten Muttermund zu pressen kann Risse und Blutungen verursachen. Nach der vollständigen Öffnung können Sie mit dem Pressen beginnen. Die Hebamme leitet Sie an. Viele Frauen spüren selbst bei einer Periduralanästhesie den Drang zum Pressen. Es gibt viele mögliche Körperlagen beim Pressen, etwa auf dem Rücken, in der Hocke, auf der Seite und auf Händen und Knien. Beim ersten Kind kann es bis zu zwei Stunden ohne und drei Stunden mit Periduralanästhesie dauern.

DIE NACHGEBURT

Das Ausstoßen der Plazenta stellt die Schlussphase der Geburt dar. Die Plazenta ist weich und kann daher leicht ausgestoßen werden. In den meisten Fällen löst sich die Plazenta etwa eine halbe Stunde nach der Entbindung ab.

Im Anschluss müssen etwaige Risse im Damm oder an der Scheide genäht werden, die während der Austreibungsphase entstanden sind, und eventuelle Blutungen gestillt werden.

Die Wehen bewältigen

Die meisten Schwangeren fragen sich, wie sie die Wehen bewältigen werden. Wenn dies Ihr erstes Kind ist, wissen Sie nicht, was Sie erwartet. Das Thema Schmerzen und Schmerzlinderung ist sensibel. Möglicherweise möchten Sie jede medizinische Schmerzlinderung vermeiden. Mit entsprechendem Beistand gelingt dies auch vielen Frauen; die Mehrheit jedoch benötigt Hilfe.

Es ist schwer, den Umgang mit den Schmerzen zu planen, bevor sie auftreten. Wenn Sie zunächst keine Schmerzlinderung wünschen und sie später doch in Anspruch nehmen, sollten Sie keine Schuldgefühle haben oder von sich selbst enttäuscht sein. Eine vaginale Entbindung ist immer ein natürlicher Vorgang, auch mit schmerzlindernden Mitteln.

Sie sollten darauf vorbereitet sein, Ihren Standpunkt vertreten zu müssen sowie Ihr Recht, eine persönliche Entscheidung ohne Schuldgefühle treffen zu dürfen.

OHNE MEDIKATION

Wenn Sie jede Medikation während der Wehen vermeiden wollen, müssen Sie planen. Die meisten Ärzte sind flexibel und werden Ihnen ihre Ansichten sicher nicht aufzwingen. Das Wichtigste, das Sie bei der Wahl der Schmerzlinderung abwägen müssen, ist die Effektivität der Mittel gegen die Nebenwirkungen für Sie und Ihr Baby (auf S. 128–131 finden Sie Informationen zur Periduralanästhesie und anderen Möglichkeiten der Schmerzlinderung). Die wichtigsten Faktoren für das Gelingen Ihres Vorhabens sind Ihr eigenes Wissen und der Beistand Ihres Arztes bzw. Ihrer Hebamme.

Informieren Sie sich umfassend über die verschiedenen Körperlagen in der Eröffnungsphase und bei den Presswehen. Suchen Sie schließlich für die Entbindung ein Krankenhaus oder Geburtshaus aus, das medikamentenfreie Entbindungen unterstützt.

__Eine sanfte Massage__ des Lendenbereichs kann entspannend sein, vor allem in der Eröffnungsphase.

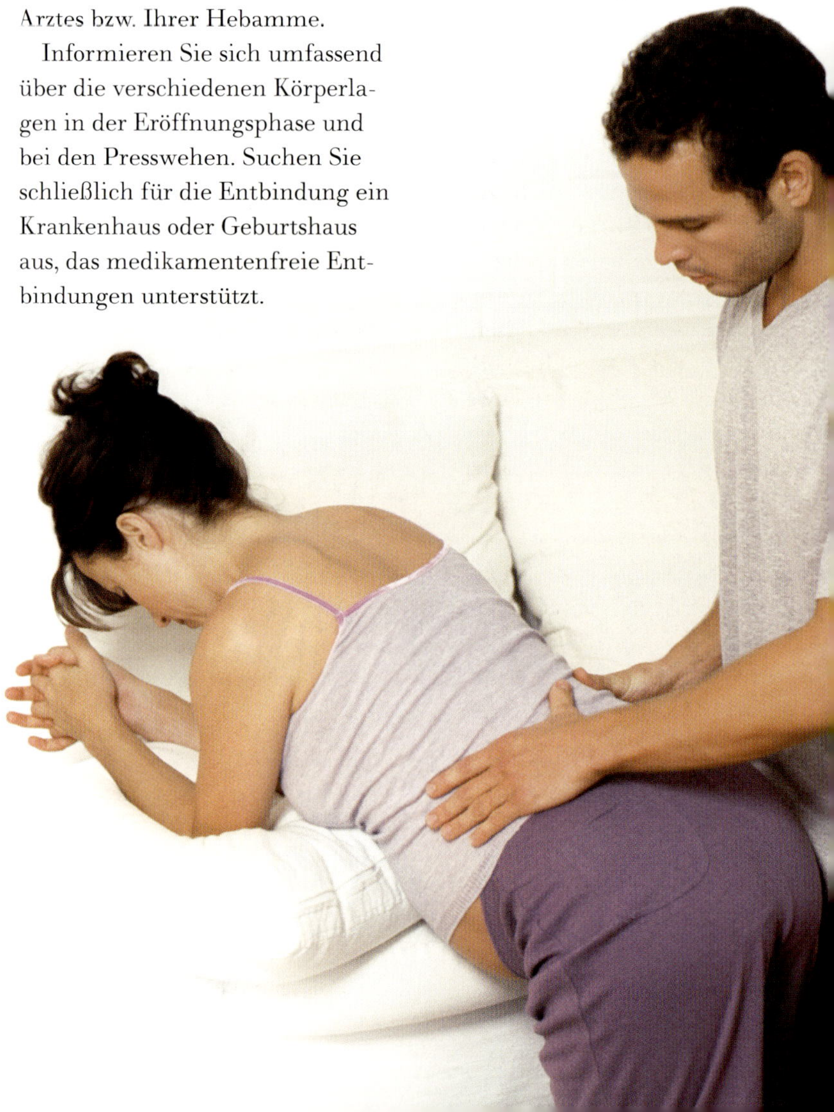

Fragen Sie bei der Besichtigung gezielt nach Geburtspositionen, nach dem Angebot an Bädern oder Duschen zur Entspannung und Schmerzlinderung sowie nach Hilfsmitteln wie Gymnastikbällen. Denken Sie daran, eventuell verschiedene Arten von Musik mitzubringen sowie Snacks und Getränke, damit Sie bei Kräften bleiben und nicht austrocknen.

Beistand bei der Entbindung

Tatkräftige Unterstützung bei den Wehen hilft Ihnen sehr bei der Bewältigung der Schmerzen. Manche Studien lassen darauf schließen, dass der Einsatz einer Geburtshelferin (statt der Anwesenheit des Partners) die Wahrscheinlichkeit erhöht, eine Periduralanästhesie oder einen Kaiserschnitt zu vermeiden. Eine Geburtshelferin ist dazu ausgebildet, Sie während der Wehen und nach der Geburt zu unterstützen.

Geburtshelferinnen unterscheiden sich in ihrer Erfahrung, ihrer Einstellung und ihrer Ausbildung. In manchen Fällen können ihre Dienste kostspielig sein. Wenn Sie eine Geburtshelferin hinzuziehen wollen, wählen Sie eine Person, die kenntnisreich und flexibel ist und mit der Sie sich wohl fühlen.

Da die Wehen eine gefühlsbetonte und intime Zeit sind, sollten Sie sich genügend Zeit lassen und Mühe geben, die Qualifikationen der Geburtshelferin zu prüfen und sicher zu stellen, dass sie zu Ihnen passt. Die Honorare einzelner Geburtshelferinnen variieren sehr stark.

ATMUNGS- UND ENTSPANNUNGSTECHNIKEN

Probieren Sie bei der Entbindung verschiedene Positionen aus, um festzustellen, welche Ihnen zusagen. Gehen Sie wenn möglich zwischen den Wehen umher und stützen Sie sich auf einen Sitzsack oder auf Ihren Partner, wenn eine Kontraktion kommt. Manche Frauen stellen eine Erleichterung fest, wenn sie die Hüfte kreisen lassen oder eine andere Körperlage einnehmen. Rhythmische Bewegungen wie Hin-und-her-Wiegen, Armbewegungen und Händedrücken können ebenfalls helfen.

Manche Frauen finden Musik sehr beruhigend, andere dagegen empfinden sie eher als ablenkend und störend.

Konzentrieren Sie sich darauf, langsam und tief zu atmen, aber bemühen Sie sich nicht krampfhaft, einen bestimmten Rhythmus einzuhalten, da dies zu Hyperventilation führen kann. Grunzen, Stöhnen oder Fluchen kann helfen, mit Schmerzen zurechtzukommen. Lassen Sie nicht zu, dass das Personal Ihnen Schuldgefühle einredet, wenn Sie beim Verzicht auf Medikamente laut werden.

Massage Ihr Geburtspartner kann Ihnen zwischen den Wehen den Rücken massieren, wenn Sie dies entspannt. Bringen Sie die Aromaöle für die Massage gegebenenfalls selbst mit.

WASSER

Ein warmes Bad oder eine warme Dusche in der Eröffnungsphase schadet nicht und erhöht auch das Risiko einer Infektion nicht, egal ob die Fruchtblase bereits undicht ist oder nicht. Das warme Wasser entspannt. Manche Krankenhäuser verfügen über Geburtsbecken, die während der Wehen zur Schmerzlinderung benutzt werden können. Die Meinungen und die Praxis hinsichtlich einer Wassergeburt sind unterschiedlich, sie ist jedoch heutzutage auch in vielen Krankenhäusern möglich. Warme Bäder verhindern für eine gewisse Zeit die Zunahme der Schmerzen (nach einer Studie eine halbe Stunde), zeigen aber keine dauerhafte Wirkung.

Baden kann also kurzfristig schmerzlindernd und in der Eröffnungsphase hilfreich sein, indem es die Entspannung zwischen den Wehen fördert. Frauen, die eine effektivere Schmerzkontrolle suchen, finden es aber wohl nur vorübergehend nützlich.

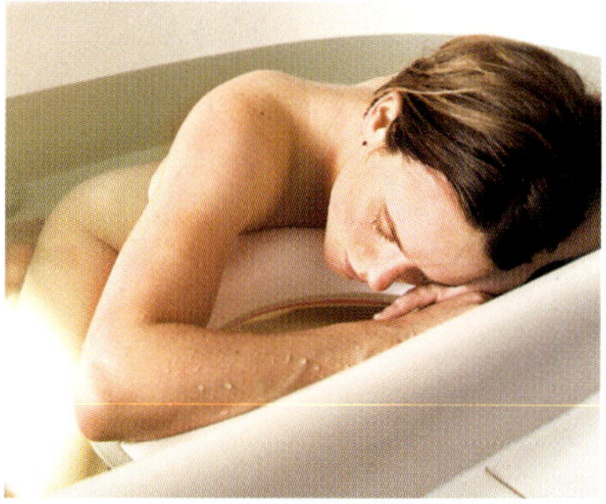

***Ein warmes Bad** kann schmerzlindernd wirken, vor allem in der frühen Phase der Wehen.*

Periduralanästhesie

Viele Frauen empfinden die Wehen als zu schmerzhaft, um sie ohne effektive Schmerzlinderung auszuhalten. Die Periduralanästhesie bietet im Vergleich zu allen anderen Methoden die beste Wirksamkeit. Inzwischen entscheiden sich über 20 Prozent aller Erstgebärenden dafür. Manche Frauen haben im Voraus eine festgelegte Meinung zu diesem Thema, andere warten lieber die Wehen ab.

WIRKUNG

Bei der Periduralanästhesie werden kleine Dosen eines Betäubungsmittels durch einen dünnen Katheter und eine Hohlnadel in den Periduralraum um den Rückenmarkskanal eingebracht. Dadurch werden die Nerven der unteren Körperhälfte einschließlich der Gebärmutter betäubt.

Für die Periduralanästhesie ist ein Anästhesist erforderlich. Sie müssen sich nach vorn beugen, damit er den Katheter in die richtige Lage bringen kann. Sie erhalten eine lokale Betäubung, damit Sie beim Einführen des Katheters keine Schmerzen empfinden. Der Katheter wird mit Pflastern fixiert, damit jederzeit weitere Dosen gegeben werden können.

Die meisten Frauen spüren zwar eine sofortige Erleichterung, aber die eigentliche Wirkung entfaltet sich erst nach 15 bis 20 Minuten.

Die Vorteile bestehen darin, dass die Schmerzlinderung sehr effektiv ist und nur wenig Betäubungsmittel in die Blutbahn gelangt: Sie sind bei vollem Bewusstsein und Ihr Baby ist nach der Geburt nicht schläfrig. Das Betäubungsmittel wird ständig zugeführt, sodass Sie während der gesamten Entbin dung schmerzfrei sind.

VERSCHIEDENE ARTEN

Modernere Periduralanästhesien verwenden die kleinstmögliche Medikamentenmenge, sodass Sie Ihre Beine bewegen können und den Druck spüren, wenn sich der Kopf des Babys zum Beckeneingang senkt. Frauen, die den Druck spüren, können effektiver pressen

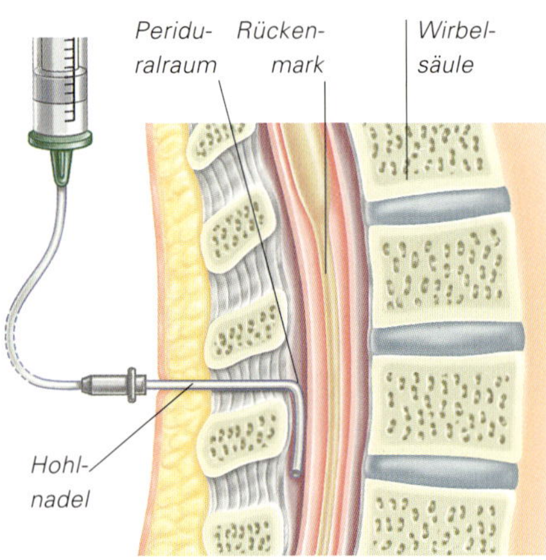

Eine Periduralanästhesie *wird durch einen Katheter und eine Hohlnadel in den Periduralraum neben dem Rückenmark eingeführt.*

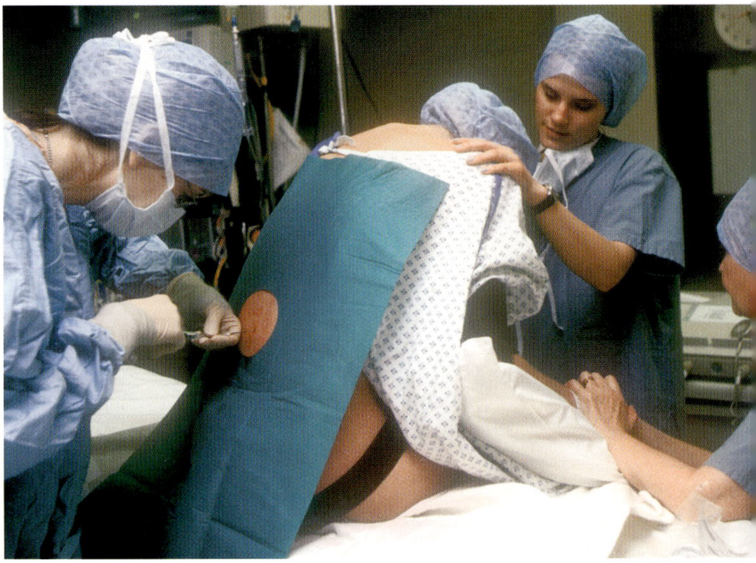

und verringern so die Wahrscheinlichkeit für einen Kaiserschnitt oder eine Zangengeburt. In manchen Krankenhäusern können Sie die Anästhesie selbst steuern, indem Sie auf Knopfdruck etwas mehr Betäubungsmittel freigeben. Eine weitere Methode ist die kombinierte Spinal-Peridural-Betäubung, bei der eine kleine Menge des Medikaments in den Periduralraum gespritzt wird, bevor der Katheter gelegt wird. Dies bringt eine schnellere Schmerzlinderung und wird häufig bei Frauen eingesetzt, die schon kurz vor der Entbindung stehen oder die per Kaiserschnitt gebären.

Mythen rund um die Periduralanästhesie

Angeblich führt die Periduralanästhesie zu chronischen Rückenschmerzen. Studien haben aber gezeigt, dass die Schwangerschaft selbst die Schmerzen verursacht. Frauen, die während der Schwangerschaft Rückenschmerzen haben, leiden mit größerer Wahrscheinlichkeit auch nach der Geburt darunter. Eventuell haben Sie nach der Anästhesie eine schmerzhafte Stelle und einen blauen Fleck, Ihr langfristiges Risiko, deswegen Rückenschmerzen zu bekommen, ist aber nicht größer.

Oft wird auch behauptet, dass die Anästhesie die Fähigkeit zum Stillen beeinträchtigt. Dafür gibt es aber keinerlei Anhaltspunkte.

Ihr Baby wird im Übrigen eher durch größere Mengen Betäubungsmittel, die injiziert wurden, betäubt (S. 131), als durch die geringen Mengen bei der Periduralanästhesie.

DEN ZEITPUNKT FESTLEGEN

Viele Ärzte zögern die Anästhesie heraus, bis sich der Muttermund auf 4 cm geweitet hat. Doch wenn Ihre Schmerzen sehr heftig sind, ist eine frühe Periduralanästhesie durchaus sinnvoll. Besprechen Sie die Möglichkeiten mit Ihrem Arzt oder Ihrer Hebamme, bevor die Wehen einsetzen.

NEBENWIRKUNGEN

Wie alle medizinischen Eingriffe hat die Periduralanästhesie Nebenwirkungen für Sie und Ihr Baby.

Längere Wehen Die meisten Studien lassen den Schluss zu, dass die Kontraktionen schwächer werden; dies bedeutet, dass Sie mit größerer Wahrscheinlichkeit Oxytocin brauchen. Im Durchschnitt verlängert die Periduralanästhesie den Geburtsvorgang und die Presswehen jeweils um bis zu einer Stunde. Da die Presswehen anstrengend sind, ist die Wahrscheinlichkeit größer, dass der Arzt eine Zangengeburt vorschlagen wird (S. 135).

Häufigerer Einsatz der Geburtszange Die Periduralanästhesie beeinträchtigt Ihre Fähigkeit, zu pressen und verdoppelt die Wahrscheinlichkeit, dass Geburtszange oder Saugglocke eingesetzt werden. Wenn Sie darum bitten, die Menge des Betäubungsmittels zu reduzieren, bevor Sie zu pressen beginnen, steigt die Wahrscheinlichkeit, dass eine Zangengeburt vermieden werden kann.

Fieber Die Entscheidung für eine Periduralanästhesie erhöht das Risiko, dass Sie während der Wehen Fieber bekommen. Zwar glauben die meisten Experten, das Fieber habe nichts mit einer Infektion zu tun, eine Folge kann aber sein, dass Sie Antibiotika erhalten. Je länger die Periduralanästhesie dauert, desto größer ist die Wahrscheinlichkeit, Fieber zu bekommen.

Ungenügende Schmerzkontrolle Etwa 9 bis 15 Prozent aller Frauen haben trotz der Anästhesie immer noch starke Schmerzen. Diese Schmerzen können zwar mit weiteren Medikamenten behandelt werden, oder indem der Periduralkatheter ersetzt wird, Schmerzfreiheit wird aber nicht bei allen Frauen erreicht.

Juckreiz Bis zu 26 Prozent der Frauen, die eine Periduralanästhesie erhalten, spüren einen Juckreiz, der in der Regel mit der intravenösen Gabe eines Medikaments behandelt wird.

Seltene Nebenwirkungen Es besteht ein geringes Risiko, dass der Anästhesist das Rückenmark verletzt, sodass Rückmarksflüssigkeit austreten kann. Dies kann zu heftigen, schwierig zu behandelnden Kopfschmerzen führen.

Schmerzlinderung

Viele Frauen über 35 entscheiden sich zwar letztlich für eine Periduralanästhesie, es gibt jedoch noch verschiedene andere Möglichkeiten. Man sollte über diese Optionen informiert sein und sich bei der Hebamme oder dem Arzt danach erkundigen. Die Arten der Schmerzlinderung reichen von alternativen Techniken wie Akupunktur bis zu starken Betäubungsmitteln.

ESA

Bei der Elektrostimulationsanalgesie (ESA) wird schwacher elektrischer Strom durch die Haut geleitet. Dies soll die Schmerzleitung an das Gehirn hemmen und das Gehirn dazu anregen, natürliche Schmerzhemmer, so genannte Endorphine, zu produzieren. ESA-Geräte haben die Größe eines kleinen Radioapparats und sind mit Elektroden verbunden, die auf der Haut angebracht werden, in der Regel im Lendenwirbelbereich. Die elektrischen Impulse verursachen ein Prickeln, das manche Frauen als unangenehm empfinden. An den Stellen, an denen die Elektroden fixiert wurde, tritt eine leichte Hautreizung auf. Die elektrischen Impulse haben keine Auswirkungen auf das Baby.

Die meisten Studien bezeichnen ESA jedoch als nur bedingt hilfreich bei der Verminderung von Schmerzen während der Wehen.

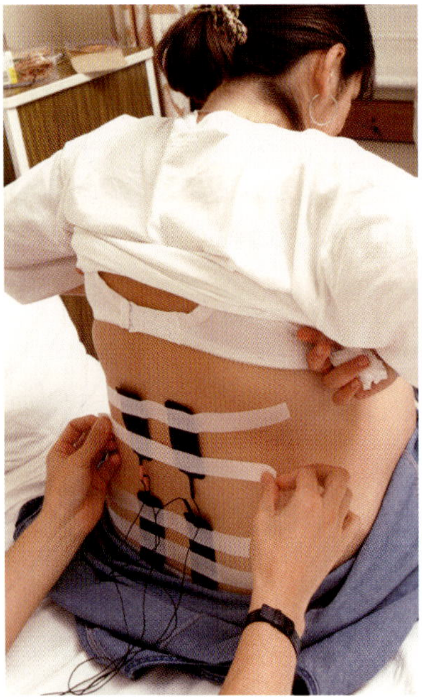

***Bei der ESA** werden Elektroden an der Lendenwirbelsäule befestigt. Diese sind mit einem Gerät, durch das schwacher Strom geführt wird, verbunden.*

AKUPUNKTUR

Manche Frauen empfinden Akupunktur als hilfreich bei der Schmerzlinderung. Es gibt verschiedene Theorien, wie Akupunktur wirkt. In der westlichen Medizin geht man davon aus, dass die feinen Nadeln, die in die Haut gestochen werden, größere Nervenfasern stimulieren, die ihrerseits die Schmerzleitung in den kleineren Fasern blockieren. Möglicherweise werden dabei Endorphine freigesetzt. Die Effektivität der Akupunktur bei Wehen ist umstritten. Wenn Sie eine Periduralanästhesie vermeiden wollen, kann Ihnen die Akupunktur eventuell helfen. Sie müssen aber einen zugelassenen Heilpraktiker finden, der während der Wehen dabei sein kann, und sich nach den Vorschriften der Klinik erkundigen.

HYPNOSE

Es gibt Hinweise darauf, dass Frauen, die für Hypnose empfänglich sind, damit das Schmerzempfinden während der Wehen herabsetzen können.

Die Hypnose ist ein Zustand tiefer Entspannung und Konzentration; Sie können sie auch bei sich selbst anwenden (Selbsthypnose).

Hypnose ist unschädlich, wirkt aber nur bei Frauen, die dafür höchst empfänglich sind. Sie hat möglicherweise auch nur sehr begrenzte Auswirkungen auf das Schmerzempfinden. Wenn Sie diese Technik ausprobieren wollen, erkundigen Sie sich nach Kursen.

LACHGAS (INHALATIONSANÄSTHESIE)

Manche Frauen finden das Inhalieren einer Mischung aus Lachgas und Sauerstoff als schmerzlindernd. Die Mischung kann über eine Atemmaske oder ein Mundstück inhaliert werden. Sie wird nur während einer Kontraktion verwendet. Die Wirkung ist aber nur kurzfristig.

Lachgas ist am Ende der Eröffnungsphase und während man darauf wartet, dass die Wirkung einer Periduralanästhesie einsetzt, besonders effektiv.

BETÄUBUNGSMITTEL

Betäubungsmittel wie Pethidin und Meptazinol können während der Wehen zum Einsatz kommen. Diese Mittel werden in den Muskel gespritzt. Sie nehmen den Schmerzen die Schärfe, lassen sie aber nicht ganz abklingen. Diese Mittel haben den Nachteil, dass sie Schläfrigkeit und Übelkeit verursachen. Betäubungsmittel werden in der Eröffnungsphase verabreicht, bevor Sie den Drang zum Pressen spüren (die meisten Frauen ertragen die Schmerzen bei den Presswehen besser und möchten in dieser Phase besonders viel Energie haben und hellwach sein).

Manche Frauen durchstehen die Wehen allein mit Betäubungsmitteln, andere dagegen benutzen sie als Überbrückung, bis sie eine Periduralanästhesie verlangen (die oft hinausgezögert wird, bis sich der Muttermund auf 4 cm geweitet hat). Die Mittel beeinträchtigen Ihre Konzentration – ein Effekt, der nur langsam nachlässt.

Wahl der Medikation Fast alle Betäubungsmittel sind gleich wirksam und haben ähnliche Nebenwirkungen für Sie. Einige sind jedoch schädlicher als andere für Ihr Baby. Sie sollten darüber Bescheid wissen, welche Medikamente man Ihnen während der Wehen verabreicht. Pethidin wird am häufigsten verwendet, hat aber den Nachteil, dass es im Körper Ihres Babys viel länger erhalten bleibt als andere Mittel und deshalb mehr Probleme verursacht, etwa hinsichtlich seiner Wachheit und beim Stillen. Meptazinol und Morphium sind eventuell eher zu empfehlen, da sie rascher ausgeschieden werden. Erkundigen Sie sich nach allen Optionen, bevor die Wehen einsetzen. Denken Sie daran, dass Betäubungsmittel Ihr Baby schläfrig machen und seine Herzfrequenz beeinflussen. Wenn Ihr Baby benommen auf die Welt kommt, wird ihm möglicherweise Naloxon gespritzt, um die Wirkung der Betäubungsmittel aufzuheben, die Sie während der Wehen erhalten haben. Da Übelkeit eine der häufigsten Nebenwirkungen von Betäubungsmitteln ist, verabreichen viele Hebammen und Ärzte ein Gegenmittel. Dieses Gegenmittel wiederum kann zu Schläfrigkeit führen. Bitten Sie darum, nur dann solche Mittel zu erhalten, wenn Ihnen wirklich übel wird.

SPINALANÄSTHESIE

Die Spinalanästhesie wird oft bei Kaiserschnitten eingesetzt. Wie bei der Periduralanästhesie spüren Sie im Unterkörper weder Schmerzen noch leichte Berührungen. Im Gegensatz zur Periduralanästhesie wird eine Nadel direkt ins Rückenmark eingeführt. Eine kleine Menge eines Betäubungsmittels wird eingespritzt. Etwa in einem Prozent der Fälle tritt Rückenmarksflüssigkeit aus, was starke Kopfschmerzen verursachen kann. Die Wirkung hält ein bis zwei Stunden an; die Einspritzung kann nicht wiederholt werden.

PUDENDUSANÄSTHESIE

Wenn Sie keine Periduralanästhesie bekommen bzw. wenn sie nicht wirkt, muss der Arzt Ihren Beckenbereich eventuell als Vorbereitung für eine Zangengeburt oder zum Nähen eines Risses betäuben. Die Pudendusanästhesie betäubt den Pudendusnerv, der für die Genitalien und die Innenseite der Oberschenkel zuständig ist.

Um die Injektion vorzubereiten, führt die Hebamme bzw. der Arzt einen Finger in die Vagina ein, um die Injektionsnadel zu führen. Dann wird eine kleine Menge eines lokalen Betäubungsmittels in die Vaginalwand eingespritzt.

Medizinische Eingriffe

Manchmal verläuft eine Geburt nicht problemlos; je älter Sie sind, desto häufiger ist dies der Fall. Viele Frauen haben eine Idealvorstellung von der »natürlichen Geburt«, doch wenn es tatsächlich so weit ist, werden ihnen im Krankenhaus viele medizinische Eingriffe nahe gelegt. Es ist sehr wichtig, schon vor der Geburt über diese Fragen nachzudenken.

KANÜLE

Viele Ärzte legen Gebärenden prinzipiell eine Kanüle. Sie besteht aus einer Hohlnadel, die in eine Vene der Hand oder des Unterarms eingeführt wird. Die Nadel wird nicht an einen Tropf angeschlossen, es sei denn, Sie erhalten eine Infusion. Durch die Gabe von Blutgerinnungshemmern wird verhindert, dass geronnenes Blut die Nadel verschließt. Wenn Sie baden wollen, wird die Kanüle abgeklebt. Eine Kanüle dient verschiedenen Zwecken:

- Sie kann zur Gabe von Medikamenten verwendet werden, z.B. Oxytocin (S. 134).
- Sie kann dazu verwendet werden, Sie mit Flüssigkeit zu versorgen. Der Nachteil ist, dass Sie über einen Schlauch mit der Infusionsflasche verbunden sind. Diese hängt an einem Ständer – Sie sind nicht so mobil.
- Im Bedarfsfall kann eine rasche Bluttransfusion erfolgen.

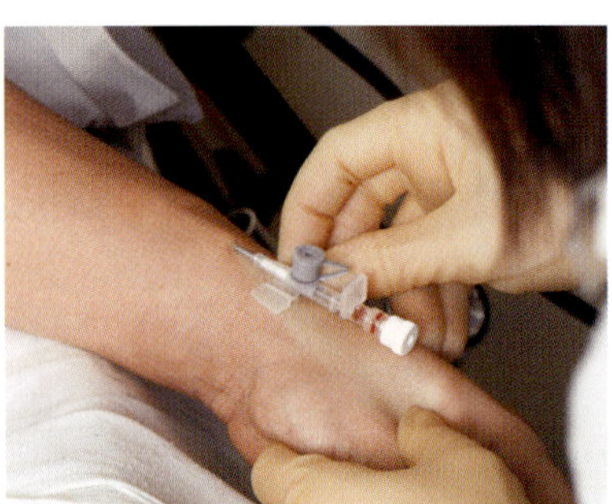

***Eine Kanüle** wird in eine Vene eingeführt. Medikamente und Flüssigkeit können dann rasch zugeführt werden.*

Für und Wider Die Risiken bei der Kanüle sind sehr gering; sie kann aber etwas lästig sein. Dafür hat sie handfeste Vorteile. Wenn Sie beispielsweise eine Periduralanästhesie wollen, benötigen Sie die Kanüle. Intravenös mit ausreichend Flüssigkeit versorgt zu werden, kann den Fortgang der Wehentätigkeit günstig beeinflussen. Im Rahmen einer Studie wurde intravenös mehr Flüssigkeit als üblich gegeben; die Wahrscheinlichkeit langer Wehen (länger als zwölf Stunden) reduzierte sich dadurch um die Hälfte.

Starke Blutungen kommen zwar nur selten vor, sind aber eine der Haupttodesursachen bei Geburten. Eine Kanüle stellt sicher, dass Sie rasch versorgt werden können, wenn dieser Notfall eintritt.

FOLEY-KATHETER

Ein Katheter ist eine Röhre, die in Ihre Blase eingeführt und an einem Beutel angeschlossen wird, in dem Ihr Urin gesammelt wird. Ein Foley-Katheter mit einem kleinen Ballon wird manchmal auch dazu verwendet, um die Wehen einzuleiten (S. 122–123).

Wenn Sie einen Kaiserschnitt bekommen oder an Krankheiten leiden, die die Nieren schädigen könnten, z.B. Präeklampsie, benötigen Sie um die Zeit der Entbindung herum einen Katheter, damit die Nierentätigkeit überwacht werden kann.

Oft lässt sich ein Katheter aber vermeiden. Bei einer Periduralanästhesie können Sie eine Bettpfanne verwenden. Wenn Sie nicht allein urinieren können, kann alle paar Stunden ein Katheter in die Blase eingeführt und danach sofort wieder entfernt werden. Das Risiko einer Blasen- oder Niereninfektion ist bei einer dieser Vorgehensweisen geringer als bei einem Katheter, der ständig in der Blase bleibt. Blaseninfektionen verlängern den Krankenhausaufenthalt.

ÜBERWACHUNG

Während der Wehen werden Sie regelmäßig überwacht, um sicher zu stellen, dass das Baby den Geburtsvorgang gut durchsteht, und um die Wehen zu überprüfen. Dafür werden verschiedene Geräte eingesetzt, mit denen die Herzfrequenz beobachtet und die Abstände zwischen den Wehen gemessen werden. Man bietet ständige oder gelegentliche Überwachung an.

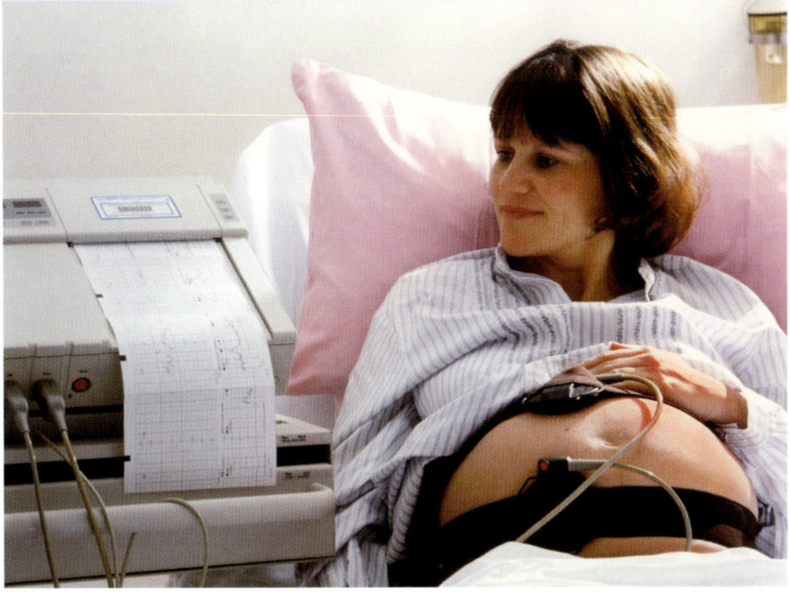

Die fetale Herzfrequenz und die Stärke der Wehen werden von einem Herzton-Wehenschreiber überwacht.

GELEGENTLICHE ÜBERWACHUNG

Wenn Sie keiner Risikogruppe angehören (dies hängt nicht allein vom Alter ab), benötigen Sie keine ständige Überwachung. Studien haben gezeigt, dass die gelegentliche Überwachung genauso sicher ist – vorausgesetzt, eine Hebamme ist ständig bei Ihnen. Die Herzfrequenz Ihres Babys wird während der Einleitungsphase jede halbe Stunde und während der Presswehen alle 15 Minuten überprüft.

STÄNDIGE ÜBERWACHUNG

Baby und Wehen werden ununterbrochen überwacht. Dies geschieht mit Sonden, die mit Gummigurten am Bauch befestigt werden und an einen Herzton-Wehenschreiber (CTG) angeschlossen sind. Eine Sonde überwacht die Herzfrequenz des Babys, mit der anderen werden die Gebärmutterkontraktionen registriert. In den meisten Fällen können Sie trotz ständiger Überwachung stehen, sitzen und in die Hocke gehen.

In manchen Kliniken gibt es Geräte, die Sie per Funk überwachen, sodass Sie sich nach Belieben bewegen können.

Für und Wider Durch die ständige Überwachung können Veränderungen der Herzfrequenz des Babys, die Grund zur Besorgnis geben, sofort festgestellt werden. Dadurch ist die Wahrscheinlichkeit höher, dass ein Kaiserschnitt, eine Zangengeburt oder eine Vakuumextraktion (Saugglockengeburt, S. 136) durchgeführt wird. Die Abweichungen könnten auf einen Abfall der Sauerstoffversorgung hindeuten, der schwerwiegend sein kann. Der Arzt wird am Kopf des Babys eine Blutprobe nehmen, um zu überprüfen, wie es die Geburt verträgt. Wenn das Blut einen geringen Sauerstoffgehalt zeigt, wird man Ihnen eventuell einen Kaiserschnitt empfehlen, es sei denn, die Entbindung steht kurz bevor. Wenn Veränderungen der fetalen Herzfrequenz eintreten, während Sie pressen, wird der Arzt wohl eine Zangengeburt oder Saugglockengeburt empfehlen.

Abgesehen davon, dass sie das Risiko eines Kaiserschnitts erhöhen, finden Sie die Gurte wahrscheinlich unbequem. Die Vorteile der ständigen elektronischen Überwachung sind nicht eindeutig nachgewiesen, die Experten sind aber übereinstimmend der Meinung, sie reduziere das geringe Risiko, dass Ihr Baby nach der Geburt einen Krampfanfall bekommt.

Die meisten Krankenhäuser schreiben ein Minimum an Überwachung vor. Sie können sie aber ablehnen; man wird dies akzeptieren, sofern keine Gefahr für Sie und Ihr Baby besteht.

KOPFHAUTELEKTRODE

Dies ist eine weitere Methode, die Herzfrequenz Ihres Babys elektronisch zu überwachen. Ein feiner Draht wird in die Kopfhaut des Babys eingeführt. Die Elektrode wird bei einer Vaginaluntersuchung angebracht. Sie wird verwendet, falls der Arzt wegen der Herztöne des Babys besorgt ist und über ein externes Gerät kein deutliches Signal erhält.

Nachteile Die Risiken für das Baby sind gering. Es besteht die Möglichkeit einer Infektion der Kopfhaut, die mit Antibiotika behandelt werden kann. Der Arzt bzw. die Hebamme sollte vorab mit Ihnen über die Elektrode sprechen.

Nachdem die Elektrode angebracht wurde, können Sie sich nicht weit vom Monitor entfernen, eine Veränderung der Geburtshaltung sollte aber möglich sein. In manchen Krankenhäusern werden die Werte über Funk übertragen.

INTRAUTERINKATHETER

Ein Intrauterinkatheter wird verwendet, um die Gebärmutterkontraktionen besser beurteilen zu können. Der Katheter besteht aus einer flexiblen Röhre, die bei einer Vaginaluntersuchung eingeführt wird – dies ist nicht sehr schmerzhaft und Sie spüren den Katheter wahrscheinlich überhaupt nicht. Die Risiken sind zwar nicht hoch, es handelt sich aber um keine Routinemaßnahme. Lassen Sie sich informieren, warum der Katheter angebracht werden soll.

DIE WEHEN VERSTÄRKEN

Wenn Sie in der Eröffnungsphase sind, der Muttermund sich aber nicht wie erwartet weitet, schlägt der Arzt eventuell die Verstärkung der Wehen vor – durch Sprengung der Fruchtblase (Amniotomie) oder mithilfe von Oxytocin. Die Wahrscheinlichkeit, dass Sie diesen Eingriff benötigen, steigt, je älter Sie sind, besonders wenn es sich um Ihre erste Schwangerschaft handelt.

AMNIOTOMIE

Die Fruchtblase künstlich zu öffnen (Amniotomie) ist schmerzlos und schadet in der Regel weder dem Fetus noch Ihnen. Der Eingriff kann die Wehen um eine bis zwei Stunden verkürzen und die Wahrscheinlichkeit, dass Sie Oxytocin (siehe unten) benötigen, reduzieren. Das Risiko eines Kaiserschnitts sinkt jedoch nicht.

Bei Erstgebärenden ist es am sichersten, die Fruchtblase in der Eröffnungsphase zu öffnen (wenn sich der Muttermund auf mehr als 4 cm geweitet hat). Wenn Sie bereits eine vaginale Entbindung hatten, ist ein früherer Eingriff risikolos und kann sogar dazu dienen, die Wehen auszulösen. Der Arzt bzw. die Hebamme ertastet die Fruchtblase durch den Muttermund. Mittels eines kleinen, mit einem Haken versehenen Kunststoffgeräts wird ein kleines Loch in die Fruchtblase gerissen, damit die Flüssigkeit austreten kann.

OXYTOCIN

Oxytocin ist die synthetische Version einer natürlichen Substanz, die von der Hirnanhangdrüse produziert wird. Es wird gegeben, um die Wehentätigkeit voranzutreiben, weil die Kontraktionen entweder selten oder zu schwach sind (es wird auch dazu verwendet, die Wehen einzuleiten, S. 125). Sobald die Eröffnungsphase beginnt (Muttermund mindestens 4 cm geweitet), halten die meisten Ärzte bzw. Hebammen eine weitere Dehnung von mindestens 1 cm in der Stunde für wünschenswert.

Frauen über 35 brauchen eher Oxytocin, um die Wehentätigkeit aufrecht zu erhalten. Das Oxytocin wird mittels einer Infusion verabreicht. Manche Frauen befürchten, dass die Wehen nach der Oxytocin-Gabe stark und schmerzhaft sein werden. Doch wenn Sie Schmerzen haben, ist es besser, sie dienen dazu, den Muttermund zu weiten. Nach einer Periduralanästhesie brauchen Sie eher Oxytocin, aber in diesem Fall spüren Sie die stärkeren Kontraktionen nicht.

In der Regel beginnt man mit einer schwachen Dosis, die allmählich erhöht wird. Wenn die Kontraktionen zu stark oder zu häufig werden, kann man die Dosis verringern. Richtig angewendet ist Oxytocin unschädlich und kann das Risiko eines Kaiserschnitts reduzieren. Es wird oft auch nach der Entbindung gegeben, um Blutungen abzuschwächen und die Festigkeit der Gebärmutter zu erhalten.

DAMMSCHNITT

Der Dammschnitt wird an der Vaginalöffnung ausgeführt, damit der Kopf des Babys schneller austreten kann. Früher wurde ein Dammschnitt routinemäßig ausgeführt, aber Ärzte und Hebammen sind mittlerweile der Ansicht, dass ein Riss nicht unbedingt vermieden werden muss. Außerdem werden Risse durch den Dammschnitt nicht immer verhindert. Wenn dem Baby allerdings schnell geholfen werden muss, kann ein Dammschnitt erforderlich sein.

Am gebräuchlichsten ist der Dammschnitt an der Mittellinie entlang (median). Ein medianer Schnitt erhöht gegenüber schrägen Schnitten (mediolateral bzw. lateral) zwar das Risiko eines Risses des Gewebes, es treten aber weniger Beschwerden im Wochenbett auf. Der mediolaterale Schnitt erhöht dieses Risiko nicht, kann aber mehr Schmerzen verursachen, als wenn das Gewebe von allein reißt. Ein Riss in den Rektalmuskeln oder im Rektum verdoppelt das geringe Risiko der Stuhlinkontinenz. Beide Probleme sind durch chirurgische Eingriffe nur schwer zu beseitigen.

Angesichts der möglichen langfristigen Probleme, die nach einem Dammschnitt auftreten können, sollten Sie schon im Frühstadium Ihrer Schwangerschaft ein Gespräch mit Ihrem Arzt führen. Die meisten Ärzte und Hebammen führen den Dammschnitt nur durch, wenn das Kind gefährdet ist und schnell geboren werden muss. Der Schnitt wird wie ein Riss genäht (S. 136).

ZANGENGEBURT

Eine Geburtszange besteht aus zwei zusammengesetzten Löffeln. Sie wird dazu verwendet, das Baby am Kopf aus der Vagina zu ziehen. Im Allgemeinen schadet die Prozedur dem Baby nicht: Verletzungen sind selten. Der Einsatz der Zange birgt jedoch ein erhebliches Risiko für Sie und erhöht die Gefahr eines größeren Risses der Rektalmuskeln, insbesondere wenn dies Ihre erste Entbindung ist. Ein größer Riss erhöht wiederum das Risiko von Stuhlinkontinenz.

Das Risiko eines signifikanten Risses bei einer Zangengeburt liegt bei Erstgebärenden etwa bei 30 Prozent, aber nur ein kleiner Teil der Betroffenen leidet später unter Inkontinenz. Trotz dieser Risiken wird die Geburtszange notwendig, wenn Ihr Baby kurz vor der Geburt sehr erschöpft zu sein scheint. Bei einer Zangengeburt bringt man das Baby schneller auf die Welt – sie kann sicherer sein als ein Kaiserschnitt. Wenn eine Zangengeburt vorgeschlagen wird, um die Phase der Presswehen zu verkürzen oder weil Sie sehr müde sind, wollen Sie sicher die Risiken abwägen. Einiges deutet zwar darauf hin, dass langes Pressen ein größeres Risiko von Blaseninkontinenz birgt, es gibt aber keine Beweise, dass der Einsatz der Geburtszange dieses Risiko reduziert. Sie können entscheiden, ob Sie weiterhin pressen oder einen Kaiserschnitt wollen, um mögliche rektale Verletzungen zu vermeiden. Manche Ärzte ziehen in diesem späten Stadium die Zangengeburt einem Kaiserschnitt vor. Letztlich liegt die Entscheidung jedoch bei Ihnen.

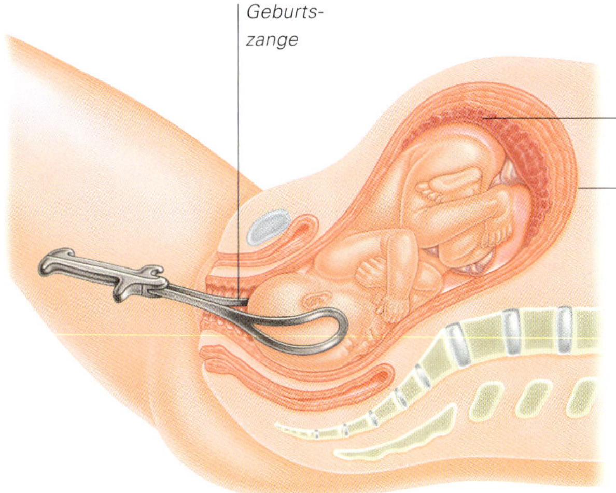

Bei der Zangengeburt *werden die Löffel der Zange um den Kopf des Kindes gelegt. Dann wird das Kind herausgezogen.*

VAKUUM-EXTRAKTION

Dabei wird eine Saugglocke aus Kunststoff oder Metall am Kopf des Babys angesetzt. Die Saugglocke ist über einen Schlauch mit einem Gerät verbunden, das ein Vakuum erzeugt.

Die Vakuumextraktion ist eine effektive Methode, um das Baby zur Welt zu bringen, wenn Sie vom Pressen müde sind und die Presswehen sehr lang dauern.

Da die Saugglocke durch den Unterdruck am Kopf festgehalten wird, entstehen bei der Prozedur oft Druckstellen am Schädel. Es besteht auch die Gefahr, dass Sie einen größeren Riss erleiden. Die meisten neueren Studien deuten darauf hin, dass das Risiko bei der Vakuumextraktion etwas kleiner ist als bei der Geburtszange. Das Risiko, dass Ihr Baby verletzt wird, ist bei der Vakuumextraktion gleich bzw. etwas geringer als bei einer Zangengeburt.

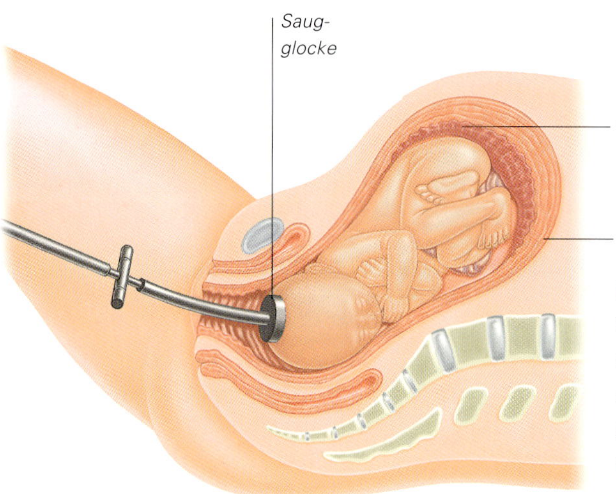

Eine Saugglocke *wird am Kopf des Babys angebracht, damit es herausgezogen werden kann.*

VERSORGUNG EINES RISSES

Wenn das Gewebe bei der Geburt reißt, wird die Wunde mit einem selbst auflösenden Faden genäht.

Wenn Sie eine Periduralanästhesie bekommen haben, spüren Sie nicht viel. Anderenfalls wird der Arzt die Umgebung des Risses lokal betäuben.

Nach der Entbindung wird man Ihnen zeigen, wie Sie diesen Bereich vorsichtig waschen und die Naht versorgen können. Solebäder sind in den meisten Fällen nicht erforderlich.

In der Regel wird man Ihnen empfehlen, für mindestens sechs Wochen auf Geschlechtsverkehr zu verzichten, damit die Naht ausheilen kann.

KAISERSCHNITT

Ein Kaiserschnitt wird empfohlen, wenn die Wehen nicht effektiv sind oder das Baby Anzeichen von Erschöpfung zeigt. Die Wahrscheinlichkeit eines Kaiserschnitts ist bei Frauen über 35 zwei- bis dreimal größer als bei jüngeren. Wenn dies Ihre erste Schwangerschaft ist und Sie Mitte dreißig oder älter sind, liegt das Risiko eines Kaiserschnitts bei 30 bis 40 Prozent. Wenn Sie bereits eine Vaginalgeburt hatten, liegt das Risiko eines Kaiserschnitts bei 20 Prozent.

Ein Kaiserschnitt ist ein chirurgischer Eingriff. Ihr Partner bzw. Ihre Begleitperson darf sich im Operationssaal aufhalten und während des Eingriffs an Ihrer Seite sitzen, es sein denn, Sie bekommen eine Vollnarkose.

ANÄSTHESIE

Beim Kaiserschnitt ist man meist wach, aber von der Taille abwärts gefühllos. Dazu erhält man eine Spinal- oder Periduralanästhesie (S. 128 – 129). Obwohl Sie gegen Schmerzen unempfindlich sind, spüren Sie etwas Druck und die Berührung der Ärzte.

DIE VORGEHENSWEISE

In der Regel wird ein Schnitt quer über den Unterleib knapp oberhalb des Schambeins ausgeführt. Die Bauchmuskulatur wird nicht durchtrennt, sondern zur Seite geschoben. Dann bringt man einen Schnitt an der Gebärmutter an, der meist ebenfalls quer ist.

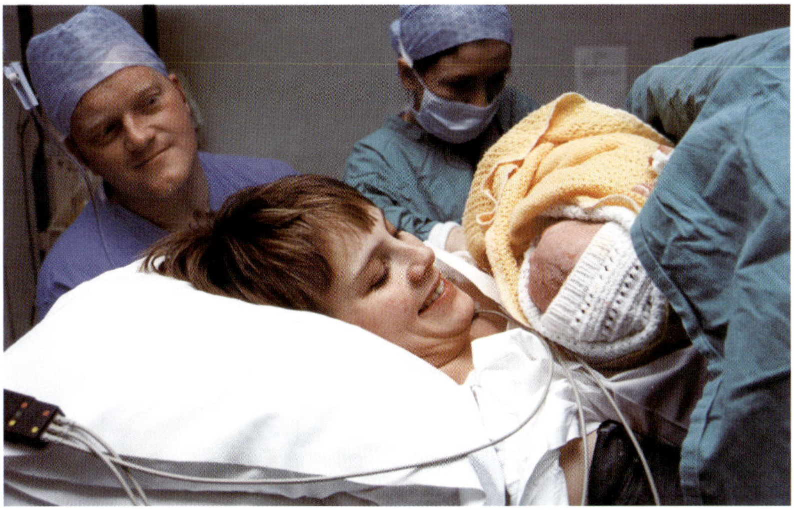

Ein Kaiserschnitt *erfolgt meist sehr schnell. In der Regel können Sie Ihr Baby bald sehen und im Arm halten.*

Das Baby wird durch diesen Schnitt geboren. Die Nabelschnur wird durchtrennt und das Baby wird in die Obhut der Hebamme gegeben. Möglicherweise müssen Sie bis nach der Operation warten, um das Baby in die Arme zu nehmen. Ihr Partner darf das Baby aber in Sichtweite zu Ihnen halten. Vom ersten Schnitt bis zur Geburt des Babys dauert es meist weniger als zehn Minuten, vor allem wenn dies Ihr erster Kaiserschnitt ist.

Nach der Geburt des Babys wird die Plazenta entfernt und die Gebärmutter mit einer oder zwei Fadenreihen genäht; der Faden ist selbstauflösend. In diesem Stadium kommt es häufig vor, dass es der Gebärenden übel wird und sie sich erbrechen muss.

Dann wird die Faszie, die feste Hülle der Bauchwand, mit einer weiteren Fadenreihe genäht. Zum Schluss wird die Haut mit einem selbstauflösenden Faden oder mit Klammern geschlossen. Alles zu versorgen dauert in der Regel 20 bis 30 Minuten. Klammern werden nach zwei bis vier Tagen entfernt, bevor Sie das Krankenhaus verlassen. Die Entfernung ist in der Regel nicht schmerzhaft.

NOTOPERATIONEN

Wenn bei einem Notfall ein Kaiserschnitt erforderlich wird, muss alles viel schneller vonstatten gehen. Der wichtigste Unterschied zu einem regulären Kaiserschnitt ist, dass möglicherweise keine Zeit bleibt, Ihnen eine Spinal- oder Periduralanästhesie zu geben. Sie bekommen eine Vollnarkose. Ein weiterer Unterschied ist, dass der Schnitt von oben nach unten (vertikal) verlaufen kann, da die Geburt auf diese Weise eventuell schneller geht. In der Regel wird allerdings auch dieser Schnitt quer geführt. Ein vertikaler (klassischer) Schnitt wird nur dann durchgeführt, wenn das Baby sehr viel zu früh kommt bzw. in einer ungewöhnlichen Position liegt. Klassische Schnitte werden in der Regel vermieden, weil sie bei nachfolgenden Schwangerschaften eher Probleme bereiten können.

Möglichkeiten einen Kaiserschnitt zu vermeiden

Das Risiko eines Kaiserschnitts erhöht sich mit zunehmendem Alter. Es gibt jedoch einige Maßnahmen, die Sie ergreifen können, um es zu reduzieren.

- Sorgen Sie dafür, dass Sie schon vor der Empfängnis möglichst fit sind. Auf diese Weise werden Sie besser mit den Wehen zurechtkommen und können kräftig pressen.
- Lassen Sie den Arzt die Geburt nicht einleiten, wenn kein medizinischer Grund dafür besteht.
- Nehmen Sie in der Schwangerschaft weniger als 16 kg zu.
- Trinken Sie während der Wehen, wenn möglich, ausreichend Flüssigkeit oder lassen Sie sich über eine Infusion versorgen, damit Sie nicht austrocknen. Dies kann nachweislich die Wehen verkürzen.
- Bleiben Sie zu Hause, bis die Wehen einsetzen – solange Ihr Baby sich bewegt, die Fruchtblase noch nicht geplatzt ist und Sie keine Blutungen bei sich feststellen.

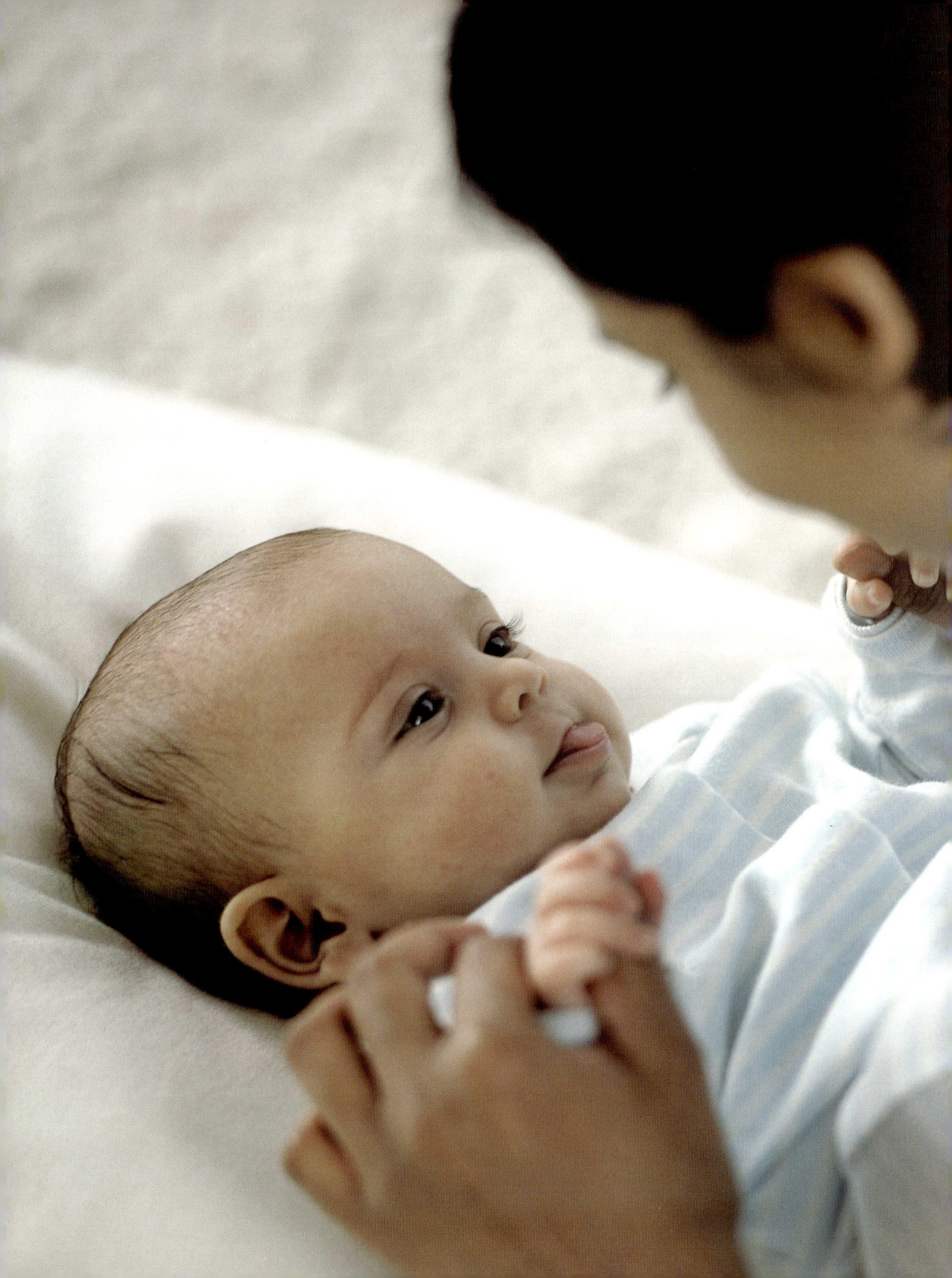

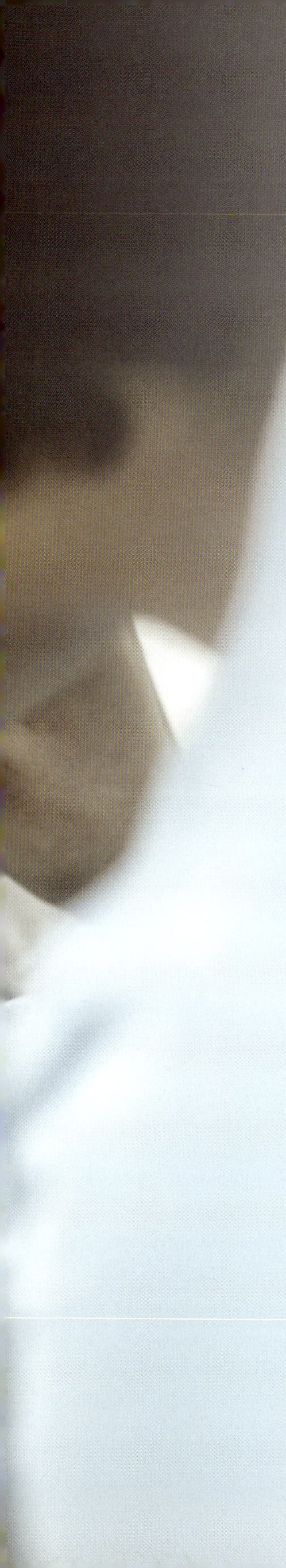

UMSTELLUNG AUF DIE MUTTERROLLE

SIE HABEN **ENTBUNDEN** UND DABEI ETWAS GANZ **BESONDERES** VOLLBRACHT. JETZT MÜSSEN SIE SICH AUF DIE VERSORGUNG IHRES **BABYS** KONZENTRIEREN. WENN SIE NOCH KEINE KINDER HABEN, KANN SIE NICHTS DARAUF **VORBEREITEN.** IHRE ZEIT GEHÖRT NICHT MEHR IHNEN, SIE WERDEN VON **FREUDIGER ERREGUNG** BIS ZU **ERSCHÖPFUNG** ALLES SPÜREN UND HÄUFIG EINE MISCHUNG AUS BEIDEM. SIE WERDEN FESTSTELLEN, DASS DIE **UNTERSTÜTZUNG** VON FREUNDEN, FAMILIE UND FACHKRÄFTEN SEHR WICHTIG IST, WÄHREND SIE IHR BABY **FÜTTERN UND VERSORGEN.** SIE BRAUCHEN ZEIT, UM SICH KÖRPERLICH ZU ERHOLEN UND SICH GEGEBENENFALLS AUF DIE **RÜCKKEHR AN IHRE ARBEITSSTELLE** VORZUBEREITEN.

Erholung nach der Geburt

Die Tage nach der Geburt sind oft durch eine Mischung aus Erleichterung, Freude und Erschöpfung gekennzeichnet. Ruhe, gesunde Ernährung und Bewegung sind für Ihre körperliche und emotionale Erholung wichtig. Wenn Sie in den Tagen und Wochen nach der Geburt Ihres Babys auch auf sich selbst achten, wird Ihnen dies auch in den folgenden Monaten zugute kommen.

Sowohl Sie als auch Ihr Partner wollen wahrscheinlich, dass sich nach der Ankunft des Babys das Leben möglichst bald wieder normalisiert. Hören Sie aber auf Ihren Körper und verlangen Sie in der Erholungsphase nach der Geburt nicht zu viel von sich.

FÜR AUSREICHEND RUHE SORGEN

Unterschätzen Sie nicht, wie viel geistige und körperliche Kraft Sie die Geburt Ihres Babys gekostet hat. Die Entbindung hat auch entscheidende Veränderungen in Ihrem Körper bewirkt, die alle von großen hormonellen Umstellungen ausgelöst und gesteuert werden. Genügend Ruhe zu bekommen fördert die Entwicklung eines neuen, gesunden Gleichgewichts.

Ihr Körper benötigt Zeit sich zu erholen. Versuchen Sie, tagsüber Nickerchen zu halten, um die verlorene Nachtruhe zu ersetzen. Erlauben Sie sich einzunicken oder zu entspannen, wann immer Sie können. Nehmen Sie die Hilfe von Familie und Freunden an. Gestehen Sie sich ein, dass Sie Ruhe benötigen, auch wenn Sie sich nicht erschöpft fühlen.

BEDEUTUNG DER ERNÄHRUNG

Sich sofort nach der Geburt gesund zu ernähren dient verschiedenen Zwecken. Das Essen sollte Ihrem Körper bei der Heilung helfen, die körperlichen Reserven, die bei der Geburt verbraucht wurden, wieder aufbauen, und die normale Gewichtsabnahme nach der Entbindung unterstützen. Ältere Frauen haben bei der Geburt ihres Babys häufiger Probleme und sollten daher die Ratschläge ihres Arztes befolgen.

Nahrunsergänzungsmittel Die meisten Frauen sollten in Absprache mit dem Arzt weiter Vitaminpräparate einnehmen, zumindest bis einige Wochen nach der Geburt des Babys. Das Stillen verbraucht Ihre Eisendepots; füllen Sie sie wieder auf, indem Sie vermehrt eisenhaltige Nahrungsmittel essen.

Energie durch eisenhaltige Nahrungsmittel
Bei einer Vaginalgeburt verliert man 300 bis 500 ml Blut. Wenn Sie Nahrungsmittel, die viel Eisen enthalten, bei Ihrer Kost berücksichtigen, steigt der Sauerstoffgehalt des Blutes und mit ihm die Energie. Gute Eisenlieferanten sind rotes Fleisch, grünes Blattgemüse, Brot mit hohem Eisengehalt (z.B. Pumpernickel) und angereicherte Zerealien (S. 48 – 49).

Vitamin C für die Wundheilung Frauen, die einen Scheidenriss erlitten haben, bzw. bei denen ein Dammschnitt oder Kaiserschnitt vorgenommen wurde, haben größere Gewebeverletzungen. Vitamin C trägt zur optimalen Wundheilung in den ersten Wochen nach der Entbindung bei. Reichlich enthalten ist es in Obst, Gemüse und Fruchtsäften (S. 72 – 73).

Die natürlich Gewichtsabnahme unterstützen
Kleinere, häufigere Mahlzeiten unterstützen die natürliche Fähigkeit Ihres Körpers, einige der Kilos loszuwerden, die sich in der Schwangerschaft angesammelt haben. Studien zeigen, dass Frauen, die in den ersten Monaten nach der Geburt ihr zusätzliches Gewicht aus der Schwangerschaft nicht wieder reduzieren, es auch Jahre später noch haben.

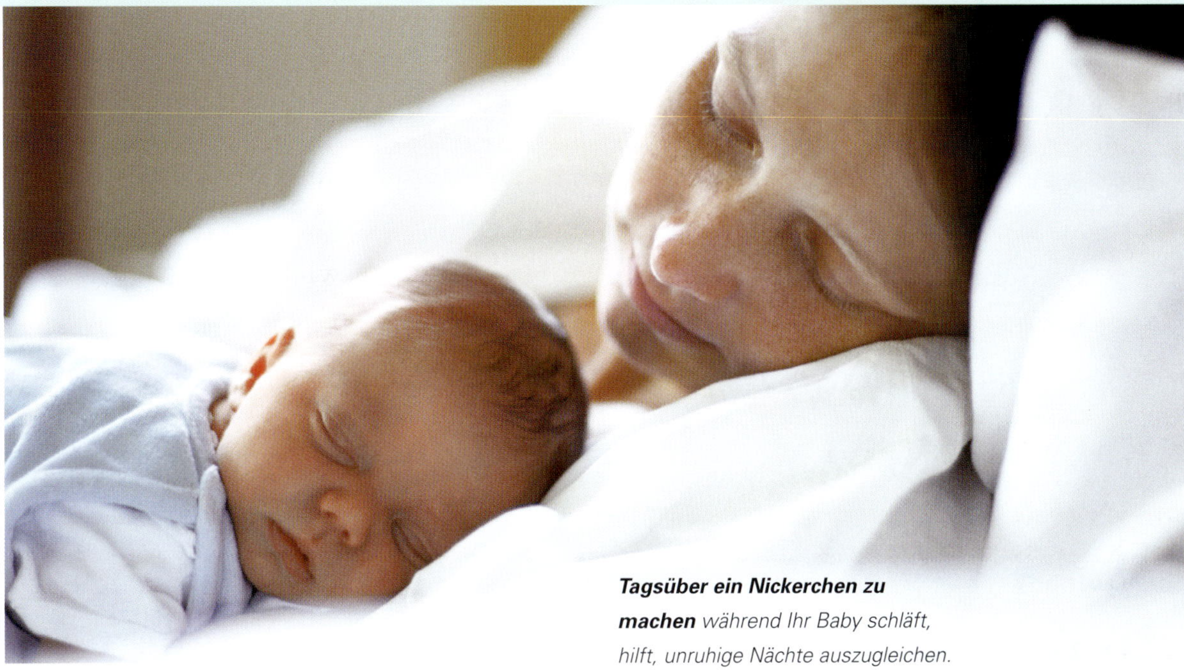

Tagsüber ein Nickerchen zu machen *während Ihr Baby schläft, hilft, unruhige Nächte auszugleichen.*

Dies sollten besonders ältere Mütter beherzigen, deren Stoffwechsel verlangsamt sein kann.

Belohnen Sie sich mit Ihrem Leibgericht Infolge der großen Veränderungen, die Sie jetzt durchmachen, und zu denen auch hormonelle Schwankungen gehören, entwickeln Sie ein starkes Verlangen nach Ihrer Lieblingsspeise. Oft haben derartige Speisen keinen besonders hohen Nährwert. Wenn Sie sie regelmäßig, aber in kleinen Portionen in Ihren Speiseplan aufnehmen, werden Sie nicht aufgrund eines plötzliches Verlangens zu viel davon essen, sondern sie eher als Teil Ihres täglichen Kalorienbedarfs betrachten. So können Sie sich etwas gönnen und trotzdem die Kontrolle behalten.

BEWEGUNG

Regelmäßige Bewegung kann die Wundheilung fördern und später die Gewichtsabnahme unterstützen. In der Frühphase dürfen Sie sich jedoch nicht übernehmen. Spaziergänge sind ideal in den ersten sechs Wochen. Ehe Sie mit sportlicher Betätigung beginnen, holen Sie die Genehmigung Ihres Arztes ein. Vermeiden Sie jede Überanstrengung.

Yoga Yoga kann entspannen und beleben, dehnen und auf sanfte Weise kräftigen. Es lässt sich zu Hause neben dem schlafenden Baby durchführen. Sanfte Yogaübungen können durch die Zufuhr von Sauerstoff ins Gewebe die Wundheilung fördern.

Beckenbodenübungen Diese Übungen kräftigen den Beckenboden und wirken gegen Harninkontinenz. Sie bestehen aus der wiederholten Anspannung der Beckenbodenmuskulatur. Spannen Sie beim Urinieren die Muskeln an und versuchen Sie, den Strahl anzuhalten. Sobald Sie wissen, wie man die Beckenbodenmuskeln anspannt, können Sie die Übung überall machen. Sie ist allerdings nur dann wirksam, wenn man sie regelmäßig durchführt.

Übungen für den Bauch Mit der Zeit möchten Sie sicher auch Ihre Bauchmuskulatur wieder trainieren. Schwache Bauchmuskeln verursachen oft Schmerzen im Lendenbereich, eines der verbreitetsten Leiden bei sonst gesunden Erwachsenen. Legen Sie Ihre Füße auf einen Stuhl und richten Sie dann immer wieder den Oberkörper auf. Diese und andere Bauchübungen schützen den Beckenboden.

Die ersten Tage

Die Versorgung Ihres Babys zu übernehmen, kann Ihnen Angst machen und sehr anstrengend sein, insbesondere, wenn es Ihr erstes Kind ist. Das Füttern oder das Stillen, Anziehen und Baden sind ganz neue Herausforderungen, vor allem wenn Sie noch erschöpft sind. Eventuell benötigen Sie Hilfe bei der Hausarbeit, damit Sie sich auf Ihr Baby konzentrieren und etwas Ruhe bekommen können.

DIE ERSTEN TAGE ZU HAUSE

Sowohl Sie als auch Ihr Partner sind sicherlich etwas unsicher, wenn Sie mit der Babypflege beginnen. Der Säugling wirkt sehr zerbrechlich, und Sie haben Angst, dass Sie etwas falsch machen könnten. Zudem schläft keiner von Ihnen besonders gut, weil Neugeborene nachts nicht durchschlafen. Wenn Sie bald wieder arbeiten gehen wollen, fragen Sie sich nun wahrscheinlich, wie Ihnen dies gelingen soll.

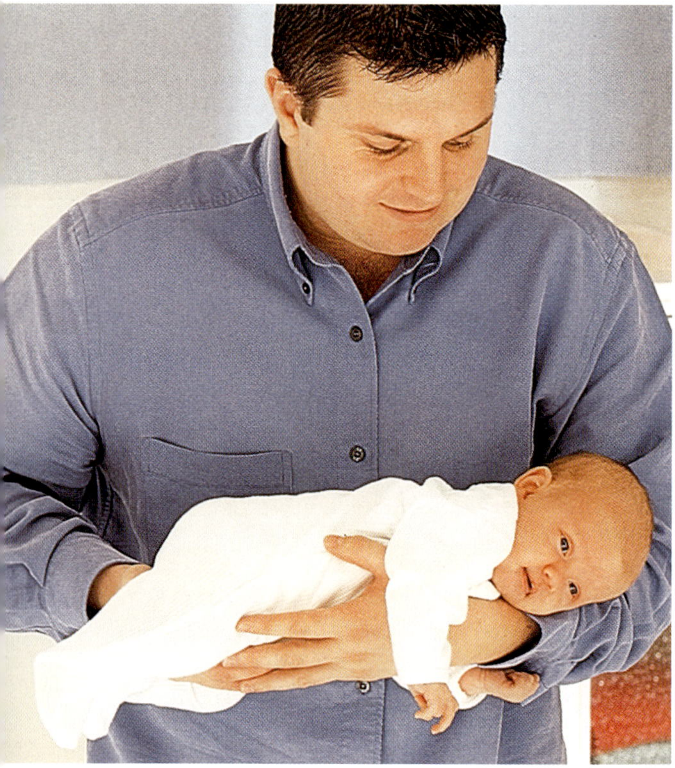

Realistische Erwartungen Es ist wichtig, sich klar zu machen, dass Sie auch nach einigen Wochen die Fäden noch nicht fest in der Hand haben werden. Eltern zu sein ist keine leichte Aufgabe. Babys sind unberechenbar. Mit dieser Unberechenbarkeit zu leben wird aber mit wachsender Erfahrung immer einfacher werden.

Das Baby ist nicht so zerbrechlich, wie Sie wahrscheinlich glauben. Und seien Sie beruhigt – Ihr Baby wird Ihnen unmissverständlich mitteilen, wenn etwas nicht so verläuft, wie es das möchte.

Die meisten Mütter machen sich Sorgen, wie sie ihre Babys vor Windelausschlag, Koliken usw. schützen können – ältere Frauen noch mehr, vor allem dann, wenn sie auf die Empfängnis länger warten mussten oder eine schwere Schwangerschaft und Geburt hatten. Trösten Sie sich mit dem Gedanken, dass alle Eltern dies irgendwann erlebt haben. Sie werden schnell lernen, Probleme gezielt anzupacken.

DAS BABY UND SIE

In den ersten Tagen, bevor Sie die feineren Signale Ihres Babys deuten können, reagieren Sie hauptsächlich auf das Schreien. Die Kommunikation ist für Babys einfach – wenn sie sich aus irgendeinem Grund nicht wohl fühlen, schreien sie. Dies kann seine Ursache in Hunger oder einer nassen Windel haben aber auch aus einer Laune heraus kommen. Es wird nicht

***Lassen Sie Ihren Partner** nach seiner Rückkehr aus der Arbeit die Versorgung des Babys übernehmen. Das Baby auf den Armen zu wiegen beruhigt es, wenn es schreit.*

lange dauern, bis Sie deuten können, warum Ihr Baby weint. Bald dürfte Ihr Baby nur noch gelegentlich schreien, es sei denn, es bekommt eine Kolik.

Das Schreien schadet Ihrem Baby nicht. Wenn Sie das Schreien nicht mehr ertragen und wütend werden, empfiehlt es sich, Ihr Baby sicher im Bettchen liegen zu lassen, eine kurze Pause zu machen und erst zurückzukommen, wenn Sie sich beruhigt haben.

Halten Sie Ihr Baby im Arm, wenn es schläft oder zufrieden ist Damit Sie etwas Zeit gewinnen, um zwischen dem Füttern und Windelwechseln andere Arbeiten erledigen zu können, ist die Versuchung groß, sich aus dem Kinderzimmer zu schleichen, sobald das Baby sich so weit beruhigt hat, dass Sie gehen können. Es ist jedoch für Sie und Ihr Baby wichtig, dass Sie Positives mit ihm erleben. Lassen Sie das Neugeborene auf Ihrem Bauch schlafen, hören Sie Musik und gönnen Sie sich eine Pause, um die Mutterrolle zu genießen.

Ein schreiendes Baby beruhigen Wenn Ihr Baby länger als ein paar Minuten schreit, selbst nachdem Sie die Windel gewechselt und es gefüttert haben, nehmen Sie es auf den Arm. Wenn Ihr Baby häufig schreit, legen Sie es in ein Tragetuch und nehmen Sie es überall hin mit. Es beruhigt sich meist, wenn Sie (oder Ihr Partner) es nahe am Körper halten. Wenn dies nichts bewirkt, gehen Sie mit ihm spazieren oder machen Sie einen Ausflug im Auto. Viele Babys finden Musik oder das Geräusch von Haushaltsgeräten wie Waschmaschinen und Staubsaugern beruhigend.

Machen Sie sich keine Sorgen, Sie könnten Ihr Baby verwöhnen. Babys, die sich sicher fühlen, ertragen später eine Trennung von der Mutter besser, als wenn sie ängstlich und einsam sind.

BESUCH EMPFANGEN

Ein nettes Gespräch bei einer entspannenden Tasse Kaffee schafft einen wunderbaren Kontrast zum Baby-Alltag. Unter Umständen kann es jedoch erforderlich sein, die Besuche in Grenzen zu halten, damit Sie Freizeit und Ruhepausen für sich haben, während Sie sich daran gewöhnen, Ihr Neugeborenes zu versorgen, und sich selbst erholen.

In den ersten Tagen möchten Sie vielleicht nur Ihre engste Familie und Ihre besten Freunde sehen. Legen Sie Zeiten für Besuche fest – Zeiten, in denen Ihr Baby in der Regel schläft –, damit Sie die Pausen mit dem Besuch genießen können.

Es dauert nicht lange bis Sie das Schreien Ihres Babys deuten und dann **das Problem schnell lösen** können.

Depressive Stimmungen überwinden

In den ersten Wochen nach der Geburt haben viele Frauen starke Gefühlsausbrüche und sind oft den Tränen nahe. Wenn die folgenden Maßnahmen nichts bewirken, sprechen Sie mit Ihrem Arzt. Eventuell gehören Sie zu den 10 bis 15 Prozent der Frauen, die an postnataler Depression leiden, einer Krankheit, die behandelt werden muss.

- **Laden Sie eine Freundin ein** Mit jemandem zu reden, der Verständnis zeigt und zuhört, kann viel bewirken.
- **Schaffen Sie Freiraum für sich und Ihren Partner** Nutzen Sie jede sich bietende Gelegenheit (etwa wenn Ihr Baby schläft), um mit Ihrem Partner allein zu sein.
- **Gehen Sie allein aus** Bitten Sie Ihren Partner, ein paar Stunden auf das Baby aufzupassen, damit Sie ausgehen, sich mit Ihren Freunden treffen oder etwas anderes tun können, was Ihnen Freude macht.
- **Schließen Sie sich einer Elterngruppe an** Sich mit anderen austauschen, die in der gleichen Lage sind, kann Ihre Stimmung verbessern.
- **Verwöhnen Sie sich** Nehmen Sie eine entspannende Dusche und verwöhnen Sie sich, sooft es geht.

Das Baby füttern

Ob Sie Ihr Baby stillen oder mit der Flasche füttern, kann eine sehr emotionale Entscheidung sein. Selbst wenn Sie nur einige Wochen lang stillen, bringt es Ihrem Kind gesundheitliche Vorteile. Halten Sie sich aber nicht für eine schlechte Mutter, wenn Sie sich gegen das Stillen entscheiden. Dies ist Ihr ganz persönlicher Entschluss in Ihrer individuellen Situation.

DIE GRUNDLAGEN DES STILLENS

Viele Frauen versuchen, ihr Baby zumindest in den ersten Wochen zu stillen. Wenn Sie stillen können, bringt es Ihrem Baby Vorteile – beispielsweise schützen bestimmte Immunabwehrstoffe in der Muttermilch gegen Infektionen. Stillen ist auch sehr bequem. Wenn es jedoch nicht Ihrem Wunsch entspricht, oder es Ihnen selbst mit Unterstützung nicht gelingt, brauchen Sie kein schlechtes Gewissen zu haben, wenn Sie mit der Flasche füttern. Falls Sie stillen wollen, machen Sie sich auf anfängliche Schwierigkeiten gefasst. Die richtige Technik muss erlernt werden, am besten von einer Hebamme, oder von einer anderen Mutter, die auch stillt. Bei Problemen hilft auch eine Stillberaterin oder die Teilnahme an Stillgruppen. (S. 154–155).

Die Entscheidung für das Fläschchen

Manche Frauen stellen fest, dass das Stillen ihnen nicht liegt. Bei Flaschennahrung gilt es Folgendes zu bedenken:

- Nicht jede Säuglingsnahrung schmeckt gleich. Ihr Baby bevorzugt möglicherweise eine bestimmte Sorte.
- Kaufen Sie einige Flaschen und verschiedene Arten von Saugern. Stellen Sie fest, welche Sie und Ihr Baby bevorzugen, und besorgen Sie davon einen Vorrat.
- Reinigen Sie Fläschchen und Sauger gründlich. Achten Sie darauf, dass Sie saubere Hände haben.
- Die Säuglingsnahrung sollte nach den Anweisungen des Herstellers vorbereitet und gefüttert werden.
- Das Baby weiß, wann es genug gegessen hat.
- Geben Sie dem Baby mehr zu trinken, wenn es nicht genügend zunimmt, wenig uriniert und häufig weint.
- Geben Sie ihm weniger zu trinken, wenn es beim Bäuerchen häufig spuckt.
- Wechseln Sie nicht zu teureren hypoallergenischen Produkten oder Sojanahrung, es sei denn, Ihre Hebamme oder Ihr Arzt empfiehlt sie.

Was sofort nach der Geburt zu erwarten ist In den letzten Wochen der Schwangerschaft bildet sich in den Brüsten Kolostrum (Vormilch), eine wässrige Flüssigkeit, die reich an Immunabwehrstoffen und wertvollem Eiweiß ist und die perfekte Nahrung für Ihr Baby unmittelbar nach der Geburt darstellt. Am zweiten bis fünften Tag nach der Geburt fühlen sich Ihre Brüste übervoll und zuweilen hart und schmerzhaft an. Dies zeigt den Milcheinschuss an.

Das Baby anlegen Um erfolgreich zu stillen, müssen Sie lernen, wie Sie den Mund des Babys richtig um die Brustwarze legen. Dank des richtigen Anlegens bleibt das Baby am Trinken interessiert; wunde Brustwarzen werden so vermieden. Wenn das Baby nach der Brust sucht, ziehen Sie mit den Fingern sein Kinn sanft nach unten, sodass sich sein Mund weit genug öffnet, um möglichst viel vom Warzenhof aufzunehmen. Fast der gesamte Warzenhof sollte sich im Mund des Babys befinden.

Häufigkeit des Stillens und die Milchproduktion Wenn Sie Ihr Baby jedes Mal stillen, wenn es sich meldet, wird eine reichliche Milchbildung gefördert.

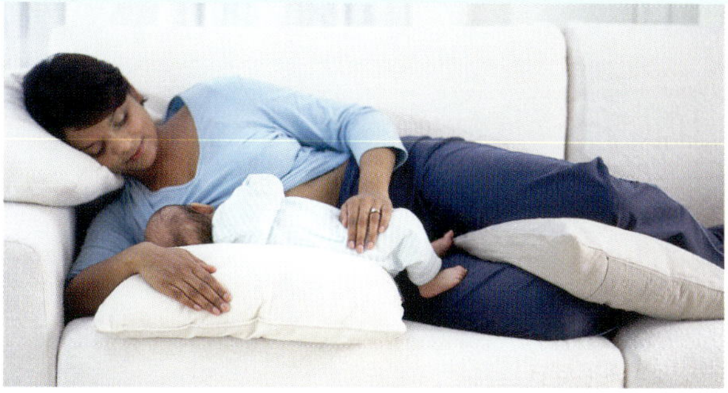

Nach einem Kaiserschnitt *ist es wichtig, eine Position zu finden, die fürs Stillen geeignet ist, ohne Druck auf die Wunde auszuüben. In den ersten Tagen bietet sich die Seitenlage an.*

Eventuell müssen Sie Ihr Baby in den ersten Wochen tagsüber alle zwei bis drei Stunden stillen. Kurzes, häufiges Stillen hilft, die Milchproduktion zu sichern. Das Baby sollte jedes Mal etwa zehn Minuten an jeder Brust trinken. Versuchen Sie Ihr Baby wachzuhalten, indem Sie es ausziehen oder ihm den Rücken kraulen.

Wunde Brustwarzen vermeiden In den ersten zwei Wochen werden die Brustwarzen bei vielen Frauen wund, da sie sich noch nicht an das häufige Stillen gewöhnt haben. Richtiges Anlegen schützt dagegen. Auch hilft es, wenn Sie Ihr Baby richtig von der Brust nehmen. Dazu unterbricht man die Saugwirkung zwischen dem Mund des Babys und der Brust, indem man einen Finger in den Mundwinkel des Babys steckt. Die Brustwarzen können auch wund werden, wenn sie zwischendurch nicht trocken werden. Dies lässt sich vermeiden, indem Sie darauf achten, dass die Stilleinlagen und der Büstenhalter selbst trocken bleiben. Sollten Ihre Brustwarzen dennoch wund werden, können spezielle Cremes rasch Linderung bringen.

NACH EINEM KAISERSCHNITT STILLEN

Wenn Sie Ihr Baby nach einem Kaiserschnitt zu stillen beginnen, müssen Sie etwas mehr Entschlossenheit aufbringen und brauchen mehr Unterstützung von den Pflegekräften. Bitten Sie Ihre Hebamme, Ihnen dabei zu helfen, eine bequeme Lage für das Stillen zu finden. In der Regel können Sie auf der Seite liegen oder später so abgestützt werden, dass Sie Ihr Baby unter dem Arm halten. Da Schmerzen die Milchbildung und den Milchspendereflex hemmen, sollten Sie so viele Schmerzmittel einnehmen, wie Sie benötigen um beschwerdefrei zu sein. Die meisten Schmerzmittel, die nach der Geburt, ob vaginal oder durch Kaiserschnitt, gegeben werden, sind für stillende Mütter und ihre Babys unschädlich.

Das Stillen des Neugeborenen *ist mit etwas Übung und Ausdauer leicht zu erlernen.*

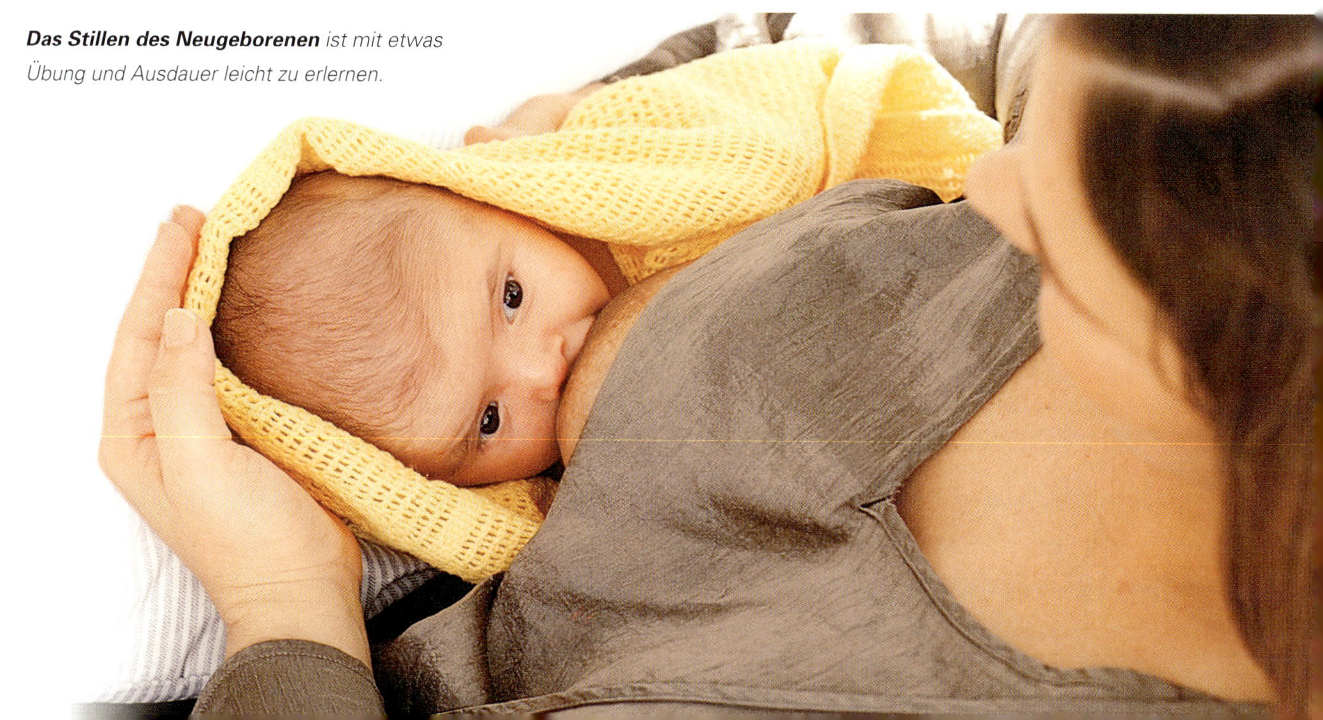

Eine Familie werden

Die Geburt eines Babys verändert die Beziehung zu Ihrem Partner und gegebenenfalls zu Ihren weiteren Kindern. Die Umstellung kann für alle schwierig sein. Wenn Sie diesen Übergang so reibungslos wie möglich gestalten und sich Mühe geben, von Anfang an für ausgewogene Verhältnisse zu sorgen, schaffen Sie die besten Voraussetzungen für ein glückliches Familienleben.

VERÄNDERTE FAMILIENSTRUKTUR

Nach der Geburt des Babys wird Ihr Leben zum Balanceakt: Sie passen sich seinen Zeiten an und versuchen, sie mit dem Tagesablauf der Familie in Einklang zu bringen. Gleichzeitig brauchen Sie nach der Entbindung Erholung (S. 140–141). Ihre körperlichen Reserven sind erschöpft, daher sollten Sie Ihre Familie bei der Pflege des Babys einspannen. Dieser neuen Herausforderung müssen sich alle gemeinsam stellen; aber dabei entsteht ein wundervoller Zusammenhalt. Dies wirkt sich für den Neuankömmling positiv aus, aber auch für Sie, weil es Ihnen ab und zu die dringend benötigte Ruhe verschafft.

Emotionale Unterstützung

Viele Frauen investieren viel Mühe darin, dem Partner und den Kindern zu helfen, sich auf das Leben mit einem neuen Baby einzustellen. Doch auch für sie kann die Situation schwierig sein. Geben Sie Ihrem Partner zu verstehen, dass er Sie auf einfache Weise unterstützen kann. Er kann:

- ein Abendessen mit nach Hause bringen.
- im Fernsehen Ihren Lieblingsfilm mit Ihnen ansehen.
- ungebetene Besucher fern halten, Anrufe beantworten und unerwünschte Ratschläge abwehren.
- Sie mit einem Blumenstrauß überraschen.
- Ihnen sagen, dass Sie schön (besonders wenn Sie sich nicht so fühlen) und die beste Mutter der Welt sind.
- die älteren Kinder ins Bett bringen.
- mit Ihnen schmusen und kuscheln.

IHREN PARTNER MIT EINSPANNEN

Den ganzen Tag die Bedürfnisse eines Neugeborenen zu befriedigen und daneben die Hausarbeit zu erledigen ist anstrengend. Abends brauchen Sie eine Pause, um wieder zu Kräften zu kommen. Bitten Sie Ihren Partner, pünktlich nach Hause zu kommen, damit er dann die Versorgung des Babys übernehmen kann. Nutzen Sie diese Zeiten, um zu duschen, ein Buch zu lesen oder etwas anderes zu tun, das Sie entspannt. Geben Sie Ihrem Partner eine Liste der Dinge, die er tun kann, um Ihnen beim Stressabbau zu helfen.

Zusammen das Baby beruhigen Merkwürdigerweise bekommen viele Babys ihre Schreiphase, wenn der Vater nach Hause kommt. Wenn es keinen Hunger hat, könnten Sie das schreiende Baby ins Auto legen und ein wenig mit Ihrem Partner umherfahren. Während die sanfte Bewegung des Autos das Baby in den Schlaf wiegt, haben Sie beide Gelegenheit zu einem ungestörten Gespräch.

Ihrem Partner helfen, sich auf das Baby einzustellen Den frisch gebackenen Vater verunsichert das zerbrechlich wirkende Baby vielleicht noch mehr als die Mutter. Das soll ihm aber keineswegs als Ausrede dienen, nicht zuzupacken und zu lernen, wie er das Kind versorgt. Es kann für die Mutter eine Bestätigung sein, wenn sie immer als Erste das Baby beruhigen kann. Doch wenn Ihr Baby gerade nicht gestillt werden muss, versuchen Sie, diesem Drang zu widerstehen, sonst wird Ihr Partner möglicherweise nie lernen, wie man das Baby beruhigt.

Gehen Sie aus dem Zimmer und lenken Sie sich irgendwie ab. Zudem sollte der Vater für einige Aufgaben allein zuständig sein. Dass er nach einem langen Arbeitstag müde ist, kann leicht als Ausrede dienen; geben Sie ihm zu verstehen, dass Sie ebenso müde sind. Er könnte z.B. nachts die Windeln wechseln, nach dem Abendessen abwaschen und die Wäsche erledigen. Wenn Sie ältere Kinder haben, bitten Sie Ihren Partner, sich um das Baby zu kümmern, während Sie Zeit mit den Großen verbringen.

EINE NEUE ROLLE FÜR ÄLTERE GESCHWISTER

Wenn ein Baby in die Familie kommt, kann man die Geschwister dazu bringen, als »älterer Bruder« bzw. »ältere Schwester« bei der Versorgung des Kleinen zu helfen. Zwingen Sie die Großen nicht zu einem liebevollen Verhalten, sondern geben Sie ihnen Zeit, sich langsam mit dieser Rolle anfreunden. Etwas Eifersucht und Feindseligkeit sind unvermeidlich. Akzeptieren Sie ihre Gefühle und versichern Sie ihnen, dass Sie sie genauso lieben wie zuvor.

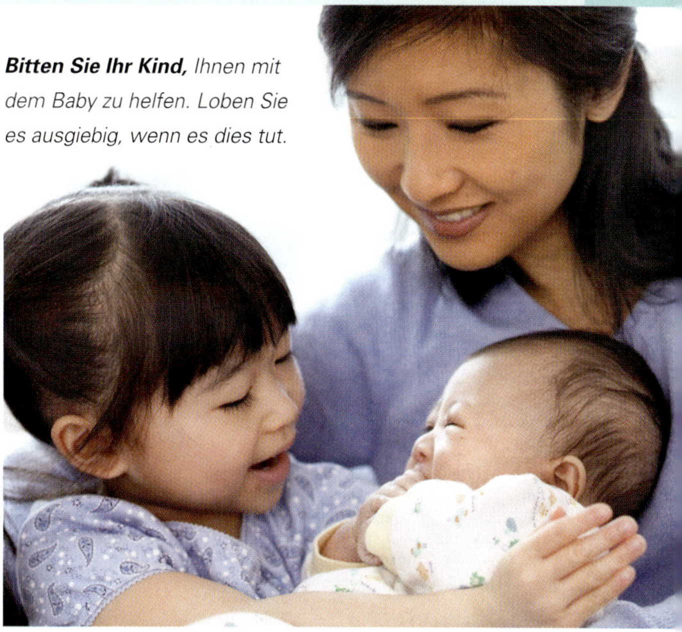

***Bitten Sie Ihr Kind,** Ihnen mit dem Baby zu helfen. Loben Sie es ausgiebig, wenn es dies tut.*

Ihre Kinder mit dem **neuen Baby** zu sehen, kann **eine große Freude** sein. Erwarten Sie aber nicht, dass die **Beziehung** von Anfang an **einfach** sein wird.

Geduld mit Rückfällen haben Wenn Ihr Kleinkind am Daumen lutscht oder wieder eine Windel braucht, obwohl es schon seit Monaten aufs Töpfchen geht, kann das Nerven kosten. Doch solche Rückfälle sind nur vorübergehend und hören auf, sobald das Kind die Rolle als großer Bruder oder große Schwester akzeptiert hat. Ein Spielzeug oder ein Ausflug in den Tagen nach der Ankunft des neuen Babys kann viel bewirken. Verbringen Sie Zeit allein mit dem Kind, während Ihr Partner für das Baby sorgt.

Geschwister zur Geltung kommen lassen Besucher sollten auch dem älteren Kind Aufmerksamkeit widmen. Erzählen Sie von einer besonderen Leistung seinerseits oder von einem lustigen Vorkommnis, bei dem es eine Rolle gespielt hat. Bitten Sie die Besucher, ein Geschenk für das ältere Kind mitzubringen.

Zeit mit Ihren Teenagern einplanen Teenager sind nicht immer davon begeistert, dass die Eltern ein neues Baby bekommen. Sie machen sich vielleicht Sorgen, dass sie als Babysitter eingespannt werden oder nicht in die neue Familienstruktur passen. Oft verbringen sie plötzlich mehr Zeit auf ihrem Zimmer oder übernachten bei Freunden. In Patchworkfamilien wissen Teenager darüber Bescheid, wie sich Familien verändern können, und sind vielleicht nicht bereit, noch eine größere Veränderung zu verkraften. Während dieser Phase benötigen sie Ihre besondere Aufmerksamkeit. Achten Sie darauf, dass Sie Zeit mit Ihrem Teenager allein verbringen können.

Eine neue Welt

Sie finden es möglicherweise schwierig, sich an den Verlust Ihrer persönlichen Freiheit zu Gunsten der Rund-um-die-Uhr-Pflege Ihres Babys zu gewöhnen. Ihre Zeit wird dauernd beansprucht, was Ihr Leben durcheinander bringen und das Gefühl wecken kann völlig isoliert zu sein. Durch kreative Planung, Ausdauer und Findigkeit wird sich Ihnen aber eine ganz neue, wunderbare Welt eröffnen.

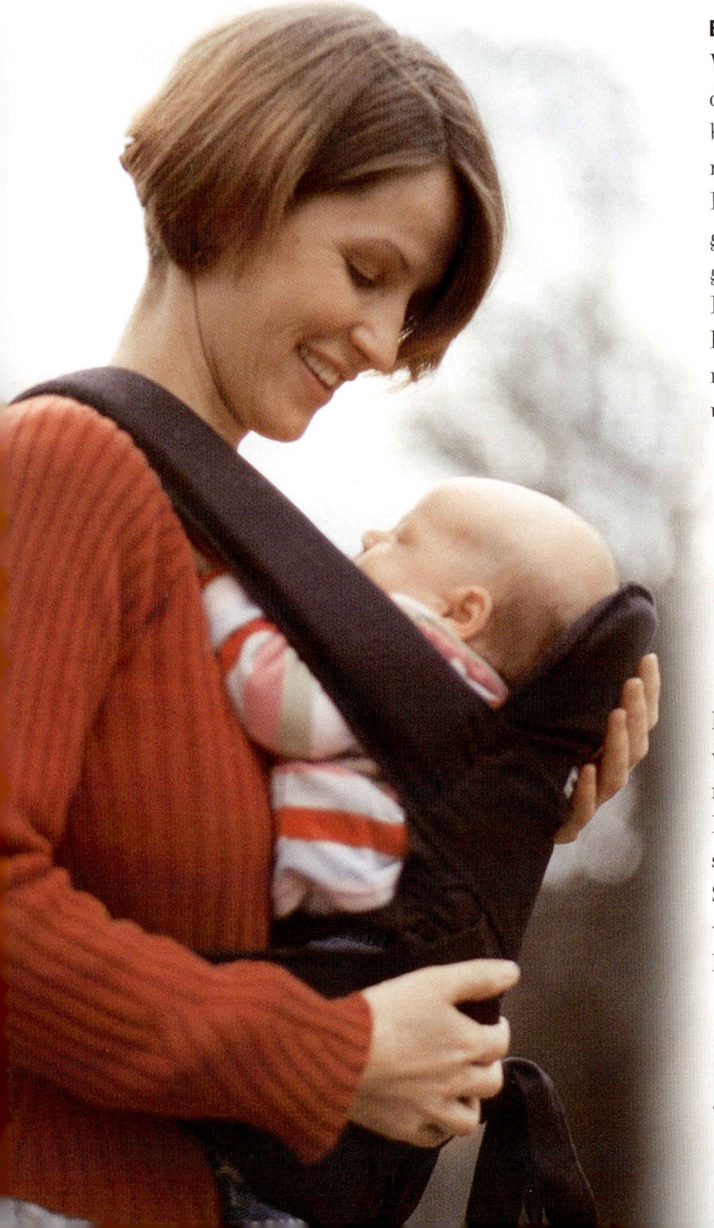

EINE NEUE WELT ENTDECKEN

Während Sie aus dem Kokon schlüpfen, der Sie in den ersten Wochen nach der Entbindung umgeben hat, möchten Sie die Palette der Aktivitäten, die Sie mit Ihrem Baby genießen können, erweitern. Inzwischen sehnen Sie sich bestimmt nach etwas geistiger, körperlicher und gesellschaftlicher Anregung – im Idealfall in einem Umfeld, das auch für Ihr Baby günstig ist. Wenn Sie mit Kreativität und Entdeckerfreude ans Werk gehen, finden Sie bald neue interessante Möglichkeiten. Wie Sie ihr Baby unterwegs optimal versorgen, finden Sie bald heraus.

Suchen Sie nach **neuen Aktivitäten,** die Sie **mit dem Baby teilen** können.

Familienfreundliche Ziele finden Fast überall werden Mutter-Kind-Aktivitäten angeboten. Informieren Sie sich über Rückbildungskurse, zu denen Sie Ihr Baby mitnehmen können, und erkundigen Sie sich nach Babymassage oder Babygymnastik. Suchen Sie einen Kinderspielplatz in der Nähe auf, selbst wenn Ihr Baby noch nicht auf den Geräten spielen kann. Die anderen Frauen, die sich mit Ihren

***Tragesitze** sind für die Mobilität unerlässlich. Sie können die Hausarbeit erledigen, da Sie die Hände frei haben, oder Orte aufsuchen, die mit dem Kinderwagen nicht zu erreichen sind.*

Kindern dort aufhalten, können Ihnen Tipps für familienfreundliche Ausflugsziele und Aktivitäten geben. Möglicherweise finden Sie so neue Freundinnen.

Wenn Sie sich gern im Freien aufhalten, möchten Sie sicher mit dem Kinderwagen spazieren gehen. DieWege sollten sicher sein und Ihnen die Möglichkeit bieten, Ihrem Baby ungestört die Windel zu wechseln oder es zu füttern.

Nützliche Einrichtungen finden Suchen Sie nach Orten, an denen Sie Ihr Baby versorgen können, wenn Sie unterwegs sind. In Einkaufszentren und Restaurants gibt es oft Wickeltische in der Damentoilette. In manchen größeren Geschäften gibt es gemütliche Sitzecken, wo Sie stillen können. Das Personal in Bekleidungsgeschäften gestattet Ihnen möglicherweise, in einer Umkleidekabine zu stillen, wenn Sie es nicht in der Öffentlichkeit tun möchten.

In Restaurants hat man meist nichts dagegen, eine Flasche für eine Mahlzeit aufzuwärmen. Oder Sie bestellen heißes Wasser und eine große Tasse, in der Sie die Babyflasche warm machen können.

Für die Bedürfnisse Ihres Babys planen Ausflüge gelingen, wenn sie sorgfältig geplant sind und Ihre Bedürfnisse und die des Babys berücksichtigen. Manche Bestandteile der täglichen Routine können nicht verschoben werden, ohne dass Ihr Baby lauthals protestiert. Wenn Ihr Baby daran gewöhnt ist, am frühen Nachmittag zwei Stunden zu schlafen, planen Sie dies ein. In dieser Zeit können Sie entweder zu Hause bleiben oder dafür sorgen, dass das Baby im Kindersitz bei einer Autofahrt schläft.

KONTAKTE KNÜPFEN

Mit anderen neuen Müttern zusammenzutreffen und sich auf Grund gemeinsamer Erfahrungen näher zu kommen kann sehr lohnend sein. Sie können Tipps über die Babypflege austauschen, von Freizeitaktivitäten für kleine Kinder erfahren und aus erster Hand Informationen über die Möglichkeiten der örtlichen Kinderbetreuung bekommen. Manche Frauen bilden auch Gruppen, deren Mitglieder untereinander Babysitter-Dienste leisten. Um andere Mütter und Väter zu treffen, suchen Sie Spielplätze, Gymnastikgruppen für Mutter und Kind oder Elternkurse auf. Einzelheiten und Termine für solche Gruppen finden Sie in der Lokalzeitung.

MOBIL BLEIBEN

Überlegen Sie, wie Sie Ihr Baby am besten transportieren. Lassen Sie sich Zeit bei der Wahl eines Kinderwagens. Wenn Sie Walking oder Jogging betreiben wollen, sehen Sie sich nach einem (dreirädrigen) Sportwagen um. Mit dem Kinderwagen sollten Sie bequem einkaufen und Veranstaltungen besuchen können. In einem Reisekinderbett oder Laufstall ist Ihr Baby während eines Besuchs bei einer Freundin bestens aufgehoben. Eine große, waschbare Tasche, in die alle Artikel für die Babypflege hineinpassen und die im Kinderwagen untergebracht werden kann, ist für einen flexiblen Tagesablauf unerlässlich.

In der Öffentlichkeit stillen

Immer mehr Frauen wollen ihr Baby auch in der Öffentlichkeit stillen, und je mehr Frauen dies tun, desto eher wird es akzeptiert. Als stillende Mutter haben Sie in der Regel das Gesetz auf Ihrer Seite, wenn Sie in der Öffentlichkeit stillen. Das Gesetz kann Sie aber nicht vor Reaktionen Ihrer Mitmenschen schützen, die das ungern sehen.

Sie sollten wissen, ob Sie sich beim Stillen wohl fühlen, bevor Sie es erstmals in der Öffentlichkeit versuchen. Die Anwesenheit einer anderen Person – im Idealfall einer anderen stillenden Mutter – kann sehr beruhigend sein.

Das Stillen in der Öffentlichkeit kann ganz unauffällig vonstatten gehen. Oft werden diejenigen, die in Ihrer Nähe sitzen, es nicht einmal merken, vor allem wenn Sie schon etwas geübter sind. Sie können zweiteilige Kleider tragen, damit Sie Ihre Brust leicht erreichen können, und Ihr Baby kann von Ihrer Bluse verdeckt trinken. Alternativ bietet sich ein Baby-Einschlagtuch an, mit der Sie die Brust verdecken. Versuchen Sie beim Stillen möglichst viel Entspannung und Sicherheit auszustrahlen.

In den Beruf zurückkehren

Die Arbeit nach der Geburt Ihres Babys wieder aufzunehmen kann gleichzeitig befreiend und schmerzhaft sein. Einerseits sehnen Sie sich möglicherweise nach dem täglichen Kontakt mit Ihren Kollegen und nach Ihrer Arbeit. Andererseits leiden Sie vielleicht darunter, Ihr Baby den Tag über nicht zu sehen. Diese Gefühle sind zunächst überwältigend und werden in den kommenden Jahren nur langsam schwächer.

Jetzt haben Sie zwei Aufgaben – Ihre Elternrolle und Ihren Beruf. Im Normalfall haben die meisten Frauen das Gefühl, dass Sie die Rolle vernachlässigen, die sie gerade nicht ausüben. Selbst wenn man sich die größte Mühe gibt, positiv zu denken, lässt sich das Dilemma der berufstätigen Mutter nicht lösen, die sich bemüht, jedem gerecht zu werden. Versuchen Sie Ihr Bestes zu tun, und bedenken Sie, dass Kinder vor allen Dingen Liebe und nicht die vollkommene Pflege brauchen.

FÜR DIE KINDERBETREUUNG SORGEN

Es kostet viel Zeit, um die optimale Betreuung für Ihr Baby sicher zu stellen. Wenn Sie bald nach der Geburt Ihres Babys in Ihren Beruf zurückzukehren wollen, sollten Sie möglichst früh mit der Suche beginnen. Gewöhnen Sie Ihr Baby an die neue Betreuungsperson, indem Sie es an einigen Tagen für ein paar Stunden abgeben. Die meisten Mütter wie auch Babys kommen mit Veränderungen besser zurecht, wenn sie in kleinen Schritten geschehen.

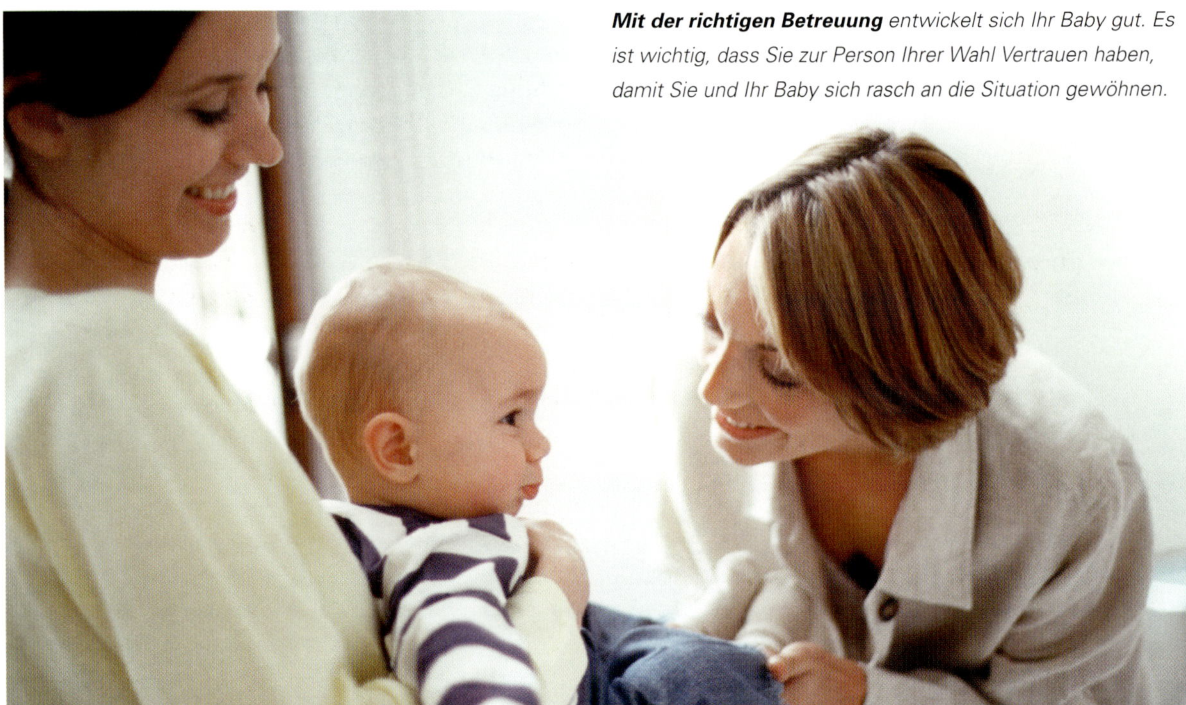

***Mit der richtigen Betreuung** entwickelt sich Ihr Baby gut. Es ist wichtig, dass Sie zur Person Ihrer Wahl Vertrauen haben, damit Sie und Ihr Baby sich rasch an die Situation gewöhnen.*

Eine Kinderbetreuung finden Tipps zur örtlichen Kinderbetreuung erhalten Sie von anderen berufstätigen Müttern in der Region. Besuchen Sie die Einrichtungen, die Sie in Betracht ziehen. Bei der Vermittlung von Tagesmüttern hilft das Jugendamt.

Für Notfälle planen Für den Fall, dass Ihr Baby krank wird, brauchen Sie einen Ersatz. Die meisten Kinderkrippen verlangen, dass das Kind zu Hause bleibt, wenn es Fieber hat, sich übergibt oder Durchfall hat. Sie müssen dann entweder selbst zu Hause bleiben oder eine kompetente Person finden, die an diesen Tagen kurzfristig einspringen kann.

Möglichkeiten Ihres Partners berücksichtigen Die Elternzeit (insgesamt höchstens drei Jahre) kann von einem Elternteil allein genommen oder zwischen den Elternteilen aufgeteilt werden. Möglicherweise können Sie beide Teilzeit arbeiten, sodass mindestens einer bei Ihrem Baby zu Hause ist.

Ein Kindermädchen beschäftigen Wenn Sie ein Kindermädchen anstellen, wird das Baby in seiner vertrauten Umgebung individuell versorgt. Sie müssen das Baby nicht jeden Morgen wegbringen und abends wieder abholen, und Sie müssen sich auch nicht frei nehmen, wenn Ihr Baby krank ist. Kindermädchen kosten allerdings Geld. Prüfen Sie Zeugnisse und Ausbildung der Bewerberinnen sorgfältig.

Eine Kinderkrippe wählen

Bei der Suche nach Kinderkrippen, die für Ihr Kind in Frage kommen, gibt es wichtige Kriterien.

- Kann die Einrichtung Referenzen vorweisen? Empfehlungen von anderen Müttern sind besonders wichtig.
- Ist sie sauber und gut ausgestattet?
- Sind die Betreuerinnen kompetent und freundlich?
- Gibt es ausreichend Betreuerinnen?
- Finden Sie Ihre Auffassung von Kinderbetreuung hier wieder?
- Kommt die Einrichtung von den Kosten her in Frage?
- Ist die Lage günstig (in der Nähe Ihres Arbeitsplatzes, falls Sie stillen wollen)?
- Gibt es flexible Abhol- und Bringzeiten?

DEN WECHSEL VOLLZIEHEN

Eine problematische Schwangerschaft oder Komplikationen bei der Geburt können Ihre körperliche und seelische Verfassung beeinflussen und eine Änderung Ihrer ursprünglichen Pläne erforderlich machen.

Flexible Arbeitszeit Ihr Arbeitgeber wird es Ihnen bestimmt gestatten, Ihre Arbeit früher oder später am Tag zu beginnen oder zu beenden. Diese Flexibilität bietet eventuell die Möglichkeit, eine Kinderkrippe zu wählen, die später öffnet, damit Sie sich bei der morgendlichen Routine nicht abhetzen müssen, während Sie sich und Ihr Baby fertig machen. Vielleicht können Sie auch an vier Tagen länger arbeiten und einen Tag zusätzlich freinehmen.

Zu Hause arbeiten Eventuell können Sie einen Teil Ihrer Aufgaben zu Hause erledigen. Überlegen Sie, ob Sie Ihren Arbeitstag halb im Büro und halb zu Hause verbringen können. Vielleicht ziehen Sie es vor, zwei bis drei Tage in der Woche am Arbeitsplatz zu sein und an den restlichen Tagen zu Hause zu arbeiten.

Teilzeitarbeit Wenn Sie es sich finanziell leisten können, sollten Sie darüber nachdenken, ob Sie in Teilzeit ins Arbeitsleben zurückkehren wollen.

BERUF UND STILLEN?

Wenn der Zeitpunkt naht, dass Sie wieder an Ihren Arbeitsplatz zurückkehren, ist es wichtig, darüber nachzudenken, ob Sie weiter stillen wollen und wenn ja, wie dies sich an Ihrem Arbeitsplatz einrichten lässt. Manche Arbeitgeber unterstützen den Wunsch zu stillen, indem sie beispielsweise einen Zuschuss zur Anschaffung einer hochwertigen Milchpumpe gewähren und einen extra Stillraum zur Verfügung stellen. Andere Betriebe berücksichtigen die Bedürfnisse von stillenden Müttern überhaupt nicht.

Eine Vollzeitmutter werden

Manche frisch gebackene Mutter stellt fest, dass sich ihre Prioritäten durch die Geburt ihres Babys so sehr verändert hat, dass sie den bisherigen Beruf nicht wieder aufnehmen will. Hier einige Punkte, die zu berücksichtigen sind.

Finanzielle Aspekte

- Ist es möglich, von nur einem Einkommen zu leben?
- Wer wäre für finanzielle Entscheidungen zuständig?
- Würden Sie über das Einkommen Ihres Partners mit verfügen können?
- Wie sicher ist das Einkommen Ihres Partners?
- Könnten Sie notfalls in Ihren Beruf zurückkehren?
- Wie wirkt es sich auf Ihren Rentenanspruch aus?

Beziehung zum Partner

- Haben Sie genug Vertrauen, um sich finanziell von Ihrem Partner abhängig zu machen?
- Wie wird sich dies voraussichtlich auf die »Kräfteverhältnisse« in der Beziehung auswirken?
- Schätzt Ihr Partner Frauen, die ausschließlich Hausfrau und Mutter sind?

Gesellschaftliche Aspekte

- Werden Sie Ihre Kollegen vermissen?
- Werden Freunde und Familie Sie unterstützen?
- Ist sonst noch jemand in Ihrer Nachbarschaft tagsüber zu Hause?

Fragen zur Karriere

- Wird Ihnen Ihre Arbeit fehlen?
- Ist Ihr Beruf sehr wichtig für Sie gewesen?
- Können Sie Ihre Karriere nach mehreren Jahren Abwesenheit fortsetzen?
- Könnten Sie Ihre Karriere von zu Hause aus aufbauen?
- Können Sie sich während der Jahre der Kindererziehung weiterbilden?
- Ist es sinnvoll, den Kontakt zu Ihrem Arbeitgeber aufrechtzuerhalten?
- Haben Sie die Möglichkeit, zu Hause für Ihren Arbeitgeber zu arbeiten?

Je geübter Sie sind, desto einfacher wird das Stillen. Bis zum Ende der Mutterschutzzeit müsste das Stillen für Sie nahezu selbstverständlich geworden sein und Sie können dann selbst unter nicht optimalen Bedingungen stillen. Wenn Sie in dieser Phase beginnen, Ihrem Baby zusätzlich zu Ihrer Milch kleine Mengen Säuglingsnahrung anzubieten, dürfte dies das weitere Stillen nicht beeinträchtigen.

Die Milch am Arbeitsplatz abpumpen Um die Milchproduktion aufrechtzuerhalten und zu verhindern, dass Ihre Brüste anschwellen, müssen Sie die Milch abpumpen, wenn Sie länger von Ihrem Baby getrennt sind. Gut funktionierende Milchpumpen sind in der Regel teuer, dafür brauchen Sie aber für das Abpumpen weniger Zeit. Wählen Sie eine elektrische Pumpe, die ruhig läuft, sich leicht transportieren lässt und die Möglichkeit bietet, beide Brüste gleichzeitig abzupumpen.

Wenn Sie dreimal täglich abpumpen, hat die Person, die Ihr Baby betreut, am nächsten Tag in der Regel genug Milch zur Verfügung. Häufig genug abzupumpen, um die Milchproduktion aufrechtzuerhalten, kann schwierig sein, vor allem wenn es an Ihrem Arbeitsplatz keinen bequemen, abgeschiedenen Raum gibt. Wenn Ihnen das Stillen wichtig ist, werden Sie die Suche nach einer zufriedenstellenden Lösung nicht so schnell aufgeben.

Mit dem Milchspendereflex zurechtkommen
Der Milchspendereflex wird nicht nur dann ausgelöst, wenn Sie Ihr Baby stillen wollen. Er kann auch aktiviert werden, wenn Sie an Ihr Baby denken oder ein anderes Baby schreien hören. Wenn dies bei der Arbeit geschieht, werden eventuell Flecken an Ihrer Kleidung sichtbar. Dies können Sie verhindern, indem Sie Stilleinlagen verwenden oder indem Sie Ihre Milch in regelmäßigeren Abständen abpumpen.

TIPPS FÜR ERFOLGREICHES STILLEN

Verschiedene Maßnahmen können dazu beitragen, das Stillen und die Rückkehr an den Arbeitsplatz erfolgreich miteinander zu verbinden.

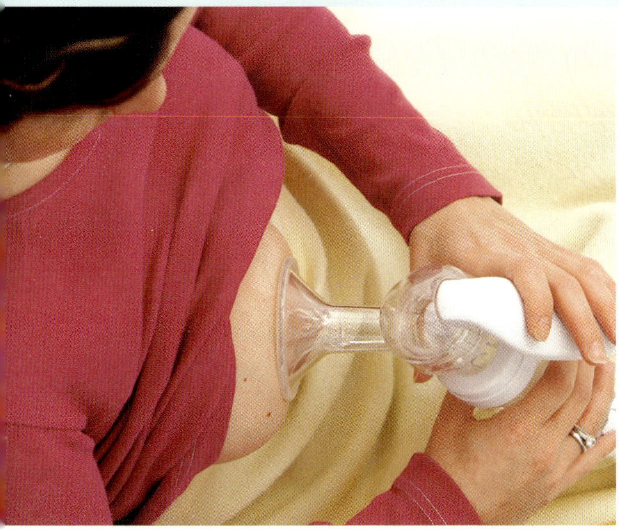

***Milch abzupumpen,** während Sie in der Arbeit sind, hilft die Milchproduktion zu sichern und erlaubt Ihnen, Ihr Baby auch nach der Rückkehr in den Beruf weiter zu stillen.*

Die Unterstützung Ihres Arbeitgebers gewinnen Ihr Arbeitgeber wird möglicherweise eher bereit sein, Ihre Bedürfnisse als stillende Mutter zu berücksichtigen, wenn Sie ihn davon überzeugen können, dass Ihr Kind seltener krank sein wird, wenn Sie es stillen. Ein bis zwei Mittelohrentzündungen bzw. Magen-Darm-Infekte jährlich können beispielsweise durch das Stillen verhindert werden. Sie würden seltener bei der Arbeit fehlen als Eltern von Kindern, die mit der Flasche gefüttert werden, und ein relativ kleiner Einsatz seitens Ihrer Firma, um Ihnen das Stillen zu ermöglichen, könnte sich langfristig lohnen.

Stillen Sie Ihr Baby, wann immer es geht Eine ausreichende Milchproduktion wird durch häufiges Stillen und durch den vom Baby ausgeübten Saugreiz gewährleistet. Wenn die Kinderkrippe in der Nähe Ihres Arbeitsplatzes liegt, können Sie in der Mittagspause nachsehen, ob Ihr Baby bereit ist, gestillt zu werden. Es kann allerdings dadurch in seinem Tagesablauf gestört werden. Die Milch abzupumpen hat die gleiche Wirkung. Sie können auch die Häufigkeit des Stillens vor und nach der Arbeit erhöhen. Die meisten Babys passen sich diesem Rhythmus an, indem sie in der Kinderkrippe mehr schlafen und dann häufiger trinken wollen, wenn Sie verfügbar sind. Nutzen Sie auch Ihre gemeinsame Zeit nach Arbeitsende und am Wochenende, um Ihre Milchproduktion für die kommende Woche anzuregen.

Den Milchspendereflex auslösen Es kann schwierig sein, sich mitten in einer aufreibenden Tätigkeit auf die Milchspende zu konzentrieren. Sie sollten mit Ihrem Arbeitgeber darüber sprechen, ob ein Raum zur Verfügung steht, wo Sie ungestört Ihre Milch abpumpen können. Am besten geeignet ist ein Zimmer mit einer Steckdose und einer Tür, die sich abschließen lässt. Ein Telefongespräch mit der Kinderkrippe oder ein Foto Ihres Babys können helfen, den Milchspendereflex auszulösen.

Die Milch aufbewahren Achten Sie darauf, dass Sie sich vor dem Abpumpen die Hände waschen und dass Sie die Milch in ausgekochten Flaschen aufbewahren, damit keine Keime hineingelangen können. Die Milch ist problemlos aufzubewahren. Sie bleibt bei Zimmertemperatur sechs bis acht Stunden haltbar. Idealer ist es, wenn Sie die Milch im Kühlschrank aufbewahren – vielleicht haben Sie ja am Arbeitsplatz Zugang zu einem Gerät.

Im Kühlschrank können Sie die Milch bis zu 72 Stunden lang aufbewahren. Wenn Sie die frisch abgepumpte Milch bei -18 °C einfrieren, ist sie bis zu sechs Monaten haltbar. Achten Sie darauf, dass Sie jede Flasche mit dem Datum des Abpumpens versehen, um Verwechslungen zu vermeiden.

Mit Säuglingsnahrung ergänzen Doch auch wenn das Abpumpen bei Ihnen nicht funktioniert, bedeutet das nicht, dass Sie das Stillen nach der Rückkehr an Ihren Arbeitsplatz aufgeben müssen. Möglicherweise können Sie stillen, wenn Sie mit Ihrem Baby zusammen sind. Geben Sie der Betreuungsperson Säuglingsnahrung für die Zeit, wenn Sie nicht da sind. Selbst wenn die Ernährung nur zum Teil aus Muttermilch besteht, kann das Stillen der Gesundheit des Babys zuträglich sein und für Sie verschiedene emotionale Vorteile bringen.

Nützliche Adressen

ABC-Club e.V. Internationale Zwillings- und Mehrlingsinitiative
Bethlehemstr. 8
30451 Hannover
Tel.: 0511/21 51 945
www.abc-club.de

Aktionsgruppe Babynahrung e.V.
Untere-Masch-Str. 21
37073 Göttingen
Tel.: 0551/53 10 34
www.babynahrung.org

Arbeitsgemeinschaft Freier Stillgruppen e.V. (AFS)
Bornheimer Str. 100
53119 Bonn
Tel.: 0228/35 038 71
0180/57 84 55 36 (kostenlose Hotline)
www.afs-stillen.de

Arbeitskreis Down-Syndrom e.V.
Gadderbaumer Str. 28
33602 Bielefeld
Tel.: 0521/44 29 98
www.down-syndrom.org

Bund Deutscher Hebammen e.V.
Gartenstr. 26
76133 Karlsruhe
Tel.: 0721/98189-0
www.bdh.de

Bundesministerium für Familie, Senioren, Frauen und Jugend
Alexanderplatz 6
10178 Berlin
Tel.: 01888/555-0
www.bmfsfj.de

Bundesverband »Das frühgeborene Kind« e.V.
Kurhessenstr. 5
60431 Frankfurt/Main
Tel.: 01805/875 877
www.fruehgeborene.de

Bundesverband Reproduktionsmedizinischer Zentren Deutschlands e.V.
Dudweilerstr. 58
66111 Saarbrücken
Tel.: 0681/37 35 51
www.repromed.de

Bund freiberuflicher Hebammen Deutschlands e.V.
Kasseler Str. 1a
60486 Frankfurt
Tel.: 069/79 53 49 71
www.bfhd.de

Das Diakonische Werk der EKD e.V.
Reichensteiner Weg 24
14195 Berlin-Dahlem
Tel.: 030/8 30 01-0
www.diakonie.de
»Hilfe rund um Schwangerschaft, Familie und Leben« bieten die evangelischen Schwangeren- und Schwangerschaftskonfliktberatungsstellen.

Deutsche Gesellschaft für Ernährung e.V.
Godesberger Allee 18
53175 Bonn
Tel: 0228/3776-600
www.dge.de

Deutsche Gesellschaft für Gynäkologie und Geburtshilfe e.V.
Robert-Koch-Platz 7
10115 Berlin
Tel.: 030/514 8833
www.dggg.de

Deutscher Caritasverband e.V.
Chausseestr. 128 a
10115 Berlin
Tel.: 030/28 44 47-74
www.caritas.de
Umfangreiche Information und Beratung von Schwangeren.

Initiative »Halte durch Mama! Frühgeburten vermeiden«
Kontakt: Sandra Schuster
Postfach 14 14
85204 Dachau
www.halte-durch-mama.de
Informationen, Expertentipps und Foren rund um das Thema Risikoschwangerschaft.

Initiative REGENBOGEN »Glücklose Schwangerschaft« e.V.
Renate Dreier
Westring 100
33378 Rheda-Wiedenbrück
E-Mail: HGST@initiative-regenbogen.de
www.initiative-regenbogen.de
Kontaktkreis für Eltern, die ein Kind vor, während oder kurz nach der Geburt verloren haben.

Interessengemeinschaft der Geburtshäuser der Schweiz
c/o Geburtshaus Delphys
Fridaustr. 12
8003 Zürich
Tel.: 01/491 91 20
www.geburtshaus.ch

La Leche Liga Deutschland e.V.
Heike Houben
Am Stadion 18
46446 Emmerich
Tel.: 06851/2524 (Telefonische Ansagedienst zur Vermittlung von Kontaktpersonen)
www.lalecheliga.de
Informationen rund ums Stillen.

LEONA - Verein für Eltern chromosomal geschädigter Kinder e.V.
Auf dem Klei 2
44263 Dortmund
Tel.: 02 31/4 27 17 37
www.leona-ev.de

Österreichisches Hebammen-Gremium
Postfach 438
1060 Wien
Tel.: 01/597 14 04
www.hebammen.at

ProFamilia – Deutsche Gesellschaft für Familienplanung, Sexualpädagogik und Sexualberatung e.V.
Kalckreuthstr. 4
10777 Berlin
Tel.: 030/39 84 98 98

Türkenstr. 103
80799 München
Tel.: 089/33 00 84-0
www.profamilia.de
Auf der Homepage finden sich noch zahlreiche Beratungsstellen in ganz Deutschland.

Schweizerischer Hebammenverband
Rosenweg 25 C
Postfach, 3000 Bern 23
Tel.: 031/332 63 40
www.hebamme.ch

Verband alleinerziehender Mütter und Väter e.V. (VAMV)
Hasenheide 70
10967 Berlin
Tel.: 030/695 978 6
www.vamv.de

Verein zur Förderung der Idee der Geburtshäuser in Deutschland e.V.
Kasseler Str. 1a
60486 Frankfurt am Main
Tel.: 069/710 34 475
www.geburtshaus.de

Wunschkind e.V.
Fehrbellinerstr. 92
10119 Berlin
Tel.: 0180/500 21 66
www.wunschkind.de
Verein der Selbsthilfegruppen für Fragen ungewollter Kinderlosigkeit«

Register

Bildnachweis

Der Verlag dankt den folgenden Personen und Institutionen für die freundliche Genehmigung zum Abdruck ihrer Fotografien:
(Abkürzungen: o=oben, u=unten, r=rechts, l=links, m=Mitte)

Umschlag: Vorderseite und Buchrücken: Robert Harding; Rückseite: Alamy Images/David Young-Wolff (mr); **Corbis** (mmr); **Science Photo Library/**Christian Darkin (mml); **Robert Harding** (Hintergrund)

1: Mother & Baby Picture Library/Ian Hooton; **2: Getty Images/**Nick Dolding; **7: Portrait Innovations/**Kate Cosby (ul); **13: Zefa Visual Media/**M. Keller; **14: Getty Images/**Catherine Ledner; **16: Mother & Baby Picture Library/**Ian Hooton; **18: Science Photo Library/**Lea Paterson; **20: Science Photo Library/**Manfred Kage; **28: Science Photo Library (om), Science Photo Library/**John Walsh (ol); **29: Science Photo Library/**Zephyr; **31: The Wellcome Institute Library, London/**Yorgos Nikas; **34-35: Alamy Images/**David Young-Wolff; **37: Science Photo Library/**Edelmann (or); **48: Alamy Images/**foodfolio; **51: Mother & Baby Picture Library/**Ian Hooton; **52: Mother & Baby Picture Library/**Ian Hooton; **56: Mother & Baby Picture Library/**Caroline Molloy; **57:** Laura Goetzl (om, or); **59: Science Photo Library/**CNRI (or); **61: Science Photo Library/**Neil Bromhall; **67: Mother & Baby Picture Library; 69: Corbis/**RNT Productions; **71: Alamy Images/**David Young-Wolff; **73: Retna Pictures Ltd/**John Powell; **75: Getty Images/**gi Stock; **76: Mother & Baby Picture Library/**Ian Hooton; **79: Alamy Images/**Chad Ehlers; **81: Science Photo Library/**BSIP Laurent (ul); **82: Mother & Baby Picture Library/**Ian Hooton; **83: Science Photo Library/**GE Medical Systems; **86: Alamy Images/**eurekaimages.com; **89: Getty Images/**Ericka McConnell; **91: Zefa Visual Media/**J. Feingersh; **92-93: Mother & Baby Picture Library/**Ian Hooton; **94: Anthony Blake Photo Library/**Joy Skipper; **97: Science Photo Library/**Saturn Stills; **99: Mother & Baby Picture Library/**Ian Hooton; **101: Bubbles/**Chris Rout; **103: Alamy Images/**John Fortunato (ur), **Science Photo Library/**Eye of Science (ol); **104: Alamy Images/**David Young-Wolff; **106: Corbis/**Anne W. Krause; **107: Alamy Images/**thislife pictures; **109: Science Photo Library; 112: Science Photo Library/**BSIP, Laurent; **113: Bubbles/**Frans Rombout; **115: Mother & Baby Picture Library/**Indira Flack; **117: Mother & Baby Picture Library/**Ruth Jenkinson; **122: Corbis/**Tom Stewart; **124: Mother & Baby Picture Library/**Ruth Jenkinson; **126: Mother & Baby Picture Library/**Paul Mitchell; **127: Mother & Baby Picture Library/**Eddie Lawrence; **128: Alamy Images/**Janine Wiedel (ur); **130: Mother & Baby Picture Library/**Ruth Jenkinson; **132: Mother & Baby Picture Library/**Ruth Jenkinson; **133: Science Photo Library/**Ruth Jenkinson/ MIDIRS; **137: Mother & Baby Picture Library/**Frances Tout; **141: Photolibrary.com/**Mayer Eisenhut; **147: Corbis/**Larry Williams and Associates; **150: Mother & Baby Picture Library/**Ian Hooton.

Weitere Informationen unter: **www.dkimages.com**

Über die Autorinnen

Laura Goetzl, Fachärztin für Risikoschwangerschaften, praktiziert und lehrt an der Medizinischen Fakultät der Universität von South Carolina in Charleston. Sie ist als Fachärztin für Geburtshilfe und Gynäkologie sowie maternal-fetale Medizin zugelassen und gehört der Amerikanischen Gesellschaft für Geburtshilfe und Gynäkologie, der Gesellschaft für maternal-fetale Medizin und dem Amerikanischen Institut für Ultraschallanwendung in der Medizin an. Daneben ist Dr. Goetzl auch in der Praxis für chirurgische Onkologie tätig, die ihr Mann betreibt. Die beiden teilen sich die Erziehung ihrer zwei kleinen Kinder, Gabriela und Lucas.

Regine Harford ist Medizin-Journalistin und -Autorin, wobei ihr besonderes Interesse der Gesundheit der Frau gilt. Sie ist Mitglied des Verbands amerikanischer Medizin-Schriftsteller und berichtet über internationale medizinische Konferenzen für die Pharmaindustrie, hilft Medizinern mit ihren Veröffentlichungen und Vorträgen und präsentiert dem Verbraucher aktuelle, einschlägige Informationen. Ihr jüngstes Kind bekam Regine Harford im Alter von 39 Jahren – und lernte auf diese Weise aus eigener Anschauung die Freuden und Herausforderungen der späten Mutterschaft kennen. Sie lebt in der Nähe von Atlanta/Georgia.

Dank der Autorinnen

Laura Goetzl:
Ich möchte meinem Mentor Joe Leigh Simpson danken, der mir als Erster dieses Projekt vorschlug. Und insbesondere meiner Familie – Nestor, Gabriela und Lucas –, die mich während der Fertigstellung unterstützte und auch ertrug.

Regine Harford:
So wie Schwangerschaft und Elternschaft für uns Mütter eine Herausforderung darstellen, kann die Berufstätigkeit der Mutter die Geduld der Kinder strapazieren. Daher möchte ich meinen Söhnen Markus, Christian und Andrew danken, dass sie mich bei der Arbeit an diesem Buch unterstützten, sogar in ihren Sommerferien. Ihr Jungs seid mein ganzes Glück!

Beide Autorinnen:
Aufrichtigen Dank an die Lektoren bei Dorling Kindersley für ihre Hilfe bei der Aufgabe, unsere ersten Versuche in das jetzt vorliegende Buch zu verwandeln; an Jennifer Williams in den USA; an Salima Hirani, die das Projekt konzipierte und in die Wege leitete; an Sara Kimmins und Alison Turner für die grafische Gestaltung; und vor allem an Janet Mohun, die uns Schritt für Schritt beim Schreiben begleitete.

Dank des Verlags

Dorling Kindersley dankt:
Salima Harani für die erste Ausarbeitung des Konzepts und für ihre zusätzliche redaktionelle Unterstützung; Sarah Reynolds, Chefärztin für Geburtshilfe und Gynäkologie am Krankenhaus Bedford, die das Manuskript durchlas und für die Richtigkeit der US-spezifischen Informationen sorgte; Ruth Jenkinson für die Fotos; Sally Smallwood für die Organisation der Fototermine; Angela Baynham für ihre redaktionelle Hilfe; den Fotomodellen Mehmet Altun, Vijay Baldwin, Victoria Burns, Robin Brunson, Roshni Carter, Michelle Drew, Sarah Fairclough, Sarah Gardner, Dianna Harvey-Kummer, Rita Khosla-Wilson und Joanna Stein; Hilary Bird für das Register und Ann Baggaley für das Korrektorat.